感谢赵振铎先生为本书题写书名

健康成都·中医药文化系列

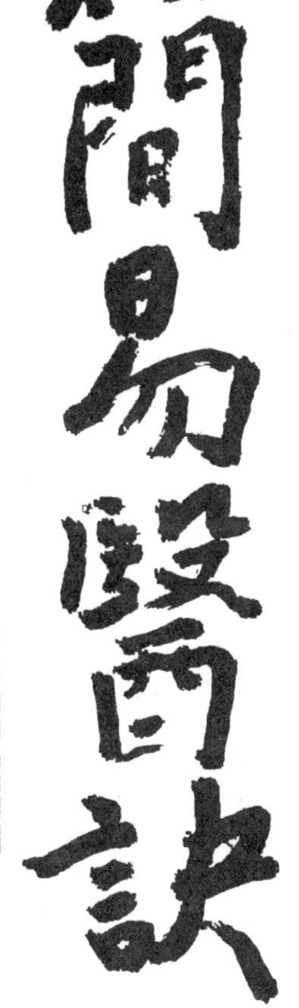

JIANYI YIJUE

周云章　著
徐　洵
马　宇　点校

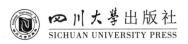

四川大學出版社
SICHUAN UNIVERSITY PRESS

项目策划：刘慧敏
责任编辑：刘慧敏
责任校对：龚娇梅
封面设计：墨创文化
责任印制：王　炜

图书在版编目（CIP）数据

简易医诀 /（清）周云章著 ; 徐洵 马宇点校. —
成都 : 四川大学出版社, 2021.12
（健康成都. 中医药文化系列）
ISBN 978-7-5690-5222-0

Ⅰ. ①简… Ⅱ. ①周… ②徐… Ⅲ. ①中国医药学—古籍—中国—清代 Ⅳ. ①R2-52

中国版本图书馆 CIP 数据核字 (2021) 第 249149 号

书名　简易医诀

| | |
|---|---|
| 著　　者 | （清）周云章 |
| 点　　校 | 徐　洵　马　宇 |
| 出　　版 | 四川大学出版社 |
| 地　　址 | 成都市一环路南一段 24 号（610065） |
| 发　　行 | 四川大学出版社 |
| 书　　号 | ISBN 978-7-5690-5222-0 |
| 印前制作 | 四川胜翔数码印务设计有限公司 |
| 印　　刷 | 成都金龙印务有限责任公司 |
| 成品尺寸 | 165mm×235mm |
| 印　　张 | 21.5 |
| 字　　数 | 384 千字 |
| 版　　次 | 2021 年 12 月第 1 版 |
| 印　　次 | 2021 年 12 月第 1 次印刷 |
| 定　　价 | 68.00 元 |



◆ 读者邮购本书，请与本社发行科联系。
电话：(028)85408408/(028)85401670/
(028)86408023　邮政编码：610065
◆ 本社图书如有印装质量问题，请寄回出版社调换。
◆ 网址：http://press.scu.edu.cn

四川大学出版社
微信公众号

# 健康成都：历史理性与文化智慧交融的城市

## ——写在“健康成都·中医药文化系列”丛书刊行之际

明清以降，“西学东渐”，中国传统文化“面临千年未有之大变局”，中医作为其重要组成部分，同样经历了至艰难、多曲折的发展历程。但正所谓“否极泰来”，由于我国综合国力的提升与文化自信的建构，以及群众对健康的渴求，中医面临着近现代以来前所未有的发展机遇。

仰观俯察，重返历史现场，延伸历史视野，无论何时，当我们审视传统医学这一历久弥新的学科时，都无法回避历史与现实。历史是由大量的史实构成的，而“所有的历史都是当下史”，我们每个人，都处在当下，需要具备宏通的历史知识和敏锐的历史洞察力。

所以，洞彻中华民族“观乎人文，化成天下”的文化特质，则“为天地立心，为生民立命，为往圣继绝学，为万世开太平”的崇高理念，仍是全体中医人必须承担的责任与精神价值所在，亦是中医回归主流的必然选择。

中医之道，是升华生命的生生不息之道；中医之学，是生命健康的文化与艺术；中医之术，是生命健康法则的实践与运用；中医精神，则如传统文化一样，能达于生命时空的每个角落。成都市建设“国际知名的文化之都”的目标，为中医事业的发展，开辟了广阔的领域，涵括了更为广泛的人事因缘，于激荡的历史中深植历史理性与历史智慧，因此有本系列丛书之刊行。借此，愿成都更从容睿智，更健康美丽，更祥和温煦！

是为序。

**傅勇林**[①]

2012 年 2 月 15 日

---

① 傅勇林，著名学者、博士生导师，时任成都市人民政府副市长。

# 整理凡例

此次整理以清宣统元年（1909）成都“志古堂”刻本为底本，尽量保留原貌，但为符合当下之出版规范及方便读者阅读，在整理点校时对原本亦做了一定处理，具体原则详述如下：

1. 此次整理多保留底本用字，凡明显错字、别字、异体字则予以径改，如“防巳”改为“防己”，“黄芪”改为“黄芪”，“太泻”改为“大泻”，“蚘”改为“蛔”等。对于多数通假字予以保留，只在注解中加以必要说明，如“岐”（歧）、“胎”（苔）等。古今字能明确其义者，皆改为今字，如“藏”改为“脏”，“府”改为“腑”。药名为常用别名者，予以保留，如“牛子”（牛蒡子）、“蝉退”（蝉蜕）、“真珠”（珍珠）、“牛夕”（牛膝）、“山查”（山楂）等。

2. 医方名称均以【】括之。

3. 底本歌诀中的小字注文调为脚注。

4. 原本剂量、数量等数字为汉字大写者，如“壹”“贰”“叁”等，为读者阅读方便，统改为汉字小写数字，如“一”“二”“三”等。

5. 原本为繁体竖排本，书中指代已述内容多用“右”字，此次整理为简体横排，故皆径改为“上”。

6. 中医属于经验医学，古人立方，有其精意，书中所列方药还需临证者自行斟酌，如书中记载的烧裈散（源于张仲景《伤寒杂病论》）。

# 序

中医治学应当溯本求源，认真思索，以继承中医经典理论与临床诊疗经验，古为今用，进而实现中医现代化。纵观古代名家，凡有成就者，莫不熟谙经典、勤于临证且具有思辨能力，他们敢于置疑，能够将理论与实践紧密联系起来，在继承之中寻求发展，推动中医学科的进步。

清代周云章的《简易医诀》就是理论与实践相结合的中医经典著作。全书共有四卷，内容包含伤寒、温病、杂病、妇科、儿科、外科，诸病皆以三字诀为咏，并贯以理、法、方、药，浅显易通。

周云章，字松仙，四川新都人，生于道光九年（1829）。虽为官宦后裔，但其出生之时家境已经衰落。周云章自幼聪颖好学，咸丰二年（1852）进京参加朝考，由拔贡考中进士，历任浙江天台、德清、定海、镇海、余杭等县知县。

周云章爱好医学，对历代医家及其著述无不悉心研究，在浙江任官期间，利用公余时间潜心研究岐黄之奥义，他认为各种方书“高者浩无涯涘，卑者泛滥无归”，适中合用者却很少，唯独称赞医家陈修园的《医学三字经》，认为其浅简易诵。所以，周云章仿其例，著成《简易医诀》一书。

是书采辑《金匮要略》《千金要方》《外台秘要》，以及金元四大家、明代先贤和近代医家著作三十余种，列证以宗仲景之书，间取各家精要方论错综其间，并参以己见。行文先以三言歌诀介绍诸病脉证，再详细说明其病机病理，其后附必用之方、方之歌括、证之主治、制方精义、药性专长，以使临证了然，便于记诵。考究诸病，多本陈修园，对喻嘉言、徐忠可、成无已、柯韵伯、舒驰远、傅青主、尤在泾、吴鞠通、叶天士等人之说亦多有引证，其他如赵养葵、张隐庵、张路玉、张石顽、高士宗、王肯堂、张心在、刘河间、李东垣、朱丹溪、张子和等人之说，亦多择取。

周云章既为官，又为医，颇有张仲景遗风，在百姓和皇室中都有很高的声望，曾先后进宫为咸丰、同治皇帝及慈禧太后治病。光绪五年（1879），周松仙于迁任途中不幸中暑而亡，卒年50岁。他一生著述虽多，却未刊行，手稿多有遗失，仅存《简易医诀》四卷传世。

据《中医图书联合目录》《中国医籍大辞典》等书著录，该书有清光绪十八年（1892）四明伴梅轩刻本和清宣统元年（1909）志古堂刻本，后者乃其子周祖佑、其孙周琛校刊本。另据《中国医籍通考》，该书还存有民国二十二年（1933）抄本。遗憾的是，目前整理者仅搜寻到宣统元年校刊本，此次点校出版，即以此校刊本为底本，其他二本未遑搜集，若他日搜罗齐全，再做修订。此次整理，改繁体竖排为简体横排，并在必要的地方加以注解以供参考。然限于整理者学术水平，不足之处在所难免，深盼读者指正，不胜幸甚。

另外，我们在点校过程中意外发现了两种牌记相同但内容略有差异的宣统元年校刊本，笔者不敢妄断，只得留待日后考证。

**徐　洵**

**四川旅游学院**

**2021年8月16日**

# 自　序

医书自《素》《灵》而下，不啻汗牛充栋。唯张长沙考《神农本草》，综伊圣《汤液》，详阐六经无形气化，以古法方药治病，以方范病，即以药范方。非此，药不成方；非此，方不中病。投之辄应，效如桴鼓。《金匮玉函》述而不作，《伤寒论》文极粹洁，触类引伸，如神龙出没，头尾森然。傥不知其隅反之义，鲜解其旨。陈修园推为圣法，比以吾儒孔子，非过誉也。《千金》《外台》均足羽翼《内经》，各擅奇巧，至金元四家，则以东垣、丹溪为醇，河间、子和次之。王肯堂《准绳》一书，亦称详备。此外如景岳、立斋、士材、石顽、献可、节庵，瑕瑜互见矣。王叔和生当晋代，去长沙不远，尚可搜求，乃自作聪明，创为异说，以蔽后人。是后贤之误，皆叔和贻之，舒驰远屏之门外，宜也。喻嘉言倔起于千百年后，专宗仲景，如程朱之言赅体用，实长沙功臣，其后徐忠可、尤在泾、成无己、程星白，均能宗喻氏，各自名家，以表彰仲景之旨。近如柯韵伯、傅青主、张隐庵、高士宗，亦各出手眼，以发前人未发。舒驰远就喻氏条例，扼定阴阳二字阐发，深悉消长之理，论多精卓。有如王、陆略有异同，而求知则一也。陈修园条贯诸家，汇萃经旨，每于无字句处表出精义，而后仲景之道，乃益较著彰明，如昌黎之文起衰八代，诚医中干城也。特温证粗示其意，引而未发，其旨尚微。

吴鞠通《条辨》一书，详明对待，专主三焦。论确识精，实足补仲景之未及，较又可辈，其格甚高。嗜医者，观其要，求其理，信其道，而会其通，平心体察，庶乎近之。盖尝论医道之不明，由业医之难也。士大夫驰骋声华，争逐名利，无暇及此。而讲道学、逃禅趣者，又卑之无甚高论。即有一二达人，如文正、文忠，慎重其道，亦只摭遗文，采验方，以志兴会。他如老医畸行，世守专门，于各家书多未梦见，遂肆著作。至于卖药市廛、摇铃乡曲之辈，又皆奉《集解》《回春》十余种浅率、捷近之书，便诩专家。而蓬荜贫乏者流，计无所之，往往借此业以糊口。嗟乎！此医之所以日多，而道之所以日晦也。

顾说者曰：医者，意也。意之所会，智见智而仁见仁，儒门聚讼，千古且然，亦安能比而同之？殊不知道犹路也，人身只此阴阳。其虚实之理，深言之不外偏全胜复，浅言之不过食息起居。明此理以慎行其道，不矫枉，不意必，精而求之，自能触类旁通。医也者，常则顾气血之本原，变则救性命于呼吸，可不慎欤？古今方书，高者浩无涯涘，卑者泛滥无归。求其开卷了然，适中合用者卒少。修园全书，诚医学之津筏，特详寒而略温，详火而略燥，尚多阙如，且卷帙浩烦。世医苦难卒读，唯《三字经》二帙，浅简易诵，便临证而迪初学。余于公余就其例，仍以三字咏之。论方论治，皆以《金匮》、仲景为主，间有引用各家者，皆取至当至验之旨，不敢名经，仅标以诀，俾便易于记诵，庶亦推广先生济世之苦心云。书成，遂志其因缘如此，若谓问世，则吾岂敢。

新都周云章松仙甫识

# 凡　例

是书列证，以《金匮》、仲景为主。诀中各注，皆列后贤名言以醒出之。其间有参以鄙意者，加一“按”字以别之。至引用各方，悉以经炼得力为主，不敢臆测，以滋贻误。唯经方则高一字，后贤方则低一字以别之，示遵经也。

《金匮》廿二册方论，仲景三百九十七法、一百一十三方，法中有法，方外有方，触类引伸，妙旨环出。第自来方书引用，唯云某病主某方，或详用而不申明制方之义，或加减而不实指药性之长，遂使阅者不知其要，致临证疑方，或沿俗畏用，每每误事。是书证必探原，方唯取要。每诀之下，必详悉注明其理。每门之后，即附列必用之方及方之歌括、证之主治、制方精义、药性专长，既便临证了然，又省翻绎，所以醒阅者之目，释庸者之疑，壮用者之胆，坚病者之信。庶不没仲圣及昔贤济世苦心，且便于记诵，使业此者熟则生巧。医事贵慎，岂敢惮烦。

医书过于深晦，索解最难，近于含糊，贻误必大。作文之法，尚典浅显。医道亦然。是书所引经方，典也。撮而为诀，浅也。引各家名言注醒之，显也。盖不典，则方不扼要；不浅，则法不醒目；不显，则证难符合。故仿闽贤陈修园体例，仍以三字咏之，名之曰诀，不敢袭经也。盖方取其典，论取其浅，义取其显，且便记诵云。

是书于各门详加考究，其说本于修园者较多；次则喻嘉言、徐忠可、成无己、柯韵伯、舒驰远、傅青主、尤在泾、吴鞠通、叶天士亦多引证；再次则赵养葵、张隐庵、张路玉、张石顽、高士宗、王辰六、罗东逸、程星白、王肯堂、张心在、黄养素及刘河间、李东垣、朱丹溪、张子和，《千金》《外台》《三因》《开宝》各书，亦多择取。其立斋、景岳、士材、讱庵亦略取一二，特为揭出，借明管见有本。至诀中有仍修园旧句者，原文既妥，不事删改；有叶韵不合者，取句醒易解，不尽拘韵也。阅者谅之。

《伤寒论》一书，本六经无形之气化立论。分经腑、枢机、表里、标本为言，而制方之精义出焉。其文为引伸触类之词，其方为举一反三之法。详于变者略于常，显于此者隐于彼，如神龙翔空，首尾毕现。读者须会通其意，始悟其理，所以世医畏其难读而高视之。至喻嘉言厘订六经，详明法律，其旨愈著。若徐、若成、若舒均宗之，而柯氏、张氏驳之。考其指归，各有所得，可谓同工异曲。修园《浅注》，最称典显荟萃。青主折中，亦复扼要爽目，特卷帙浩繁，考核同异，实不易得。是书首列伤寒六经诀，汇各家要旨，逐条注之，俾识者知扼要以会其通。庶伤寒一证，了如指掌，于他证之无可下手处，从此中寻出道路，尤为活人妙算。第割裂经文，极知僭越，然求其易于记诵，不得不尔。阅是书，尚其谅之。

人身为小天地，只此阴阳二字，包括无遗，故修园有识一人字，便可为医之说。方书征引，皆未切实指出。傅青主拈出偏阴偏阳立论，以形气之盛衰括之，尚是得半之见。至舒驰远拈出元阴元阳二义，不凭证，不凭脉，只以其人平素喜欲及大便之溏秘分之，确切綮肯，非模棱影响之说可比。是书每证俱参此二义立言，庶临证先有把握。

温证为春夏秋三时最险之病。吴鞠通《条辨》[①] 一书，指明对待，详别传化，而后热邪伤阴与寒邪伤阳之治法各判，始能剀切彰明，法既详细简括，故用之效于桴鼓，足补仲景未发之秘。古今方书，皆未之逮，较吴又可醒医六书高之百倍，因亟揭为专门，共知趋向。

疟疾一证，阳虚人，固从正治，不离少阳一经。阴虚人，误投柴芩，病必加剧，往往有缠绵一二年者。若久病作虚，误用刚燥之药，余目击误人不少。其诀唯养阴救液、敛浮镇逆、淡养脾、静养肾、甘和中、介潜阳为第一秘法，今特揭出，俾人省记。

暑证误汗则为中暍，为难治。以暑为热邪，热入伤阴，先夺肺气也。余读《金匮》悟出真方，平淡神奇，投之辄效，至备列验方，亦足采用，特为揭明。

痢疾一证，坊刻验方虽多，用之有效有不效，其倪涵初三方，尤不合理，往往用之误人。唯舒氏分列四纲，统以六经定法消息之，认证既清，取效甚捷。如救逆各法，则名贤精萃也，特为揭明。

咳嗽一证，方书纷岐[②]，择用不当，往往误治成痨。修园以内外合邪为言，以六安煎为要剂。小青龙、小柴胡分主寒郁，尚有未合。余以和胃为主，

---

① 《条辨》：指《温病条辨》，原文作“《条辩》”，形近而误。径改，下同。

② 岐，同“歧”。

悟出《金匮》方之妙，投无不效，足补古今方书之未及，不敢自秘，特为揭明，俾人人共跻仁寿。

虚痨一证，方书聚讼纷繁。尚温者，偏热。尚清者，偏寒。辛耗阳，苦耗阴，皆为大忌。唯《金匮》提出脉沉迟、脉弦大二法，为后人治痨准则。徐忠可注出精义，其旨愈明，然后知《金匮》各方为起死回生之方。一切时法皆非法也，特为揭出，以待智者引伸。

水肿一证，唯《金匮》论之精，修园注之极醒。业医者，不知从此下手，徒以肾气丸、疏凿饮等法敷衍，百治百死，特为揭出，俾知遵守。

胀满、臌胀二证，方书聚讼，自来未有治法，唯傅青主苦辛法治臌胀甚验。舒氏开建三阳法，主病后胀满甚神。程氏《集验方》亦投无不效，特为揭明。

凡病证、脉息不准，唯舒氏分阴证、阳证二诀，各十六字，简明可从，不可不知。

心胃诸气痛，方书聚讼不一，唯《金匮方论》用之得当，效如桴鼓。高士宗分部主治，法亦灵活极效。然证之剧者，非《金匮》九方不为功。特为揭出，俾知遵守。

妇科方书极多，中肯者少，近维《达生篇》一书，脍炙人口。《女科仙方》一书，理经癸，曲折详明。然多治其标，罕究其本。唯《金匮方论》，方方入妙。产后三证，主小柴胡，有起死回生之效。胎前各方，亦丝丝入扣，杂病方论，亦投无不效，切勿惑于时说。特为指出，俾共遵守。

儿科为哑科，最不易治。《福幼全书》及《活幼心法》等书，非不详备。若作惊风，治效甚少。唯喻嘉言先生，以小儿为稚阳，表治太阳，里治太阴，为治病治源、擒贼擒王手眼。胡卣臣云：习幼科者，能虚心领会，便可免于殃咎。若骇为异说，信从别书，则造孽无穷矣。特为揭明，俾共遵守。

外科一书，极多异说。至分经主证，每多附会难凭。唯丹徒王洪绪[①]先生林屋山人《全生集》分阴阳二证，简切该括，其方亦效如桴鼓，足与仲景治寒、《金匮》治杂病、吴鞠通治温证鼎足而立。其他跌扑损伤、救急各法，则有《集验》诸方可采也。特为揭出，俾知率循。

是书采辑各家三十余种，内唯注仲景《金匮》者十之六，如《千金》《外台》等十之二，金元四家及明代名贤、近时作家亦十之二。细绎菁华，约其要

---

① 王洪绪：王维德，字洪绪，清代名医。原文作“王鸿绪”，径改，下同。

旨，以归简炼，俾易记诵，有益揣摹，庶便行箧舟车及偏乡僻壤适用。若夫各书全旨俱在，唯望仁贤精而求之，此书亦居嚆矢[①]。

《金匮》、仲景各方，原文均以两计。汉制一两，只今之三钱三分。是书引用，均注某药几钱，取合时法，庶用者不致冒昧。若遇剧证须加重者，是在人神而明之。

时贤各方，如理中、归脾、通圣、五积等，皆时方中之精萃。用所当用，取效稳速，故亦附列歌括及制方之义、药性之长，俾易记适用，要皆前人苦心，不敢以时法略之。

海内医书极多，名贤甚众，是书所列，有于理未当者或方隅异治者，唯望高明训正之。

新都周云章松仙并识

① 嚆矢：带响声的箭，借指事物的开端或先行者。

# 目　录

## 卷一



## 卷二

## 卷三

## 卷四

# 卷一

## 《伤寒论》六经口诀

### 太阳证

**太阳证，热恶寒。头项强，骨节酸。肢拘喘，外邪干。**

太阳为寒水之经，主一身之表，行身之背，其为病，脉浮，发热而恶寒，头项强痛，腰背骨节疼痛，四肢拘急，甚则喘。其经本寒标热，中见少阴。太阳与少阴为表里。三阳经，太阳为开，阳明为合，少阳为枢。伤寒一日，太阳受之。

**自汗风，脉缓虚。桂枝汤，从卫驱。**

见已上证，如发热，自汗恶风，脉浮缓，为虚邪。此风中肌腠也，主桂枝汤，以驱卫分之风。

如八九日，过经不解，如疟状，面热身痒以失汗，稍久也，主桂枝麻黄各半汤，小发其汗。

如服桂枝，得大汗后，形如疟，日再发，邪因汗袭也，主桂枝二麻黄一汤，令微汗，则愈。

**无汗寒，脉紧实。麻黄汤，从营发。大青龙，烦躁法。**

见已上证，如无汗恶寒，或已发热，或尚未发热，脉浮紧，周身骨节疼痛，四肢拘急，呕逆，为实邪。此寒伤肤表也，主麻黄汤，以发营分之寒。

如各证具，身壮热，不汗出而烦躁者，此风寒两伤营卫也，主大青龙汤，营卫互治，风寒并驱。

如兼干呕而咳，喘急，主小青龙汤，驱风散寒，解肌逐水。

已上治太阳表中之表法，非壮热无汗而烦躁者，大青龙切不可用，误用则亡阳，以真武汤救之。

如邪中经腧[1]，腰背强痛，项脊几几，无汗恶寒者，主葛根汤。汗出恶风，主桂枝汤加葛根，以达经腧之邪，为上二法之佐，此治本寒之方也。

如标热之证，自汗恶风，脚挛急者，此太阳标热，合中见少阴君火之热为病也，主芍药甘草汤。

无汗证，初起即口渴、发热、不恶寒，或发汗后身灼热，此温病也，主桂枝二越婢一汤，以标阳内陷于里阴而化热，此方直从里阴而外越之。若在春时，当从温病例，以辛凉法解之。

按：凡用表药，须视其人元阴、元阳。如病人平日惯服椒姜，大便常溏者，元阳素虚也，麻桂方中宜加生姜、附子，温经助表，方可得汗。如其人平日喜食生冷，大便常结者，元阴不足也，方中宜加干地黄、当归，滋阴御表，得汗不致伤液，且无化热化寒之变证。

又如病人肺胃素有蓄热痰火之证，宜另以煅石膏渍取轻清之汁，兑入表药中，自无壅遏之弊。

酒客病服桂枝则呕，以酒客湿热重、甘动满也。凡湿热素盛人，皆可例之。方中宜重用生姜，或加半、蔻、砂之类，药无不效。

如兼喘属实者，加杏仁、厚朴；虚者，佐以苓、半。

又如素禀盛者，脉长喜劳，外邪难入，入则难出，汗吐下之法，自可尽量而施。若素禀弱者，外邪易入，入亦易出，解肌、消导、寒润法中，均须顾其元气，此法中之法，即定法也。经曰：上工治未病。治病而顾其后路，即治未病耳。

**传膀胱，为腑证。五苓散，表里顺。若蓄血，红蓟胜。若癃闭，温化论。**

邪不尽去，必传于腑。膀胱为太阳水腑[2]，见口渴而小便不利，主五苓散，表里两解。

腑证，有蓄尿、蓄热、蓄血、癃闭四证。

膀胱有尿，热邪入而搏之，则少腹满，为蓄尿，主五苓再加玉桂。

膀胱无尿，热邪入，无所搏，则单小水不利，名蓄热，少腹不满，主五苓

---

① 经腧，即经脉之腧穴。腧，原文作“枢”，径改，下同。

② 腑：原文作“府”，通“腑”。径改，下同。

去桂加滑石，辛凉逐热。

小腹硬满拒按，小便频频自利，为蓄血。邪搏血聚，本论主桃仁承气汤，于法不合。桃仁法主大肠蓄血，此证宜从前阴导之，方有出路，主红花、小蓟、万年霜加入五苓去桂，如神。

蓄尿过多，胀翻出窍，胙胀异常，尿不得出，名癃闭，不可再利，愈利愈伤，其尿必点滴俱无，愈不得出。此由化源伤，中枢不运也。法主砂、蔻、半宣胸中之阳，生姜升散，桔梗开提，肉桂化气，俾上焦开，中枢运，转运有权，乃得先升而后降。气窍一顺，小便自利，神效无比。

再按：五苓散，主积水留垢，为汗后邪不解，而口渴、小便不利，用桂枝为表里两解法。若寒伤营证，汗后仍头项强痛、发热无汗、心下满、小水不利，邪属内陷，重在心下满、小水不利一层，主桂枝汤去桂加茯苓、白术，变解肌法为利水法。水利则各证俱除，神妙无比。

【桂枝汤】

**项强头痛汗憎风，脉缓虚邪卫气空。桂芍姜甘加大枣，解肌还借粥之功。**

桂枝三钱　白芍三钱　生姜三钱　甘草炙三钱　大枣四枚

服后须臾，以粥啜少许，覆取微汗，勿令大汗。

按：桂、甘，辛甘化阳，助太阳融和肌气。芍、甘，苦甘化阴，启少阴奠安水气。姜佐桂，以行阳。枣佐芍，以行阴。方止解肌，借粥力充胃达肺，俾邪从肌表出，调和上品。

【桂枝麻黄各半汤】

二方减半各煎，兑服，各神其用，为风寒并驱之轻剂。

【桂枝二麻黄一汤】

法同。

【麻黄汤】

**太阳脉紧喘无汗，身痛腰疼必恶寒。麻桂为君甘杏佐，邪从汗解一时安。**

麻黄三钱　桂枝三钱　杏仁二钱　炙草[①]二钱

先煮麻去沫，后入各药，再煎，温服，覆取微汗。

【大青龙汤】

**脉紧恶寒兼壮热，身疼烦躁汗不出。麻桂杏甘枣生姜，石膏助势如龙跃。**

① 炙草：全称“炙甘草”，下同。

麻黄四钱　桂枝二钱　杏仁二钱　炙草二钱　大枣四枚　生姜二钱
石膏二钱

此风寒并驱猛剂，石膏辛甘发散，能使汗为鬲[1]热之证，合麻黄，妙在重用，俾其挟石膏之寒，尽驱邪于外以作汗也。非不汗出、壮热烦躁，不可轻试。误服，恐大汗亡阳，以真武汤急救之。

【小青龙汤】

**人有夙饮外邪侵，麻桂细辛姜夏均。五味收金甘芍和，青龙小用效堪珍。**

麻黄一钱　白芍一钱　干姜一钱　炙草一钱　桂枝一钱　半夏一钱
五味八分　细辛八分

微利，去麻加茯苓二钱；渴，去半加花粉二钱；噎，去麻加附子二钱；喘，去麻加杏仁二钱；小便不利、小腹满，减麻加茯苓一钱。此方驱风散寒，解肌逐水，制饮散逆，有安内攘外之功。

【葛根汤】

**太阳项背病几几，桂葛麻黄因汗无。炙草姜枣监制用，合病下利此方驱。**

葛根三钱　麻黄二钱　桂枝二钱　白芍二钱　炙草二钱　生姜二钱
大枣四枚

并主太阳、阳明合病，下利如神。

【芍药甘草汤】

**芍甘为剂各相均，两脚拘挛病在筋。阳旦误投热熏灼，苦甘相济即时伸。**

【桂枝二越婢一汤】

桂枝一钱　白芍一钱　麻黄八分　生姜一钱　炙草一钱　石膏一钱
大枣二枚

先煮麻去沫。

【五苓散】

**汗后不解烦热渴，泽苓桂术猪苓末。积水留垢是腑邪，故用五苓表里夺。**

泽泻二钱　茯苓三钱　桂枝三钱　白术三钱　猪苓三钱

等分末，白汤下。舒氏以桔梗易猪苓，开提行气，通天气于地道更合。

[1] 鬲：通“膈”，又称膈膜。下同。

【温化汤】舒氏

白蔻一钱　砂仁一钱　半夏一钱　肉桂一钱　桔梗一钱　生姜一钱半

【红蓟五苓散】舒氏

五苓全方每三钱加红花一钱半、小蓟一钱半、万年霜一钱半、桔梗一钱。

**若变证，失汗下。阴与阳，随所化。**

太阳变证有从阳化阴化之不同，要皆汗下失宜所致。

汗下太过，伤正而虚其阳，阳虚则从少阴阴化之证多，以太阳、少阴为表里也，大要有五。

一、不应下而下之，续得下利清谷，身疼痛，宜四逆汤，救身疼痛之里；合桂枝汤，救身疼痛之表。

一、病发热头痛、脉反沉、苦不瘥、身疼痛，主四逆汤救里。

一、大汗、大下、利而厥逆者，主四逆汤。

一、太阳发汗太过，遂漏不止，其人恶风，小便难，四肢微急，难以屈伸者，桂枝加附子汤主之。

一、发汗太过，动其营血，表[①]邪反内伏，其人仍发热，心下悸，头眩，身瞤动，振振欲擗地者，真武汤主之。

又有汗后阳虚、阴邪凝滞、身疼痛者，主桂枝新加人参汤行阳气。

又过汗耗液，叉[②]手冒心者，主桂枝甘草汤。

汗下失宜，热炽而伤其阴，阴伤则从阳明阳化之证多，以太阳、阳明递相传也。计六条。

一、阳盛于内，误服桂枝汤，大汗大烦大渴不解，脉洪大者，主白虎加人参汤。

一、吐下后，七八日不解，热结在里，表里俱热，时时恶风，大渴，舌上干燥而烦，欲饮水数升者，亦主之。

一、伤寒六七日，已属里证，头疼身热，又是表证，外不解，由于内不通，下之，里和表自解，与承气汤。

一、病人烦热，汗出不解，又如疟状，日晡时发热，属阳明也，脉实宜下，与承气汤；脉虚宜汗，与桂枝汤。

一、发汗后恶寒者，虚也；不恶寒但恶热者，实也。当和胃气，与调胃承

---

① 表：原文作“卫”。
② 叉：原文作“又”，形近而误，据《伤寒论》改。

气汤。

一、病不解，脉阴阳俱停，但阳停者，宜汗；但阴停者，宜下。按：停者，脉不起也。

**一发汗，一利水。两法门，尽其理。**

太阳为寒水之经，风寒之邪中伤，驱其水气以外出，则为汗解，逐其水气以下出，由后阴则为黄涎蓄水，由前阴则为小便利。治法唯此两门。

按：邪之初伤，必须发汗。麻黄汤发皮肤之汗，桂枝汤发肌腠经络之汗，葛根汤发经腧之汗，小青龙发心下之汗，大青龙发胸中内扰之汗，此发汗五法也。

若汗之而不尽者，则为水。水在心下，干呕而咳，主小青龙。发热而渴，欲饮水，水入即吐，名曰水逆，主五苓散。汗后心下痞鞭[1]，干噫食臭，胁下有水气，腹中雷鸣下利者，病势虽在腹中，病根犹在心下，主生姜泻心汤。此水气在上焦，在上者汗而散之。

若妄下之后，自心下至小腹，硬满而痛，不可近水，与气相接也。脉迟，名大结胸，主大陷胸汤。若项强如柔痓状，宜大陷胸丸。病势连于下者，主以汤；病势连于上者，主以丸是也。

若其结在心下，按之始痛，脉浮者，名小结胸，邪势尚在脉络，主小陷胸汤。若无热证，主三物白散，名为寒实结胸。

若心下痞鞭满，引胁下痛，干呕短气，汗出不恶寒，三焦升降之气阻格难通，主十枣汤。此水气在中焦，在中者泻之于内。

若头项强痛，翕翕发热无汗，心下微满微痛，小便不利，因膀胱之水不利，营卫不调，不能作汗，宜桂枝汤去桂加茯苓、白术主之。利其水道，水利则诸症自已。此水气在下焦，在下者引而竭之。

再按：诸泻心汤主诸痞，分寒热，酌轻重，辨[2]缓急，皆绝世妙方，临证时细心择之。

【四逆汤】

**四逆姜附君甘草，驱阴回阳为至宝。彻上彻下行诸经，三阴一阳细探讨。**

炙草三钱　干姜二钱　生附子钱半

按：生附、干姜，彻上彻下，驱阴回阳，接引十二经，为斩关夺隘之良

---

① 鞭：坚硬。

② 辨：原文作“辩”。径改，下同。

将，甘草有将将之能。

【真武汤】

**真武由来镇北方，驱痰制水有奇长。苓芍生姜兼术附，中外虚寒大力匡。**

茯苓三钱　白芍三钱　白术三钱　生姜三钱　附子炮一钱

按：小青龙主表不解，中外寒实之证。真武汤主表已解，中外虚寒之证，病后水肿尤神。

【桂枝加附子汤】

即桂枝汤加炮附子钱半。主误下拘急漏汗阳虚之证。

去白芍加桂枝一钱、附子三钱，主风胜湿，身疼不能转侧。

【桂枝新加人参汤】

即桂枝汤加人参二钱，主汗余身痛，脉沉迟之证。

【桂枝甘草汤】

桂枝四钱　炙草二钱

辛甘化阳，阳中有阴，故能安心止汗而定悸。

白虎承气方列阳明。

**泻心歌诀**

**下利雷鸣干噫痞，生姜泻心汤可饵[①]。下利完谷胃虚痞，甘草泻心有妙理[②]。满而不痛少阳痞，半夏泻心治半里[③]。心下汗濡邪实痞，大黄泻心可酌与[④]。寒热错杂汗出痞，附子泻心效无比。临证按病细择之，一切痞证不难已。**

生姜二钱　炙草钱半　人参钱半　黄芩钱半　半夏一钱　干姜五分

黄连五分　大枣二枚

阳明胃虚邪陷，以甘草为君，即名甘草泻心。少阳以半夏为君，即名半夏泻心。

【大黄黄连泻心汤】

大黄二钱　黄连一钱

以麻布包，沸汤渍取清汁，温服。

---

① 原注：太阳解后利水行气。

② 原注：阳明胃虚邪陷主之。

③ 原注：少阳升清降浊。

④ 原注：阳明实痞。

按：心下痞，按之汗沾濡，脉关上浮，此邪陷，挟君火无形之气，作痞也。

【附子泻心汤】

酒大黄二钱　炒连一钱　炒芩一钱

如上法渍汁不熬。附子一钱，另煮浓汁兑服。

扶阳取熟而性重，开痞主生而性轻。妙妙。

【大陷胸汤丸】

大黄二钱　芒硝一钱　甘遂末三分

先煮黄后入硝，煮一沸入遂末服。

大黄四钱　葶苈钱半熬　芒硝钱半　杏仁钱半

丸弹大，入遂末下。

【小陷胸汤】

黄连一钱　半夏二钱　瓜蒌仁霜三钱

先煮瓜蒌。

按：大承气下燥屎，大陷胸下蓄水，小陷胸去黄涎。

【三物白散】

**方名白散用三奇，桔梗巴霜贝母需。鬲上必吐鬲下利，结胸寒实一时离。**

**救误法，辨宜精。求其熟，巧自生。**

太阳救误诸法，皆精确之方，须辨证精则用之当，其要在于熟则生巧也。

桂枝去芍加龙骨牡蛎救逆汤，主伤寒脉洪大，火劫亡阳，惊狂，起卧不安之证。凡过服辛燥，皆以此例。

桂甘龙蛎汤，主火逆下之躁烦证。

调胃承气，主汗后脉浮、恶热、谵语、心烦证，又主太阳阳盛及阳明热盛之证。

白虎加人参，主逼汗亡阳及中焦阳盛外越证。

已上热化救阴法。

四逆汤主太阳误下，下利清谷证。又主三阴厥逆，脉沉迟恶寒之证。

又太阴用救[①]寒湿，少阴用救元阳，厥阴用救薄厥。

---

① 救：原文作“主”。

真武汤，主心悸头眩，身瞤动，振振欲擗地者。又主少阴腹痛，小便不利，四肢沉痛，自下利，或咳或呕，足肿之证。又主表已解，中外虚寒之证。

桂苓术甘主治同真武，为温中降逆之缓方。

桂枝附子汤，主风胜湿证。桂枝附子去桂加术，主湿胜风之证。

甘草附子汤，主湿留关节证。

桂枝人参汤，主协热利，心下痞，为表里两解方。

厚朴生姜半夏甘草人参汤①，主汗微胀满，虚邪内逆证。

赤脂余粮汤，主利在下焦，服理中不效，为炉底填虚之巧方。

旋覆代赭汤，主胃虚中气不下，合胸痞满，噫气不除证，治噎膈亦佳。

甘草干姜汤，主火逆心烦，脚挛急证。干姜炮黑，变辛为苦，热因寒用法，并主肺痿及吐血。

芍药甘草汤，主误汗伤血，足挛急，与上法为一温一降之对子。

桂苓甘枣汤，主脐下悸，欲作奔豚之证。

【桂枝去芍加龙骨牡蛎救逆汤】

**火劫惊狂卧不安，亡阳散乱脉浮看。龙蛎蜀漆生姜入，桂草相和救逆丹。**

桂枝三钱　炙草三钱　生姜三钱　蜀漆三钱　龙骨三钱　牡蛎四钱　大枣四枚

先煮蜀漆。

主伤寒脉浮，火劫亡阳惊狂，起卧不安。

【桂甘龙蛎汤】

**桂枝主外龙蛎内，炙草调和内外配。火逆下之烦躁生，交通上下中枢慰。**

桂枝三钱　龙骨三钱　牡蛎五钱　炙草二钱

主火逆下之烦躁者，龙蛎折亢阳以下交，桂枝启阳气以上交，甘草和之，如神。凡误服辛燥，致逆准此。

【桂苓术甘汤】

**病因吐下气卫胸，起则头眩身振从。桂苓术甘类真武，温中降逆效从容。**

茯苓四钱　桂枝二钱　白术二钱　炙草二钱

主吐下伤肝，心下逆满，脉沉紧者，以汗伤动筋，身振振摇也。经曰肝病当先实脾，即此法也。

① 厚朴生姜半夏甘草人参汤：原文作“厚朴生姜甘草人参半夏汤”，据《伤寒论》改。

【桂枝附子汤】见上

本方去桂加白术四钱。即桂枝附子去桂加术汤。主湿胜风之证。

【甘草附子汤】

炙草二钱　附子二钱　白术二钱　桂枝四钱

化表风祛里湿，主服桂枝汤误使大汗，汗收湿袭，疼在关节，法主缓解。

【桂枝人参汤】

即理中汤加桂枝四钱，主协热利，心下痞，表里两托法。

【厚朴生姜半夏甘草人参汤】

厚朴三钱　生姜三钱　炙草二钱　人参八分　半夏钱半

主汗后胀满，中虚邪伏，神效。

【赤脂余粮汤】

赤石脂二钱六分　禹余粮二钱六分

主利在下焦，服理中不效，此为炉底填虚法，为下焦不和作痞之巧法。

【桂苓甘枣汤】

茯苓八钱　桂枝四钱　炙草二钱　大枣四枚

甘澜水煮。

直伐肾邪，主脐下动气，欲作奔豚之证，为未雨绸缪之妙方。

【旋覆代赭汤】

旋覆花钱半　人参一钱　生姜钱半　半夏一钱　炙草一钱　代赭石七分　大枣三枚

主胸间痞满，噫气不除之证，兼主噎膈，神效。

仲景治下焦水气上凌，主真武。利在下焦，防[①]滑脱，固以赤脂、余粮，此主胃虚。中气不下合，以此法领之胸中，转否为泰，归元固下，各极其妙。

【甘草干姜汤】

**汗吐躁厥脚挛急，肺痿燥侵并吐血。热因寒用引归经，干姜用炮甘草炙。**

炙草四钱　炮干姜二钱

主伤寒汗吐而厥，为热厥，脚挛急之证。《金匮》以主肺痿，后贤借治吐血，极能引血归经。

---

① 防：原文作“妨”，径改，下同。

## 阳明证

**阳明证，热恶热。眼目胀，痛连额。鼻又干，眠不得。表未罢，葛根撒。**

阳明为燥金之经，主身之里，行身之前。内候胃，外候肌肉。其为病，脉大，身发热，恶热不恶寒，前额连眼眶胀痛，鼻干不得眠，唇焦不欲漱水，此在经之邪也。若表证未罢，项背几几者，自汗，主桂枝加葛根汤；无汗，主葛根汤。

若见恶热，前额连眼眶胀痛，鼻阻[①]气而流清，此风热也，主金沸草散，以疏利之。若鼻塞声重浊，为风热壅盛，主辛凉法，银翘散之类，当求之伤风门。

阳明本燥，标阳中见太阴。标阳，悍气之热也。故曰两阳相丽为阳明，指无形之气化也。伤寒二[②]日，阳明受之。

**汗燥渴，小水涩。白虎汤，解经热。栀豉汤，开气结。**

若各证具，壮热，汗自出，口渴，烦躁，小便不利者，主白虎汤，以清在经之热邪。

阳明在经之邪，未离太阳，宜汗。既离太阳，宜清。若在经腑之界，汗、清、下均不可施，唯栀子豉汤，可开阳明之阖，行无形之结气，为阳明表里兼病之神方，病不在鬲，不吐。

阳明病，脉浮而紧，表里兼病，咽燥、口苦、发热、汗出、不恶寒反恶热、身重、腹满而喘是也，主栀豉汤。若汗之则燥，心愦愦谵语，误烧针必怵惕，烦躁不得眠。若误下则胃中空虚，客气动鬲，心中懊侬，舌上胎[③]，均以消息之。

服栀豉不解，更渴欲饮水，口舌干燥者，白虎加人参汤主之。

如脉浮发热，渴欲饮水，如前证，又加小便不利，为燥侵脾，主猪苓汤。

若汗出多者，猪苓汤又不可与，以汗多伤津，必胃燥，又利水，更走液也，仍以白虎人参汤主之，加花粉、阿、地滋津或重用干地黄亦妙，以阳明经腑之界，不可执一，用法当如转环也。

---

① 阻：原文作“筑”。

② 二：原文作“三”，据《素问·热论》改。

③ 胎，即“苔”，古作“胎”。

又阳明误下证，外有热，手足温，不结胸，心中懊侬，饥不能食，但头汗出者，此热邪伏内，阳明主阖，郁而不出也，主栀豉汤，交通上下以开其阖，神效。

按：误汗谵语，应主调胃承气法。误烧针，应主栀豉法，皆宜加减，或详兼证，消息之。

**若入腑，必潮热。手足腋，汗濈濈。满谵狂，便鞕秘。胃家实，宜审的。三承气，可消息。**

入腑即入胃，胃为水谷之海，海有潮汐，邪入胃，故见潮热。日晡时，热更潮，手足腋下，濈濈然汗出，腹满谵语如狂，大便鞕秘，七八日不通，外见张目不眠、口臭气粗、身轻恶热之象，此胃家实也。

各证具，不吐不下，为胃气不虚。但心烦甚而便秘，以胃络上通心，阳明之燥火与少阴君火相合。胃虽不虚，却不和。宜调胃承气汤以调之。

腹大满，不见潮热，宜小承气下燥屎，以手按小腹拒痛，有燥屎也。

若舌苔干燥，芒刺灰黑，喷热如火，腹塞闷，为痞，胀满按痛实，一条扛起，鞕石硬坚，外见阳证，或热盛神昏，目赤，鼻如烟煤①及狂谵无伦者，主大承气汤。

傅青主云：正虚邪实，四磨饮极妙。

**假实证，正气虚。攻慎用，活法行。**

阳明主胃，其气有三：燥气、胃气、悍气。燥气，在经之本气。胃气，燥湿调和之真气。悍气，水谷之悍气。唯胃气虚者，不可攻也。凡不呕不吐，胃气不虚也；或伤食呕多，胃气虚也。虽有实证，不可径攻。

阳明证具，心下鞕满，尚未及腹，不痛，按之稍好，此水谷空虚，胃无所养不可攻。若误攻，则谷气尽，胃气愈败，必遂利不止，此虚而假实之证也。按：未攻，宜橘皮、竹茹等法和之。误攻利不止，主理中类。

阳明证具，面含赤色，不可攻。误攻，则面赤，变黄，发热，小水赤，此外实内虚之证也。未攻，宜栀豉加茵陈。误攻，发黄，主茵陈蒿汤。

阳明病，不能食，攻之必哕，以胃中虚冷，其人中气虚寒也，宜温中降逆开拒。

汗后津液枯，胃干燥，大便鞕，不可攻，须验其小便。若小便先多后少

---

① 煤：原文作“煤”。

者，津液当自还也。

凡胃实，多由汗伤精所致，审系津亏，宜增液汤，润枯行液，大便自调，较脾约丸更妙，屡验而稳。

**悍气病，祸最烈。急下之，毋固必。**

经云：卫气者，水谷之悍气。其气慓滑悍疾，不入于脉。循皮肤之中，分肉之间，熏于肓膜，散于胸腹。《灵枢》云：胃气上主肺，其悍气则别走阳明，上冲头循咽，走空窍，循眼系，入脑络，循牙车，下合阳明，阴阳上下，其动若一是也。

伤寒六七日，一经已周，悍气上走空窍，目中不了了，睛不和，无表里证，大便不鞕，止觉其难，身无大热，止觉微热，此悍气之实也，急下之，主大承气汤。按：目中不了了，视物不明也；睛不和，病人之睛光或昏或散乱也。此证初看似轻，若不急下，八九日多死。

悍气发热汗多者，此悍热内出，逼其津液外亡也，急下之，主大承气汤。按：止发热无鞕实等证，唯热势炎炎，大汗不止，则知悍气为病也。

悍热为病，阳盛必阴亏，反发汗，伤其津液，病不解，其悍热之气内陷于腹，而为腹满痛者，急下之，主大承气汤。按：此证与秋燥陷邪入腹相似，宜参之。以上阳明急下三证。

又有腹虽不痛而常满者，久而不减，此病无形之悍气，从肓膜以聚于有形之胸腹，与阳明本燥之病不同，与大承气汤。

按：悍气，伤人甚捷，非若阳明燥实之证，内归中土，无所复传，可以缓治，宜细辨。

**若转系，以法攻。若合病，白虎通。**

凡太阳病，过汗亡津液，胃中干燥，转系极多，亦有本太阳症，发汗未尽，传入阳明，为脾约证。此标阳与燥气相合也，主脾约丸。

本少阳证，无汗，发热，呕不能食，已属胃不和，又乘相火与燥胃相合而转系者，为大便难，主导法。

按：三阴证，亦有转系阳明者，老人尤多此证，以津液枯，胃燥故也，宜于承气汤中重用生姜。审系少阴加附子，太阴合理中，厥阴合吴萸汤，此活法即定法也。

三阳合病，腹满身重难转侧，此热合于前后左右，见口不仁而面垢、谵语、遗尿，热合三阳之腑，经腑皆热，汗、吐、下均不可施。若自汗者，与白虎汤；不自汗者，三经表里合治。

二阳合病，太阳表已归并[1]阳明。潮热，手足汗出，谵语，大便难，主调胃承气汤。

少阳与阳明合病，必下利，脉滑而数，有宿食也，与小承气汤。

一经见证，即用一经之法，经腑兼见，表里两解。

**小柴胡，主转枢。吴茱萸，呕逆除。**

阳明病，贵于转枢。若阖于胸、胃、腹之间，机息则死。

阳明病，发潮热，大便应鞕，今反见溏，小便自利，知其热在胸膈，胸膈满而不去者，宜从枢以达于外，主小柴胡汤。

阳明病，胁下鞕满，不大便而呕，舌上白胎者，三焦之气不和也，主小柴胡汤，上焦通，津液下，胃气因和，自汗而解。

阳明中风，脉弦浮大，三阳并见，宜可枢开矣。然阳明究主阖，不能得枢开而见短气，腹满，胁下及心下作痛，久按之气不通，鼻干不得汗，嗜卧，一身及面目悉黄，小便难，潮热，时时哕，耳前后肿，皆枢阖不开也。至十日，脉仍浮，三阴无邪可知，主小柴胡以转其枢则愈。

阳明以胃为主，实主清下二法，虚寒亦复不少。胃主纳谷，食谷欲呕者，属阳明也，吴茱萸汤主之。若得汤反剧者，以中见之湿土，得燥土之合，为从阴出阳之兆，病必自愈。胃虚寒，必见呕逆，渴欲饮热之证。

**抵当汤，理血瘀。桃花汤，协热驱。**

有病不在阳明之经腑而在络者，下后又有瘀血与便脓血二证。

下后脉数不解，是络热不除，反乘下后胃虚而作热，胃热则消谷善饥。至七八日，又值阳明主气之期。不大便者，热得燥气而横，血因热燥而凝。身黄，小便自利，喜忘，如狂，有瘀血也，主抵当汤下之。

若六七日，脉浮已解，脉仍数，但下利不止，是血为热逼而下奔，协肠胃之热而为便脓血之证。热势盛者，主白头翁汤，寒以坚之；热势轻者，主桃花汤，温以固之。二方为一温一凉之对子，宜相其本气，分其虚实以消息之，极妙。

【白虎汤】

**白虎知甘粳石膏，阳明大热汗滔滔。加参补气[2]生津液，逼汗亡阳此法超。**

---

① 并：原文作“迸”。径改，下同。

② “气”之前原注“阴”。

高云：以麦门冬代之，亦可消渴。

石膏八钱、知母三钱、炙草一钱、粳米四钱，加人参。

徐曰：亡阳有二。下焦阳虚飞越于外而欲上泄，主参附温之；中焦阳盛奔涌于外，此法降之。

【栀子豉汤】

**汗下虚烦不得眠，阳明经腑界方传。七枚栀子三钱豉，先栀后豉法遵煎。**

栀子七枚　淡豉三钱

先煎栀后入豉，再煎。

少气加炙草二钱，呕加生姜三钱。

此从坎离交处拨动神机之妙方，主病后虚烦，尤妙。

【猪苓汤】

**少阴不眠烦呕逆，阳明热渴小便赤。利水方中寓育阴，阿胶猪茯泽滑石。**

猪苓二钱　茯苓二钱　泽泻二钱　滑石二钱　阿胶二钱

此方与五苓迥别，五苓主太阳腑邪，故以桂枝温之，此主阳明、少阴热结，以甘凉润之。

【调胃承气汤】

**调和胃气炙甘[①]功，硝[②]入相需地道通。大黄[③]荡热脉浮认，法中有法妙无穷[④]。**

【小承气汤】

**去硝用黄加枳朴，小承荡结好商酌。长沙下法轻重分，三味同煎有裁度。**

大黄四钱　枳实二钱　厚朴二钱

【大承气汤】

**火热内燔大承气，阳明少阴两经治。枳朴硝黄如法煎，急下六证均要义。**

大黄二钱　厚朴四钱　枳实三钱　芒硝二钱

先煮枳、朴，去渣入黄。再煎取一杯，去渣再入硝，煮二沸，温服。

---

① 原注：三钱。
② 原注：三钱。
③ 原注：四钱。
④ 原注：先煎黄草，后入硝。

【茵陈蒿汤】

茵陈蒿六钱　栀子四钱　大黄二钱

先煮茵，后入二味。

主发黄，腹满，头汗至颈，小水短，服此。

附【叶天士增液汤】

元参一两　干生地黄八钱　麦冬八钱连心

此益水增舟之法，虚人极妙。合承气，亦可用。

按：调胃，和胃以清里。

小承，微荡其实，大小肠交相贯通，又通小肠。

大承，下火热内结，有起死回生之功。若证实，而徒以滋润行之，非法，且有害。

【脾约丸】

麻仁一两　白芍五钱　枳实五钱　大黄一两　厚朴一两　杏仁一两

蜜丸。

舒氏用胶、地、酒军、枳实、胡桃肉、黑芝麻，尤妙。

导法：白蜜一味，煮如饴糖，乘热作锭，如指长纳谷道，以手急抱之。欲更衣去之。

猪胆汁半杯入醋少许，灌入谷道，食顷即下宿食恶物，此法尤捷。

【抵当汤】

水蛭七枚石灰炒　虻虫七枚　酒军三钱　桃仁十二枚

研末为丸，水煮服，急则作汤。

附【舒驰远代抵当汤】

桃仁　生地　归尾　桂枝　酒大黄　芒硝　穿山甲

可汤，可丸，代之甚稳。

【吴茱萸汤】

**阳明吐谷喜吴萸，姜枣人参养胃宜。少阴吐利烦燥厥，吐涎头痛厥阴施。**

吴茱萸泡二钱　人参二钱　生姜四钱　大枣二枚

主吐逆，枯槁，营卫涩，五脏结，食不入，口涎，便如羊屎，神效。

阳明三阴，为震坤合德之妙方。

【桃花汤】

赤石脂一两六钱，留一钱作细末　干姜一钱　粳米四钱姜、米浓煎，去渣入赤脂末，服方寸匕。若一服愈，勿再服。

【白头翁汤】

白头翁钱半　黄柏[①]钱半　陈皮钱半　黄连钱半

并主厥阴中见[②]，热利下重，渴欲饮水，肝风煽热之证。

## 少阳证

**少阳证，头痛侧。聋喜呕，不欲食。胁苦满，作寒热。脉弦细，经枢逆。主柴胡，和解力。**

少阳为游部系相火之经，主半表半里，行身之侧，为阳经之枢。其为病，头痛在侧，耳聋喜呕，胸胁苦满，心烦，默默不欲食，往来寒热，此为经枢之病，主柴胡汤去黄芩和解之。

少阳，本火标阳，中见厥阴，标本不易，故从本经。伤寒三日，少阳受之。

**若入腑，相火横。口咽干，目苦眩[③]。清里热，重黄芩。**

少阳腑为胆，胆腑清净，热邪干之。故胆火上行空窍，而见口苦、咽干、目眩之病，主小柴胡全方，以黄芩最清腑热也。本论以此三证为提纲，若三证未见一，黄芩慎不可用。按：邪郁空窍，是气化病，故汗、吐、下之法禁用，唯小柴胡和解一法为妥。

程郊倩曰：少阳在六经中典开阖之枢机，入则阴，出则阳，职守最重。非若他经，表里截然两途，以少阳标本不易，纯是气化用事。半表者，主在经之风寒言，如寒热往来、胸胁苦满等证是也；半里者，主在腑之里热言，如口苦、咽干、目眩是也。表为寒，里为热，寒热互拒，所以止主和解。柴胡主在经之表寒，黄芩主在腑之里热。犹恐阳神退，阴邪乘虚而起，故以参、姜、枣壮里而御表，半降逆而御阴，务令三阳尽去，三阴毫不受邪，方为妙算。若口苦、咽干、目眩之腑病未见，误投黄芩，是开门揖盗矣。盖里虚必不能御表，识此要诀，方可读少阳篇与方中加减从表从里一切斟酌之法。不然，汗、吐、下三禁未犯，先犯本方之黄芩，则阳去入阴，病必增剧，即能救误，所失多

---

① 黄柏：也叫黄波椤，即黄檗。

② 厥阴中见：据《素问》，即“厥阴之上，风气治之，中见少阳”。

③ 原注：音晕。

矣。司命所贵图几于早也。世之以小柴胡杀人者，非认证不真，即得半而止之咎耳。

舒氏云：腑证未具，误用黄芩，变证不测，不可不知。

**虚实邪，风寒分。转此枢，胃气凭。呕痛利，四方程。**

少阳中风，耳聋目赤，胸中满而烦者，为自受之风邪，不可吐下，吐下则悸而惊，与小柴胡汤。

少阳伤寒，脉弦、头痛、发热者，不可发汗，发汗则谵语。此属胃，胃和则愈，胃不和则悸而烦，与小柴胡汤。如已误汗谵语，主调胃承气汤。

又有转系一证，本太阳病不解，太阳之标阳合相火转系少阳，胁下鞕满，干呕，不能食，往来寒热者，主小柴胡汤。

少阳为枢，而运此枢而使之转者，则属胃气。胃和则枢转而病愈，不和则三焦胆腑之火协热内逆，非调胃承气不足治误汗谵语之逆。

小柴胡本方之参、枣，即辅正转枢法。

按：少阳转枢，每从胁转。太阳之邪，欲转系少阳。阳明之邪，欲归并阳明，皆必主胁下满之证。陈修园均以小柴胡汤主之，一以断太阳之来路，一以开阳明之出路。引伸仲景法，极为明透。

柯韵伯曰：少阳病，虽无寒热往来于外，而有寒热相搏于中，有痞、痛、利、呕四证。因呕而痞不痛者，主半夏泻心汤。

胸中有热而欲呕，胃中有邪气而腹中痛，主黄连汤。

邪已入里，胆火攻于脾而自利，主黄芩汤。

脾火上逆于胃而呕，主半夏生姜汤。

以上四方，寒热攻补，总不出少阳和解一法。

惊悸为胆虚热乘，小柴胡加琥珀、远志、竹茹如神。

**疗坏病，龙牡行。入血室，二法灵。**

柴胡龙骨牡蛎汤，是救逆驱邪之转枢法。凡少阳坏证极多，驱邪即所以辅正。凡误汗下，均属坏病。经云：伤寒八九日，胸胁满烦惊，小便不利，一身尽重，不可转侧，此方主之。此正虚邪陷，故外扰三阳，现证错杂如此，方却随证救之。加减之法，宜按经神而明之。

尤氏曰：汗、吐、下、温针四禁，误犯即为坏病，以少阳枢折，生气受伤也。知犯何逆，以法治之。误汗，可主人参甘草汤；误吐，可主大半夏汤；误下，可主二加龙蛎汤；误温针，可主人参白虎、调胃承气汤。

妇人中风，寒热往来，恰值经期，或经水断，或旦清暮发，谵语如见鬼物，此热入血室也，主柴归饮子利导之。若见舌干口臭，大便闭结，宜加大黄三钱。

若妇人中寒，经水适断者，此为寒入血室也，法主参、术、附、桂、干姜、山查[①]、没药、穿山甲以温导之。

若遇中寒而经水适来者，或经期已过者，均不必顾虑其血，但当温散其寒，此一定之法也。他书于此二证，均未谛当，故揭出之。

【柴胡汤】

**脉弦胁痛小柴胡，夏草参芩姜枣扶。和解少阳为正法，阳明兼证亦相需。**

柴胡四钱　人参钱半　炙草钱半　半夏二钱　生姜钱半　大枣三枚

加黄芩钱半，即名小柴胡汤。

按：此方以二帖合一帖，方足原方分两，水二碗，煎一碗，去渣再煎八分，温服。此和解神品，再煎则药性和合，使经气相融。

若胸中烦而不呕，去参、半加瓜蒌仁二钱；渴去半加人参五分、瓜蒌仁；腹中痛，去芩加白芍二钱；胁下痞鞭，去枣加牡蛎四钱；心下悸，小便不通，去芩加茯苓二钱；若不渴，外有微热，去参加桂枝钱半；若火郁而咳，去参、枣、生姜，加五味、干姜，再入细辛更妙。

若脉弦而沉，沉而有力，相火结热也，去参加大黄、枳实、白芍，即大柴胡汤。

【黄连汤】

**胸中有热胃寒邪，黄连桂枝姜半夸。参甘大枣阴阳理，腹疼呕吐转枢佳。**

黄连一钱　桂枝一钱　干姜一钱　半夏一钱　人参五分　甘草一钱
大枣二枚

方以桂、连、干姜，易柴、芩、生姜，寒热攻补并用，为少阳和里妙法。

【黄芩汤】

**太少合病下自利，黄芩芍草加枣治。若兼下[②]利单作呕，再加姜半升降遂。**

黄芩三钱　白芍二钱半　炙草二钱　大枣二枚

加半夏二钱、生姜二钱，即黄芩半夏生姜汤。按：宜减黄芩二钱。

---

① 山查，即“山楂”。下同。

② 下：原文作“不”，形近而误。

【柴胡龙骨牡蛎汤】

**伤寒误下心烦惊，谵语身重便难行。柴龙蛎参芩半茯，铅丹姜枣定神明。**

柴胡二钱　龙骨二钱　牡蛎四钱　生姜二钱　人参二钱　茯苓二钱

半夏二钱　桂枝二钱　黄芩二钱　铅丹钱半　大枣二枚　大黄二钱

先煮各药，后入大黄。

附【二加龙蛎汤】

白芍二钱　生姜二钱　炙草钱半　龙骨三钱　牡蛎四钱　白薇钱半

附子五分　大枣三枚

【舒氏柴归饮子】

柴胡四钱　当归二钱　青皮二钱　羚角二钱　人参二钱　万年霜二钱

桃仁一钱　红花一钱　穿山甲炒一钱

见口臭、舌干、便闭，加大黄。

按：少阳目眩，乃风火上炎。目中时见红影，灯光视有红晕，此热乘肝胆也，小柴法中宜加羚羊角，以清目中。若妇人血分，宜加归、附。

## 太阴证

**太阴证，腹满吐。利不渴，时痛楚。手足温，理中主。**

太阴为湿土，纯阴之脏，寒湿侵之，则病腹满而吐，食不下，自利益盛，口不渴，时腹自痛，手足自温，主理中汤。不愈，宜四逆辈。凡通脉四逆汤、四逆汤、吴茱萸汤皆主之。

太阴本湿标寒，中见阳明，外应肌腠，即为太阴之表。如不得中见之热化，则为脏[①]寒、寒湿。已上诸证，如中见太过，又为湿热相并，而见黄疸诸证。

凡饮邪皆湿盛，法属太阴。凡泄泻[②]皆挟湿，法属太阴。

按：阳明为燥土，太阴为湿土。太阴腹不满，即是阳明病，胃实则脾虚也；阳明胃不实，即是太阴病，脾实则胃虚也。虚为正虚，实为邪实。

三阴，太阴为开，厥阴为阖，少阴为枢。伤寒四日，太阴受之。

太阴，自利不渴。厥少二阴，利必兼渴。

---

① 脏：原文作“藏”，通“脏”。径改，下同。

② 泄泻：原文作“泄泄”。

亦有水泻而渴者，此脾不输津也。理中汤，倍白术加花粉二钱，神效。外有寒[1]，加桂枝。

**桂枝汤，表邪抚。行阴阳，芍黄与。**

肌腠为太阴之表，太阴证具，脉浮者，与桂枝汤。以脉浮有向外之势也。

太阳证未罢，误下因而腹满时痛者，邪内陷也，主桂枝加白芍汤。

若满甚为大实，常痛不止者，此脾胃相连，不从太阳之开，反从阳明之阖也，主桂枝加大黄汤，开阳明之捷径，导腐秽，下行自愈。

按：加芍法，为出太阳入太阴法。加大黄法，为入阳明出太阳法。

总而言之，太阴病具，若自利不渴，四逆辈在所必需。脉浮兼表，桂枝汤为治外正法。腹满痛者，桂枝汤加白芍以行阳；大实痛者，桂枝汤加大黄以行阴，皆太阴之通用法也。若脉虚者，芍、黄又不可用，而止泻温经醒脾制逆，如理中加蔻、半、香、砂、橘、朴之类，皆活法也。

凡泄泻属太阴，不可滋阴。阴愈长，则阳愈消，宜主上法。若水泻暴泻，以《局方》胃苓汤为分利之稳方。

**溢饮证，似中风。若误治，废疾从。水悬支，与理中。**

四肢烦痛，脉阳微阴涩而长者，此饮邪外溢也。若误以风治，用消风活血之剂，酿成痿废者多矣，主理中汤加虎骨、灵仙。在手，加姜黄；在足，加附子，神效。

又有着痹、行痹二证，与溢饮相似，而实不同。溢饮不赤热不肿，二痹证则赤热肿痛，为火旺津亏，热结经隧，又主解热润枯法。凡痛在一处为着痹，流走无定为行痹。

若胸膈不开，饮食无味，兼咳嗽者，乃留饮为患。舒氏主芪、术建中立气，砂、蔻、姜、半畅膈醒胃，则饮邪自涤，佐姜、枣亦可。

若由胃而下走肠间，沥沥有声，微痛作泻者，名水饮，即于前法加肉桂、附子。

若由胃而上入胸膈，咳逆倚息短气，不得卧者，名支饮，主前法加故纸[2]、益智，更用斩关丸以下痰。

若由胃而旁流入胁，咳引刺痛者，名悬饮，主前法加芫花、草果，以搜筋缝之痰。

---

① 寒：原文作“热”。

② 故纸：又名“补骨脂”。

若由胃而溢出四肢，痹软酸痛者，名溢饮，主上法，无不神效。

**若发黄，分阴阳。《金匮》法，仔细商。**

若身目发黄，而小便不利，不恶寒者，为阳黄，主五苓散加茵陈以利之。

若身目发黄，证见腹痛、厥逆、身重、嗜卧者，为阴黄，主茵陈附子汤。

按：麻连赤豆汤，主太阳病，无汗瘀热发黄。

栀子檗皮汤，主太阳、阳明之间，身黄发热无他证，用以清火。

若在阳明之腑，身黄如橘色，腹微满，头汗出，至颈而还，小便短，主茵陈蒿汤，以逐秽蓄之热邪从小便出。按：食入于胃，借脾气之能以转枢，脾气不舒，湿与热并，必相得而为黄，茵陈蒿汤，荡涤肠胃，主谷疸之妙方也。

《金匮》硝矾散，主女劳黄疸，身黄额黑、膀胱急、小腹满、足下热、日晡潮热之神方。

栀子大黄汤，主酒疸及湿热兼燥之要剂。

猪膏发煎，主诸黄，腹胀，大便坚。大黄硝石汤，主腹满、小便赤涩、自汗、表和里实之证。

小半夏，主误治作哕之逆。

如中虚发黄，理中、真武加茵陈主之，如神。

小柴胡，主诸黄、腹痛而呕，极效。

小建中，主男子中虚、小便自利之黄疸，虚极者，四逆辈可与间服。

桂枝加黄芪汤，主脉浮在表之证。

《千金》麻黄酒，主无汗表实之证。

茵陈五苓散，为两解之巧方。务在分辨阴阳，以消息之。

再按：脾与胃，同居腹中，腹满腹痛，两皆有之。但腹满属太阴，心下满属阳明。阳明证，亦有腹满者。病由与热同化，兼见潮热、自汗不大便之证也。太阴则与湿同化，兼有发黄暴烦、下利秽腐之证耳。

太阴病，汗出不解，腹痛满，外见阳证，主大承气攻之，热化太过也。风燥热为阳邪，邪犯阳明；寒与湿为阴邪，邪干太阴。阳邪犯阳，则能食而不呕；阴邪犯阴，则不能食而吐。阳邪则不大便，阴邪则自利。证皆相反。凡提纲诸证，皆里虚不固、湿胜外溢之病。脾虚则胃亦虚，食不下，胃不主纳也。

【理中丸及汤】

**理中白术草姜参，调燮阴阳治太阴。只取中焦交上下，辛甘相辅义尤深。**

人参三两　白术三两　干姜三两　炙草三两

蜜丸如鸡子黄大，沸汤和一丸搅化，温服，日三，腹①中未热，益至三四丸。减两为钱，即汤功速。

若脐上筑筑，肾气动也，去术加官桂；吐多，去术加生姜；下多，仍用术；悸加茯苓；渴欲饮水，倍白术；腹中痛，加人参；寒，加干姜；腹满者，加附子。

舒氏每用必加砂仁、半夏。水泻渴甚，脾不输津也，倍白术加花粉。外有热象，再加桂枝，神效。

【桂枝倍芍汤】

**桂枝倍芍重和营，开提阳分腹痛宁。再加大黄为泻实，通堪导滞法尤灵。**

桂枝三钱　白芍六钱　炙草三钱　生姜三钱　大枣四枚

再加大黄三钱（酒炒）、枳实一钱，即桂枝大黄汤。

附【《局方》胃苓汤】

炒苍术二钱　厚朴一钱　陈皮一钱　茯苓一钱　猪苓一钱　泽泻一钱　白术一钱　桂枝一钱　炙草一钱　生姜三片　大枣二枚

【舒氏建中醒胃汤】

黄芪三钱　白术三钱　砂仁一钱　半夏一钱　干姜一钱　白蔻一钱　生姜八分　大枣二枚

参、苓均可加。按：注加减，主留饮，如神。

【舒氏清热润筋汤】

人参四钱　干生地四钱　阿胶三钱　天冬三钱　麦冬三钱　玉竹四钱

在上加桑枝八钱，在下加细桑根八钱。

【五苓加茵陈散】

即五苓去桂加桔梗法，再加茵陈。

【附子加茵陈汤】

即附子汤加茵陈。

【麻翘赤小豆汤】

麻黄二钱　连翘二钱　生姜钱半　赤小豆三钱　大枣三枚　生梓白皮二钱

① 腹：原无，据《伤寒论》补。

无梓皮，以茵陈代之。无根水先煮麻黄。

【栀子柏皮[1]汤】

栀子七枚　檗皮三钱　甘草二钱

主身黄发热无他证，此法是阳明表邪出路。

【硝矾散】

硝石熬黄　矾煅

等分末，大麦粥和，服方寸匕，日三服。二便下恶色，小便正黄，大便黑为度。

【栀子大黄汤】

栀子四钱　大黄二钱　枳实二钱　淡豉二钱

主酒客疸，心中懊侬，或热痛者，凡素有湿热者例此。

【猪膏发煎】

猪膏八两　乱发鸡子大三枚

同煎，发消药成，分二服。病从小便出，或下燥屎。

主诸黄，腹胀，大便坚。

【大黄硝石汤】

大黄四钱　芒硝四钱　栀子四钱　黄柏四钱

主表和里实，黄而腹满，小水赤涩，自汗之证。

【《千金》麻黄酒】

麻黄三钱　酒五杯

煮七分顿服，春日去酒，水煮亦可。

主无汗表实而疸，非此雄军，不足驱肌表之湿。

## 少阴证

**少阴证，水火具。但欲寐，脉沉细。寒热化，随本气。**

足少阴肾为水火同宫之脏，与手少阴心上下相连。外邪传入，随人之本气，为寒化热化之证，均以但欲寐、脉沉细为提纲。

---

① 柏皮，即檗皮。

按：心病于神，脉微；肾病于精，脉细。欲寐为阴病，不得眠为阳病。今欲寐而不得寐，故曰但欲寐。统少阴手足标本水火阴阳之气，见于脉证者，于象外立法也。

少阴本热标寒，中见阳明。少阴为枢，枢机不利，故但欲寐。但欲寐即不得眠，但欲寐是病情，乃问而知之；不得眠，是病形，可望而知之。欲寐为阴虚，不得眠是烦躁，故治法不同。他经提纲，仲师皆指邪气盛则实。本经提纲仲师俱指正气夺则虚，立论以少阴为人身之根本也。

伤寒五日，少阴受之。

按：百病之极，穷必及肾，及肾危候也。有大承气之急下法，有桃花汤之温固法，有四逆、白通之回阳法，有猪苓汤、黄连鸡子黄汤之救阴法，有真武之行水法，有附子汤之温补法，皆所以救其危也，在人神而明之。

舒氏曰：病人真阴素乏，阳亢是其本气，外邪传入，则必协火而动。其证心烦不眠、肌肤熯燥、神气衰减、小便短而咽中干，宜解热润枯，使初病太阳于表解中，知其喜冷恶辛。大便常结者，早用归、地，滋阴助汗，必不变传。

病人真阳素亏，虚寒是其本气，外邪传入，则必协水而动，阳热变为阴寒。其证目瞑、嗜卧、身蜷、声低息短、少气懒言、身重恶寒、四肢逆冷、腹痛作泻，宜温经以散邪，回阳止泻，使初病太阳于解表[①]药中，察其惯服辛温。大便常溏者，早用生姜、附子，温经御表，何致于此？

**协水寒，利溺白。主回阳，温经急。**

外邪协水而化为虚寒，脉沉细微，但欲寐，背恶寒，口中和，腹痛，下利清谷，小便白是也，主回阳法。而回阳中，首重温经，又有交阴阳、微发汗，共成三法。

少阴病，寒邪始伤，是当无热，反发热者，为太阳之标阳外呈；脉沉者，为少阴之生气不升，恐阴阳内外不相接，主麻黄附子细辛汤，以交其阴阳。以熟附助标阳，以内合少阴；麻辛启少[②]阴，以外合太阳也。

少阴病自始至二三日，无里证，外有表热，非汗不解，恐过汗反伤肾液，主麻黄附子甘草汤，取中焦水谷之津为汗。内不伤阴，外足解热，变交阴阳法为微发汗法。

少阴病，手足厥冷，吐清利谷，小便复利，内寒外热，脉微欲绝者，主四

① 解表：原文作“表解”。
② 少：原文作“水”。

逆汤。

里寒外热，面赤，或腹痛，或干呕，或咽痛，利止，脉不出，汗出而厥，宜通脉四逆汤。

少阴下利，宜加味白通汤。若利不止，厥逆无脉，干呕而烦，再加猪胆汁。

汗下后，躁烦者，主茯苓四逆汤。

少阴病，二三日不已，至四五日，腹痛，小便不利，四肢沉重疼痛，自下利，此为有水气，主真武汤。

少阴病，得之二三日，口中和，背恶寒者，太阳之阳虚，不与少阴之君火相合也。当灸[①]膈关二穴，以救太阳之寒，再灸关元一穴，以助元阳之气，主附子汤，益火之源，以消阴翳。

少阴病，身体痛，君火之气不能周于一身；手足寒，生阳之气不能达四肢；骨节痛，君火之神不能出入；脉沉者，君火神机内陷，不能自下而上。一责之太阳，阳虚不内合；一责之君火内虚，机不转也，皆以附子汤主之。

少阴病，吐利，神机不交中土，手足逆冷，中虚不达四肢，烦躁欲死者，心肾不交，吴茱萸汤主之。

欲吐不吐，心烦不安，欲寐，阴盛阳不开也，主附子汤加半夏。

五六日自利而渴，不喜饮冷，虚故引水自救也，主回阳救急法。

病人脉阴阳俱紧，反汗出者，亡阳也，主温经固脱法。

脉沉者，急温之，主回阳四逆法。

饮食入口即吐，心下温温，欲吐复不能吐，始得之，手足寒者，此胸中实，为阴结之象，吐下皆禁，宜理中汤加枳、朴、槟榔温开之。

若膈上有寒饮干呕者，主温中逐饮法。

下利脉微涩，呕而汗出，必数更衣，反少者，阳虚气坠，阴阳枯，反见里结后重之象也。用生姜一片，贴头顶百会穴，艾炷三壮，温上以摄其坠，再与回阳四逆加芪、术以救之。

恶寒蜷卧而利，手足逆冷者，四逆加人参救之。

吐利烦躁者逆，吴萸汤救之。

下利止，头眩，时时自言者逆，当温其上，与四逆、真武等救之。

协水证具，汗出不烦，自欲吐，主附子、真武治之。若不与，至五六日自

---

① 灸：原文作“炙”，形近而误。径改，下同。

利，复烦躁，不得卧者，大逆，与回阳救急法。

六七日息高者不治，亦与附子、真武，加胡巴、故纸以救之。

仲师少阴篇反复谆戒，曲尽病情，以温经之法，宜早勿迟也。

按：协水之证，为呕，为咳，为迫汗出而下利，为腹痛，为四肢沉重，冷逆，身重痛，皆宜补火植土，以御其水，芪、术均宜重加。

**协火热，烦溺赤。主救阴，攻补别。**

外邪协火而化，则为热。其证脉沉细而数，但欲寐，而内烦外躁，或不卧，或口中热，下利清水，小便赤是也，主救阴法。而救阴中，有补正救阴、攻邪救阴之别。

少阴协火证具，得之二三日，三阳主气，水阴不上交而心中烦，君火不下济而不得卧，法宜壮水之主，以制阳光，黄连阿胶汤主之。

二三日，咽痛者，与甘草汤。不瘥，与桔梗汤。

咽中痛生疮，不能言语，声不出者，与苦酒汤。

咽中痛，半夏散及汤。

下利咽痛、胸满心烦者，猪肤汤主之。不效，主石羔[1]、玉竹解心烦，鸡子白清上燥，茯苓、泽泻清热利水，桔梗开提，必效。

少阴病下利，六七日，咳而呕渴，心烦不得眠者，主猪苓汤。

二三日至四五日，腹痛，小便不利，下利便脓血者，桃花汤主之。

按：便脓血证，喻氏主热邪，汪氏主滑脱。若果热邪，必外见阳证，宜黄连阿胶，解热润枯，而壮水以制火。若果滑脱，必外见阴证，或上实下虚，宜桃花汤，加姜、附、参、术、桂，温涩之。

协火证具，但厥无汗，此阳厥也。若误汗，必动其血，未知从何道出，或从口鼻，或从目出，是名下厥上竭，为难治，可与犀角地黄汤。

已上补正法。

少阴病，得之二三日，口燥舌干者，急下之，主大承气汤。此热淫于内，因而转系阳明。胃火上炎，故口燥舌干，急下之。谷气下流，津液得升矣。舒氏加附子理阴寒，于法尤密。

少阴病，六七日，腹胀不大便者，急下之，主大承气汤。此阴枯转系阳明，宜急下者，以六七日，阴亏已极，恐土实于中，心肾不交而死也。若六七日不大便，腹胀，舌润不渴，身重嗜卧，喜热恶寒，又系阴寒，法主砂、蔻、

---

① 石羔，即“石膏”。下同。

半、桂、附、生姜，开上运中，以行气化，兼下其痰，然后以芪、术、故纸、益智以收全功，认证分明，不可孟浪。

少阴病，自利清水，色纯青，心下必痛，口干燥者，此热结旁流也。上实下虚，法当兼顾，主大承气合术附汤，除热结，理虚寒，丝丝入扣。

凡转系阳明之证，皆主攻温合用，此活法亦定法也。

**咽疮痛，辨虚实。食软硬，宜消息。**

咽痛有虚寒实火之辨。

赤热肿痛，饮水吞津不甚痛，而饭粒糁不能下，可食软，不能食硬，实火也，主解热润枯，外用鸡心散吹之。

不赤不热，略可硬饭，而饮水吞津则痛甚，可食硬，不可食软，虚寒也，苦酒汤温之。甚者，生熟附并用，加桔梗、半夏、甘草、阿胶以治之，灯心散可外吹。

按：五行唯火有二，阳火，如柴炭之火，得水则灭；阴火，乃石焰之火，得水愈张。其有半阴半阳之火，乃煤炭之火，以水调之，其焰倍炽，人身之火亦然。阳火，热火也，其证恶热不恶寒、舌胎干燥、渴欲饮冷，主寒凉以驱其实；阴火，虚火也，其证恶寒蜷卧，主辛温以补其气。阳气一旺，则龙雷自熄，爝火无光。若半阴半阳之火，即阴阳错杂之邪，主寒热并投，则诸证自已。

虚寒喉痹，主八味汤，引火归元，甚效；或附子八钱，盐炒黑，以牛膝三钱煎服，尤能大降龙雷之火；或以生附涂两足心，亦妙。余详喉证门。

【麻黄附子二汤】

**发热脉沉属少阴，麻黄附子细辛寻。细辛不用加甘草，温肾驱寒用意深。**

麻黄八分　熟附子一钱　细辛八分

先煮麻去细辛加炙草一钱，即麻黄附子甘草汤。

按：少阴标寒本热，太阳标热本寒。少阴病，始得之，反发热，是少阴得太阳标阳之化也。若其脉浮，佳兆也，今脉反沉者，虽得标阳之化，其邪则陷入少阴之里，主此汤，俾太阳、少阴交和于内外则愈。

若三日只发热，无里证，恰值少阳枢转之期，以麻附甘草发微汗，令邪内出，阴自和，阴枢必借阳枢也。

【附子汤】

**口和脉细背憎寒，火灸关元即刻安。熟附人参茯术芍，身疼肢冷效如仙。**

附子二钱　人参二钱　茯苓二钱　白术四钱　白芍三钱

方与真武相似，但去生姜入人参，分两不同，功效自异。

其主口和脉细等证，以太阳之阳虚，不与少阴君火相合也。是证是上焦君火衰微，反得太阳寒化，其主身疼肢冷诸证，以少阴君火内虚，神机不转也。此证是下焦生阳不起，从阴内注于骨为病。上证属阳虚，下证属阴虚，此一方，统治阴虚、阳虚之妙法。

【加味白通汤】

阴寒在下阳邪上，利厥无脉呕烦象。干姜生附胆尿匡，咸苦行辛速其降。

干姜三钱　生附子三钱

煎成，入猪胆汁、人尿各一勺，兑服童便尤佳。

【四逆汤】

少阴证诸方，为温经回阳之峻剂。舒氏每用附子易炮，加芪、术、人参效速。

生附二钱　干姜钱半　炙草二钱

【通脉四逆汤】

即前方倍干姜，主少阴下利清谷，里寒外热，手足厥冷，脉微欲绝，身反不恶寒面赤之证。

【通脉四逆加胆汁汤】

四逆倍姜名通脉，疾呼外阳返其宅。再加猪胆汁些微，速药下行通拒隔。

即前方煮成，加胆汁少许兑服，或以黄连汁代之。

面赤者，加连须葱白三茎。腹痛，去葱加白芍。呕，加生姜二钱。咽痛，去芍加桔梗钱半。利止，脉不出，加人参二钱。

真阳扰越，烦躁转增，水气凌心而振悸，去胆汁再加茯苓。

【四逆散】

阳邪内郁亦四逆，枳芍柴草攻和力。阴为阳伤不接阳，枢引少阳柴专责。

少阴四逆均主阳虚。

枳实三钱　白芍三钱　柴胡三钱　炙草三钱

等分末，白汤下，日三服。

咳，加五味钱半、干姜钱半，温敛肺气，并主下利，温散酸收之功也。悸，加桂枝一钱。小便不利，加茯苓三钱。腹痛，加炮附子一钱。泄利下重，加薤白三钱。先浓煎，去渣，入此末三钱，再煮二沸，神效。

【黄连阿胶汤】

**心烦不寐睫不交，黄连鸡黄芩芍胶。邪入少阴从热化，坎离交媾在中爻。**

黄连二钱　黄芩五分　白芍一钱　阿胶钱半　鸡子黄一枚

先煮四味成，去渣，入鸡黄搅匀温服，此以气血有情交媾水火，是回天手段。

【干姜附子汤】

**昼烦夜静属阳虚，脉见沉微误汗余。下后岂容再发汗，干姜炮附服休疑。**

干姜三钱　附子三钱

主下后发汗，昼烦夜静，不渴不呕，脉沉微无大热者。太阳底即少阴，太阳误汗下，则少阴阳虚，故见证如此。

【真武汤】

茯苓四钱　白芍三钱　白术三钱　生姜三钱　炮附子钱半

若咳者，加五味八分、细辛七分、干姜七分。小便利，去苓。下利，去芍加干姜二钱。呕，去附倍生姜。

【甘桔二汤】

**缓以甘草开以梗，少阴客热不用猛。甘草隔汤泡服佳，开提为却火气壅。**

甘草六钱　生水一杯

加童便隔汤泡服良。

加桔梗三钱，即桔梗汤，甘清上焦之火，得梗开提行肺，不使火气壅于咽门也。

【苦酒汤】

**少阴咽痛且生疮，半夏鸡清苦酒汤。涤饮消疮除伏热，发声清燥有专长。**

大半夏大枚切作十四片　鸡子一枚去黄留清

入好醋，同半搅匀，置刀环上安火中，煮三沸，去蛋壳，少少咽之。

神治咽疮，不能言语，声不出。

【半夏散及汤】

**半夏桂枝甘草施，散调寸匕白汤宜。寒气逆经阴火上，咽病求枢法妙奇。**

半夏三钱　桂枝三钱　甘草三钱

等分末，白饮下，日三。若不能服散，煎三沸去粗末，冷饮之。

主少阴咽中痛。

【猪肤汤】

**利余咽痛用猪肤，蜜粉和中助转枢。猪主肾经肤主肺，从内而外满烦除。**

猪肤四两，刮去脂膜，只用纸薄之皮。水七杯，煮至四杯，入白蜜七钱、米粉四钱，熬香，分三服。

少阴脉循喉挟舌本，少阴二三日，咽痛，是阴火上冲，主甘草泻火缓热。不瘥，主甘桔辛甘化热。至下利咽痛，是肾液下泄，不上濡于肺络，燥而咽痛，主猪肤润肺和肾，缓热安中。此正治三法。若阴证似阳，恶寒欲吐，非上法可效，当用半散上结之寒，桂散阴寒之气。如生疮不能言语，不得即认为热证，主苦酒法。若里寒外热，手足逆冷，咽痛，主四逆汤。

附【舒氏温经回阳法】

黄芪六钱　白术六钱　干姜三钱　炮附子三钱　砂仁二钱　半夏二钱

故纸二钱　益智二钱

加鹿茸、龙骨、上桂、桑螵蛸，即固脱法。

附【舒氏温中逐饮法】

白术四钱　茯苓三钱　半夏钱半　南星一钱　砂仁一钱　附子一钱

草蔻一钱　胡巴一钱

大能散结。

附【解热润枯法】

黄芩　桔梗　阿胶　瓜蒌仁　元参　麦冬　白芍

附【犀角地黄汤】

生地　白芍　丹皮　犀角

附【鸡心散】

鸡子去黄，入灯草和清，令满，泥封煅透，研末，加煅壁钱[①]（钉上烧），胆矾、鸭嘴、鸡内金（俱焙），降香、黄丹（炒）。共研和匀，收贮少许吹。

【灯心散】

灯心灰，制如上法，再加生附子，细末同吹。

【螵蛸散】

桑螵蛸煅存性，加上片[②]，同研细吹。

① 壁钱：为蛛形纲壁钱科动物，功效为清热解毒、定惊、止血。

② 上片：冰片。

【斩关丸】

硫黄入猪大肠，煮七次。上桂、白蔻、川椒、生附子、生白术、吴萸、半夏、鸡内金（焙）共等分末，饭碾丸，每二钱，下痰神品。

## 厥阴证

**厥阴证，见热厥。渴气上，心寒热。吐蛔虫，饥恶食。乌梅丸，统诸疾。归四逆，主脉绝。吴茱萸，能镇摄。**

厥阴风木之脏，从热化者多，从寒化者少，以木中有火也。仲师以厥自得之，阴病为提纲，曰厥阴之为病，消渴，气上撞心，心中热疼，饥而不欲食，食则吐虫，下之利不止。以火虚则渴，火逆则气上，火入心则疼，火消物故饥。木克土故反恶食，下之伤胃气，故利不止，均以乌梅丸主之。

按：此证必合之外证，有厥热往来之气化，或呕或利，方为真厥阴病。其余或厥，或利，或呕，内无上撞心、心中热疼等证，皆似厥阴而非厥阴也。

柯韵伯曰：两阴交尽，谓之厥阴。主肝，而胆藏于内，厥阴热证，皆少阳胆火内发。要知少阳、厥阴同一相火，相火内郁，即厥阴病；相火外出，即少阳病。少阳咽干，即厥阴消渴之机。胸胁苦满，即气上撞心之兆。心烦，即疼痛之渐。不欲食，即善饥不能食之根。喜呕，即吐虫之本。故少阳不解，转属厥阴为病危；厥阴病衰，外出少阳为欲愈也。

厥阴风木为本，阴寒为标，中见少阳。伤寒六日，厥阴受之。

按：厥阴，为阴尽阳生之脏，与少阳为表里，其病阴阳错杂，寒热混淆，病入其经，视人之本气为从化。

若其人素偏于热，则为阳化。病见消渴、气上撞心、心中热疼、口烂、咽痛、喉痹、喉痈、便脓血诸阳证，大法主乌梅丸，错杂和中治其本。如厥深热深，主大承气汤；厥微热微，主四逆散；下利后重，主白头翁汤。非一于苦寒，不能胜热。

若其人素偏于寒，则从阴化。病见手足厥冷、脉微欲绝、肤冷脏厥、下利除中诸阴证，大法以四逆汤、通脉四逆汤为主，不可杂以苦寒，反掣其肘。

若初起，手足厥冷，脉微欲绝，以厥阴之脏，相火游行，不可遽用姜、附之热，主当归四逆汤和之。内有久寒，再加生姜、吴萸温镇之。见干呕吐涎沫，吴萸汤主之。

乌梅丸，最得厥阴和法，以厥阴所重，在护其生气，不专重参、术之补，姜、附之热，与太少二阴不同也。

再按：厥阴为乙木，性宜沉，木中有火，沉则火下守。肾水温，升则火上炎；肾水寒，提纲诸证，皆火升肾寒。胃气因之不暖，致木邪忤胃，则不食。木盛生风，故吐虫。又云：下之利不止，亦肾寒不闭纳也。

木火为阴火，游行上下。厥为阴，阴气下行，极而上，则发热矣；阳气上行，极而下，则又厥矣。调和二者之间，功在安胃，乌梅丸主之。

**厥胜复，随阳气。论其机，操之胃。**

他证，热时不厥，厥时不热，阴阳互为胜复。唯此证，热自热，厥自厥，厥深热亦深，厥微热亦微，而发热中兼见烦渴、下利之里证。总由阳陷于内，与阴不相接也。

胜复之机，操自胃气。胃气热者，阴当复不能复，则为热深厥亦深；胃气寒者，阳当复不能复，则为肤冷脏厥。

凡阴阳胜复，平应则吉，不可不及，亦不可太过。如先厥后热，阳复之兆也。若病人真阳素乏，则阳不胜阴而下利，主萸、椒以温之。

先厥后热，利必自止，阳复故也。若病人平素阳旺为太过，阳亢不容阴复，利虽止，反汗出，咽痛而喉痹者，此风邪协火上升，风性上行，作喉痹也。

若热时无汗，下利自止者顺。若不止，必便脓血，此寒邪挟热下攻，寒性下行，故便脓血。此二证，当于有汗、无汗着眼。有汗者与滋阴，无汗者与温经，必无喉痹、脓血之证。若已喉痹、便血，法主破阳行阴。

厥证不可误汗。凡阳亢不容阴复，格阴于外，为阳厥者，必身轻恶热，渴欲饮冷，烦躁不眠，热深厥深，上攻为喉痹，下攻便脓血。此纯阳无阴证，喉痹者，主玉竹、二冬、石羔、鸡子白之类；便脓血者，主生地、阿胶、黄连、鸡子黄之类，破阳以行阴，而通其厥。若误汗，必口疮烂赤。

凡盛阴不容阳复，隔阳于内，为阴厥者，必四肢逆冷，爪甲青黑，腹疼拘急，下利清谷，呕吐酸苦，冷厥关元。此纯阴无阳证，主重用芪、术加砂、蔻、半、萸、椒、姜、附、故纸、益智之类，驱阴止泻，以回其阳而通其厥。

若腹中急痛，吐、利、厥逆，频索冷饮，饮而即吐，烦渴转增，腹痛加剧，此阴阳错杂之证，主姜、附、砂、半、芪、术、萸、椒，大剂浓煎，另用黄连清汁兑服。寒热互投，以去错杂之邪。三法直捷简当，厥阴证之总括。

舒氏曰：厥阴热化证为本经风木病，厥阴寒化证为六经交尽之厥阴病。

凡四肢冷为厥，冷过肘膝为逆，皆阴阳之气不相顺也。

**若除中，由误治。若脏厥，温经例。**

若脉迟六七日，医误以黄芩汤彻其热，伤其胃阳，腹中应冷，当不能食，今反能食，此名除中，是胃阳发露无余，法在不治。

按：真阳发露共四证。真阳内竭为除中；虚阳上越为戴阳；卫阳解散为汗多亡阳；孤阳下陷为阳强势举，精流不收。均为真阳发露，危在顷刻。治法：除中、戴阳二证，急灸关元穴，温中以存阳。外越下陷，更灸头顶百会穴并脚上，温上以升阳，重用芪、术、参、茸，温补黄庭。除下陷证外，皆加桂、附、干姜、螵蛸、枸杞、益智、胡巴、龙骨之类，固脱以回阳，频频与服，缓则不救。

脏厥，不吐虫，肤冷如冰，其人躁无暂安时者，真寒也，急温之。

虫厥者，得食而呕，又烦，吐虫，主乌梅丸，不效，与扶中逐湿法。

脉结代者，炙甘草汤主之。脉缓时，一止为结，阴盛则结，动而中止，止而有数为代。二证必心动悸，以心气不安也。

**乘脾肺，责乎肝。下利法，审证参。**

伤寒，腹满谵语，脉弦，肝乘脾也，名曰纵。发热，啬啬恶寒，腹满，渴欲饮水，肝乘肺也，名曰横。均刺期门，以肝有亢火，宜随其实而泻之。

厥阴病，阳脉涩，阴脉弦，法当腹中急痛，亦肝乘脾也。先与小建中，不瘥者，中虚不振，邪尚流连，更与小柴胡去黄芩主之。此先补益于内，而后转输于外也。

厥而心下悸，宜先治水，主茯苓甘草汤加砂、半、术、桂以治其逆。不尔，水渍入胃，必下利，此亦肝乘肺也。

按：上二证，水在中焦，故刺期门以泻实。下二证，水在上焦，主化水为汗法，即厥阴治厥之妙法。

凡下利，脉大而实，热盛者，皆经络不和也，主当归四逆汤，有外邪，加桂枝、葛根。

泻利下重者，主四逆散加减，即里急后重。

下利纯血，或如屋漏水，审是火邪，主白头翁汤。虚人及产后，加阿胶、甘草如神。如红而黯或黑者，主理中汤。

下利咽痛，语言无序，由误服攻破所致者，救以理中汤。

下利谵语，外见阳证，此上实下虚，热结旁流之证，主附子合小承气。

腹痛不休，脉小不渴，手足冷，主四逆汤。重滞者，加白芍。脉弦者，为肝邪，主上小建中法，神效。

下利腹胀满，身疼痛，阳虚阴凑，肝忤也，主吴萸汤加白芍。

下利欲饮水数升，阳证谛者，与白头翁汤。单渴欲饮水者，宜少与之。不已者，须察其喜冷喜热、小便利不利，以定寒热，以白虎、五苓、理中、四逆消息之。

下利清谷，里寒外热，汗出而厥，主真武汤。

下利清谷，不可发表，汗出必胀满。

下利清谷，脉迟，微热微厥，面赤者，主生附四逆。

下利清谷，手足厥冷，小腹满，按之痛，冷结关元也，主回阳四逆汤。

下利厥而汗出不止，亡阳也，主参附芪术汤。

大汗出，内拘急，热不止，四肢痛，又下利，厥逆而恶寒者，主驱阴救阳回厥汤。

干呕吐涎沫，主吴萸汤。

下利呕而脉小者，逆，主熟附四逆汤。

下利后更烦吐，按之心下濡者，上争下夺，中气有立断之势，主回阳救急汤，温中以止泻。

下利不能食，饥而不思食，肝逆也，主乌梅丸。不饥而不思食，脾虚也。虚而夹邪者，主喻嘉言仓廪汤；虚而无邪者，附子泻心、进退黄连等法或主理中、四君子加香砂，均妥。

【乌梅丸】

**乌梅丸内柏同连，姜附椒桂辛细攒。更入人参为赞化，逆从收散厥阴安。**

乌梅九十三枚　干姜一两　当归四钱　黄连一两　黄柏六钱

川椒四钱　桂枝六钱　人参六钱　附子六钱　细辛六钱

醋浸乌梅一宿，去核，饭上蒸熟，蜜丸。

【当归四逆汤】

**当归四逆归芍草，木通细辛桂枝枣。通脉养血此为神，本气虚寒加姜好。**

当归二钱　白芍二钱　桂枝钱半　细辛一钱　木通一钱　炙草一钱

大枣十五枚

按：肝志苦急，肝神喜散。辛甘合用，所以遂肝志、悦肝神也。

【当归四逆加吴萸生姜汤】

即前方加吴萸二钱、炮[1]生姜四钱，酒、水各半煎，主手足久寒，脉细欲绝，其人素有久寒者。

【麻黄升麻汤】

**邪深阳陷脉沉迟，姜术麻黄升桂枝。归芍天冬苓石草，萎蕤润肺佐芩宜。**

麻黄一钱　升麻一钱　当归一钱　知母八分　黄芩五分　萎蕤五分

白术四分　石膏四分　干姜四分　白芍四分　桂枝四分　天冬四分

茯苓五分　炙草四分

先煮麻去沫，后入各品。

此方主伤寒六七日，大下后，脉沉而迟，手足厥逆，下部脉不至，咽喉不利，吐脓血，泄利不止者，为难治。此方抑阴扶阳，极有妙义。

【白头翁汤】

**厥阴热利柏连秦，白头翁法妙通神。若兼下重欲饮冷，清热坚肠此法珍。**

【回阳四逆汤】

**生附驱阴熟回阳，生熟异治须审详。阳虚阴盛如并见，参芪茸入固脱良。**

生附子二钱　熟附子二钱　黄芪八钱　人参四钱　鹿茸二钱

按：阴邪直中，真阳埋没，肌肤冻冽，无汗，唇青舌缩，或爪甲青黑，浑身青紫成块，身重如被压，皆阴盛为病，法主生附驱其阴，熟附不中也。

若真阳外亡，身微热而多汗、眩晕、眼花、神思恍惚，阳虚也，法主熟附以回阳，生附又不为功。

又有面皖[2]白、肤冷、青紫成块，见于足，而足不能移；见于手，而手不能动；见于腮，而口不能言。牙龈冻冽溃烂，时心悸，眩昏欲绝，此阳虚阴盛并见，必主此方，驱阴救阳，回厥，少缓，则不救，神效。

大汗出，热不去，内拘急，四肢疼，又下利，厥逆而恶寒者，主之如神。

【舒氏扶中逐湿法】

黄芪　白术　南星　半夏　干姜　附子

本经证再加萸、椒，他经不用。再加枯矾以杀虫，应手凑效如神。

---

① 炮：原文作“泡”。径改，下同。

② 皖：指因气血虚亏而发白的面色。

【破阳行阴法】

黄连　阿胶　干生地　天冬　麦冬　鸡子黄

【治阴阳错杂法】

干姜　附子　砂仁　半夏　黄芪　白术　吴萸　川椒

大剂浓煎，入黄连清汁兑冲。

厥阴热化为本经病，风木为害，姜附不可妄投。

厥阴寒化、纯阴及错杂证，为六经交尽之病，不在此例。

## 霍　乱

**霍乱证，脉微绝。吐利汗，内拘急。四逆汤，功第一。**

霍乱之为病，吐利不已，汗出不止，腹疼不可忍，内外拘急，脉微欲绝，病来甚猛是也，主四逆加人参汤。

若吐无汁可吐，利无物可利，为吐已下断，反汗出而手足厥冷，腹痛拘急，脉微欲绝。此阴阳气血俱虚，水谷俱竭，阳神将脱，津液内竭，此际用姜、附回阳则功缓，用四逆加干姜之属庶可支持，又恐大吐大利之余，骤投大辛，内防筋脉愈涸，外防津液不交，顷刻危矣，仲景于万死中寻一生路，取通脉四逆以回厥止利，佐以胆汁，生调，取生气俱在。苦先入心而复脉，以汁补中焦之汁，灌溉于筋，则内外之拘急解，辛甘与苦甘相济，顷刻调和，异类有情之品，以生气领生气，故为效倍神也。加无病童子尿亦佳。

按：六淫外邪直入中焦，皆为霍乱。若吐利太过，生气内伤，手足厥冷，脉微欲绝，皆宜此方主之，不分寒与热也，何也？正气受伤，止救正气，不论其邪，即里重于表，但当温里，不必顾表之旨。后人立正气散，只可主微邪，仲师四逆、理中二方，为急救正气要法。凡暑月霍乱，四肢逆冷，无脉而死者频矣，正气散何足主之。况夏月伏阴在内，中气因汗泄而大虚，外邪骤至，救正嫌迟，况疏散耶？夫邪正相搏，虽有六淫之分，至正气受伤，只论正气之虚实。邪一入脏，即为不治之死证，非必风暑为阳，寒雨为阴也。此为霍乱病第一要诀。

【通脉四逆加猪胆汁汤】

**生附干姜同炙草，驱阴回阳为至宝。干姜加倍通脉名，胆汁生调入心巧。**

干姜五钱　生附子二钱半　炙草二钱半

浓煎成，加生猪胆汁一勺，调和服，服后频频再服，势危者灌之。

【理中汤】

主霍乱病，呕吐泻利，手足冷寒，多不欲饮水者。

【四逆加人参汤】

即四逆汤加人参三钱，主霍乱恶寒，脉微而复利，利止亡血者。《金匮》云水竭则无血，即津液内竭之证。

**捷效方**

白矾少许研末，和阴阳水调服，立效，活人极多。

陈修园曰：凡大吐大泻，一阵紧一阵者，其人必汗出如雨，身冷如冰，目眶塌陷，声低音小，唇鼻指甲青黑，手足挛急，甚至身上肌肉为大汗大下，消脱不留，或但吐不泻，或但泻不吐，六脉沉伏，或全无救之之法。生死缓急，只争顷刻，以守中之枢纽将断，迟则不及，误治，愈速其死。如吐泻初起，唯用理中；吐泻甚而烦躁者，主吴萸汤；若吐泻汗出，发热恶寒，四肢厥冷而拘急者，主四逆救阳[①]；若吐泻而小便复利，内寒外热，脉微欲绝者，主生附四逆以救阳，恐力量不及，必以通脉四逆为主，大剂频服。凡亡阳证，必以生附、干姜直追使还，不加人参，反缓姜、附之力。猪胆汁，起手不可骤加，半日间，服至四五帖，厥冷稍和，唯手足挛急已甚，方加胆汁以救之，再入童便，可称神剂，否则加之太早，阳反不回。若拒阳之甚者，不在此例。

又有服理中、白通、四逆辈，干姜加至一两，附子加至二两，厥回利止，唯小汗续出不止者，是阳回而无阴以维之也。恐阳久而复脱，宜于前方加人参、甘草或胆汁、人尿之类，救阴固阳，存液救脱。或下利既止，其气反逆于上，而呕哕复作，宜橘皮竹茹汤[②]加麦冬，或旋覆代赭汤[③]之类，高者抑之。或火格于上，汤水入口即吐，宜干姜芩连人参汤，大辛大苦以开降之。若身热口渴思水，宜竹叶石膏汤滋补之。若利止而烦渴之甚者，欲饮冷水者，是从太阴出阳明也，白虎汤主之。

太阳证，误下利不止，或有未经服药，遽然下利不止者，系邪不外出而内攻，则为喘，喘则皮毛开而汗泄。诊其脉，急数中时见一止，名之曰促。因此知其邪虽内陷，其气仍欲外出，以葛根芩连汤，乘势而使升发，使内者外之，

---

① 阳：原文作“阴”。

② 橘皮竹茹汤：原文作“竹茹橘皮汤”，据《金匮要略》改。

③ 旋覆代赭汤：原文作“代赭旋覆汤”，据《伤寒论》改。

陷者举之，此为太阳协热利凉解一法。

前二证，自利益甚，胃虚生寒，中气无权，既不能推托邪热以解肌，遂协同邪热而利甚，愈利胃愈虚，阴气愈上逆，为心下痞鞕者，宜桂枝人参汤，解其表里，此又太阳协热利温托一法。

又有利止，忽然寒热往来，口苦胁痛多呕，此邪气欲由少阳而出也，主小柴胡，乘机利导，或四逆散，顺接阴阳，一服手足即温，此又少阳转枢一法。

有吐利不止，四肢逆冷不回，理中、吴萸之类，随服随即泻去，俗谓之直肠通泻，此胃脾俱败，主圣济附子丸。

若吐止利断，而咽痛声哑，两足挛急，是邪从太阴转少阴。经云：少阴脉，循喉萦舌，及足阴股是也。或由寒化，或由热化，俱有之，宜细辨。而用少阴大剂救之。偏寒者，主温经回阳止泻；化热者，主连、胶等法。

若面赤如朱，真阳上脱，名戴阳；或身冷自汗，但躁不烦，欲卧泥水中，内寒而热越于外，名格阳。二证皆阴盛阳亡，真寒假热之象，非白通汤、通脉四逆汤，姜、附用至一二两，水浸冷饮，或加人尿、胆汁，日夜五六服，不能救之。

吐利后，虚烦不得眠，反覆颠倒，心中懊憹者，为少阴水火不交，主栀子豉汤。

若心烦至于不得卧，手足躁动无暂安时，主黄连阿胶汤。

至于热一阵则利止，厥一阵又下利，即厥阴之厥热相间证，不以日计，但以时计，得其意而变通之可也。寒厥证，舍通脉四逆，兼以炎法不救；热厥证，宜破阳行阴，白虎、白头翁、栀子豉汤，消息之。

大吐大利不止，而见吐虫而厥者，主大剂吴茱萸汤加乌梅九枚，一帖如神。

【吴茱萸汤】

**吴茱萸汤参姜枣，辛甘苦化阴阳巧。震坤合德土不和，吐利欲绝功极好。**

主霍乱，一切吐利厥逆第一方。

【《千金》治中汤】

主腹中疼痛、不吐泻、食谷则死之实证，俗名霍乱，第一神方，不必疑忌。

人参一两　干姜一两　白术一两　炙草一两，重用二三两均可

浓煎频服。如转筋，加石膏一倍如神。

按：五六月吐泻证多，均宜以此论主之。

吴萸汤、治中汤，兼主时行疠气，极效，大病瘥后要方。

【枳实栀豉汤】

**一枚枳实栀五枚，钱半豉主复病该。浆水法煎微取汗，食停还借大黄开。**

主大病瘥后劳复、食复证。

枳实一钱炙　栀子五枚　淡豉钱半

大病甫瘥，阴阳水火始相交会，劳其形体，则气血内虚，其病复作，为证不一，此方统治之。有宿食[①]，加酒军一钱。

按：栀子，清上焦之烦热，豆豉启下焦之水液，枳实炙香，宣中焦之土气。三气治，三焦和，津液生，气血复矣。

【竹叶石膏汤】

**瘥后虚烦少气吐，人参粳米炙甘[②]主。半夏竹叶麦石膏，清热解烦胃气布。**

竹叶三十皮　石膏二钱　半夏一钱　炙甘一钱　人参一钱　粳米一钱

麦冬一钱

主伤寒解后，虚羸少气、气逆欲呕及虚烦客热之证。

此仲景病后调理方，专主滋养肺胃阴气，以复津液。经云：人伤于寒，则为病热。汗、吐、下，皆肺胃先受，故先滋之。后人用温补脾肾，施之微病不防，大病不合。

【栀子豉汤】

交心肾之妙剂，主汗、吐、下后虚烦如神。少气加炙草，呕加生姜，腹满微胀加厚朴。病后调理最妥。

附【《千金》炙甘草汤】

**结代脉见心血伤，血虚心悸主之良。炙草参麦胶地桂，麻仁大枣合生姜。**

炙草四钱　桂枝一钱　生姜三钱　人参二钱　阿胶二钱　麻仁二钱

麦冬二钱　生地二钱　大枣四枚

附【舒氏温化汤】

主大病后，有水气，胀满如鼓，上下皆肿，甚者灸之神效。

凡病后水肿，皆由脾胃气虚，不能升清降浊，肾气涣散，膀胱气化无权，

---

① 宿食：指积食之症。原文作“夙食”，径改，下同。

② 炙甘，即炙甘草。

水邪泛溢为肿，主桂、附、姜、砂、半、椒、蔻温中，桔梗开提，生姜升散，俾转运有权，乃得先升后降，俟小便略长，饮食稍进，再加参、茸、芪、术大补中气，其肿渐消，更用鹿鞭、故纸、益智、胡巴之类收纳肾气，自收全功。

又病后腹胀，亦由脾胃气虚，升降失职，壅而为胀，照法治之，如神。

若胀满过盛，上下阻塞，转运不通，升降不行，药不奏效，急用纸卷艾绒，于头顶百会穴上，隔生姜一片，灸数次，以升阳而化其气，药自见效。甚至肾囊胀满，更于脐下关元穴，淬灯火七壮，接引顶上艾火，药必速效。若脚肿未消，再淬涌泉穴，百试百验，用之如神。

【烧裈散】

主病后阴阳易证，取裈裆中近阴处布一块，烧灰和水服。男病取女，女病取男。舒氏主温建三阳法，佐之尤妙。

【理中丸】

主瘥后喜唾，久不了了，胃上有寒，宜此丸温之。并主瘥后气逆少气、温温欲吐之证。

【大建中汤】

**痛呕难食属大寒，腹冲头足触之难。干姜重用椒为佐，参入加饴一帖安。**

干姜四钱　川椒二钱，炒出汗　人参二钱

煮成，入饴糖二钱，化服。

主心胸中大寒痛，呕不能饭食，腹中满，上冲皮起，出见有头足，上下痛，手不可触近者，此寒疝也。

【小建中汤】

**小建中主烦痛悸，尺迟营虚须切记。桂枝倍芍加饴糖，养正驱邪温补例。**

桂枝三钱　白芍六钱　生姜三钱　大枣四枚

法同上。

主麻黄证具，尺脉弱者，为养正驱邪法。此方为和营卫第一法也，并主虚劳。

按：凡病，总不外六经，以六经之法，按而治之，无不立效。一经见证，即用一经之法。经证、腑证兼见，即宜表里两解。若太阳与阳明两经表证同见，即以桂枝、葛根合解两经之邪。兼少阳，更加柴胡；兼口渴而小便不利，即以五苓散加三阳表药分治之；兼口苦、咽干、目眩，再加黄芩；兼口燥心烦、渴欲饮冷，当合白虎法于其间，并三阳表里而俱解之。若三阳表证与三阴里寒同见，谓之两感，即当用解表于温经之内。若里重于表者，但当温里，不可兼表。无论传经、合病、并病、阴阳两感，总不外此。

## 伤寒辨阴证阳证口诀

**张目不眠，声音响亮，口臭气粗，身轻恶热。**

此辨阳证十六字外证诀。

**目瞑嗜卧，声低息短，少气懒言，身重恶寒。**

此辨阴证十六字外证诀。

舌胎干黑，芒刺满口，须分阴阳。

有为少阴中寒，真阳遭其埋没，不能薰蒸津液者，必见阴证，以上诀验之，法主姜、附、芪、术、砂、半、故纸等药，驱阴以救阳，阳回则津回。

有为阳明火旺，灼干津液者，必见阳证，以上诀验之，法主白虎、承气等法，重加生地，急驱其阳以救阴，阴回则津润。

厥逆一证，须分阴阳。

如外见阳证，则为阳厥，法主胶、地、二冬、黄连、鸡子黄之类，破阳行阴以通其厥。

如外见阴证，即为阴厥，法主四逆加芪、术、萸、椒、砂、半之类，温经回阳以止其厥。

二证以上法辨之。

谵语一证，有阴阳虚实之不同。

经云：实则谵语，虚则郑声。郑声，重语也。

在阳明为实证，为谵语，乃阳明胃实，燥结不通，阳火亢极，真阴有立亡之象，故神明内乱，狂谵无伦，必外见阳证，法主三法，承气汤，急驱其阳，以救其阴。

在少阴为虚证，为郑声，乃少阴中寒，魄汗出而下利，气虚阳脱，神魂无主，细语呢喃，说了又说，错乱颠倒，法主姜、附、芪、术、参、茸、故纸、益智，急回其阳，以固其脱。

二证以上法辨之。

烦躁一证，须分阴阳。

有为少阴亡阳，身热多汗而烦躁者，乃肾中真阳随汗而浮越于外，必见阴证，主芪、术、姜、附、故纸、益智、萸、半，急回其阳。

有为阳明越热，身热多汗而烦躁者，乃胃中津液随汗而尽越于外，必见阳证，主人参白虎等法，速彻其热。

二证以上法辨之。

昏睡一证与不眠一证，又宜细辨。

在少阴，为阴霾盛而阳不开，必见阴证，法当急回其阳，以御其阴。

在阳明，为热甚神昏，必见阳证，法当速彻其热，以回其阴。

且昏睡与不眠，其证不同，其法相同。

在阳明，张目不眠，其常也，然有热盛神昏、似睡不醒之证，其人必见口臭气粗、汗出恶热，其法均须彻其热。

在少阴，但欲寐，其常也，然又有里阴过盛，隔拒真阳，使不得内交于阴，随汗外越，亦不得眠，其人仍见头眩、身重、少气、懒言，其法均须回其阳。

按：少阴汗下太过，烦躁欲死，以少阴神机病，不能上交于心则烦，不能下交于肾则躁，亦不得眠，但以身重、懒言外证决之。

咽喉痛一证，有火有寒。

火痛，内外俱肿，赤热兼见，饮水吞津不痛，而饭粒糁不能下，可食软，不可食硬。

寒痛，不赤、不热、不肿、不臭秽，略可硬饭，饮水吞津则痛甚，可食硬，不可食软。

呃逆一证，有虚寒，有实火。

若胃实闭结，阳火上冲而呃逆者，真阴立尽之候也，必见阳证，宜急下以救其阴。

若脾胃虚寒，气不健运而呃逆者，其气缓，非死证，必见阴证，主姜、附、芪、术、蔻、半、丁香、柿蒂、人参、甘草温散之，橘皮、竹茹尤神。

头痛一证，六经皆有，宜分经主治。

太阳头痛连后脑，甚则项脊强，骨节疼痛，中风主桂枝汤，伤寒主麻黄汤。

阳明前额连眼眶胀痛，主葛根汤。

少阳痛在两侧，主柴胡汤。

太阴湿痰壅塞胸膈，证兼腹痛自利，手足温，或欲吐不休，头为眩痛，主姜、附、术、砂、半，温中散逆。

少阴中寒，阴寒截阻，真阳不得上达，阴邪僭犯至高之处，则头痛如劈，重不可举，证兼身重恶寒、四肢逆冷，主芪、术、姜、附、砂仁、故纸，温经化其寒气。

厥阴痛在脑顶，阴邪上逆，地气加天，兼腹疼拘急，手足逆冷，主姜、附、芪、术、吴萸、川椒、肉桂、故纸、胡巴，温经散邪。

若血虚肝燥，风火交煽，上攻头顶，痛不可近，证见口苦咽干、恶热喜冷，主归、地、芩、连、柴胡、胆草，以清肝阳。

偏左痛，为肝血虚，主归、芍、荆芥、薄荷、丹、栀之类。

偏右痛，为痰湿，主二术、苓、半之类。

眉棱骨痛，主防风、甘草，去风以清热之类。

已上三证，法中必加木贼四五钱，以少阳开窍于目，无邪不痛，邪既上僭，非木贼中空，不能引邪自目窍出也，神效之至。

泄泻一证，属太阴，法主理中。久失治，则瞳神散大，目必盲。

按：此证世医仅知分利，气化日伤，阳神日陷，脾土日亏，阳光渐坠，而眼渐昏蒙，甚至双目不开，闭久生瘴，目遂渐昏坏。此阳气下陷，不能升举，羞光怕日，眼皮欲坠，津液不能上腾，目中干涩，此火不足也。法主芪、术、桂、附，补火植土，以御其水。世医又谬谓瞳神散大为肾水不足，如果水不足，则必瞳人缩小，是火土熬干肾水之证，又主壮水之主，以镇阳光。

凡治留饮，不可滋阴。痰饮为阴邪，若再滋阴则阴愈长，阳愈消，湿愈动，上逆而吐，痰愈盛，故治咳嗽，误用滋阴，酿吐脓血者多矣。

凡呕吐，不可发汗。呕吐一证，气上逆而不降，更用表药，助其升散，其气必脱，主温中降逆。

上吐下泻，表证虽重，不可发汗。吐泻为上争下夺，中气有欲断之势，主芪、术、参、苓、砂、半、萸、姜。兼腹痛厥逆，更加川椒、桂、附。

脾约一证，不可发汗。其人素禀阳脏，多火少水，恶热喜冷，三五日一更衣，结燥异常者，名脾约。纵有太阳表证，壮热无汗，不可发表。缘平日火旺津亏，营卫枯燥，汗不可致，主胶、地、黑芝麻、胡桃肉、枳实，以润燥通大便，俾结去津回，自汗而解。设不知此，误强责其汗，津愈伤，热愈结，汗与大便愈不得出，表里闭锢而火愈炽，必竭阴而死。故不知救津液者，下工也。

统而言之，凡外无表证者，均不可汗。即使当行发表，必察其人真阴真阳平素无亏，方可径表。

如其人真阳素亏，必平日惯服辛温，恶寒喜热，大便常溏是也。表剂中必重用生姜，甚者加附子，温经御表，庶可得汗。

如其人真阴不足，必平日喜服生冷，不服辛温，大便常结是也。表剂中必加归、地、阿胶，滋阴助汗，方无他虞。

又燥盛者，心燥脉短，身熯燥而神气衰，表剂中宜加玉竹、二冬，润燥以行表。

火旺者，张目不眠，口臭气粗，宜加连翘、桑叶，清热以行表。

火旺甚者，再入石膏、花粉、炒栀之类，清里以助表。

凡此之类，表品宜减半与之。已上皆法中之法，即定法也。

【心跳辨讹主治定法】

专主温气分，不可用血分之品。

心跳一证，俗工谓之心虚，主枣仁、柏仁、远志、当归之类，谓补心血。殊不知君主之官，安有跳动？仲景只有心悸。悸者，心包络之下，有水气上冲而悸也。故心下悸动皆主水气，法主扶阳御阴，补土自愈。凡受惊心悸、跑急心悸，皆阳气耗散，阴气上升也。

【肺痈肺痿辨讹主治大法】

咳唾痰血，腥臭稠黏，面红鼻燥，咽中干涩，喘促音哑，胸生错甲，为肺痈。

咳唾痰血，腥臭稠黏，口吐涎沫，遗尿失音，为肺痿。

按：所谓肺痈者，实里燥为病，法主二冬、甘、桔、玉竹、瓜蒌仁、贝母、鸡子白以清燥，俟其燥去津回，咽鬲清利，仍宜甘淡理脾，加甘润以收全功。

所谓肺痿者，虚寒之病，法主温中涤饮，加芪、术、参、茸、故纸、益智、桑螵蛸之类，以顾脾胃而安收肾气，自愈。《金匮》甘草炮干姜，变辛为苦。热因寒用，可以例推，其实皆与肺不与涉也。舒氏论之极精。

【脉结代主治定法】

脉缓时，一止为结，止有定数为代，代者不能自还也。

伤寒脉结代，乃阴气窒塞，阳气不充，故脉不能接续而成结代。心动悸之证，胸脾之阳不布，水饮因得上干耳，法主芪、术大建中气，补上中二焦之阳；砂、蔻、苓、半，畅鬲涤饮醒胃；生姜升提如神。《千金》炙甘草[①]，耗阳助阴，于法不合，断不可从。

渴欲饮水，须分虚寒实热。

渴欲饮冷，外见阳证，小便不利，热也；或赤者，白虎、五苓消息之，热解自已。

若口渴欲饮，反恶寒而喜热，外兼阴证，便利而白，虚寒也，主温中固气。

口渴而小便利，热在上中二焦也，宜润胃燥，不可用利水，以伤津液。

口渴而小便不利，热在下焦，宜利水，与五苓主之。然其间又有辨，有热入则挟水上行，而为格水。如渴欲饮水，水入则吐，名水逆是也，主桂枝、石膏、砂仁、半夏，表里顾之。若热而消渴，小便不利，主五苓。按：水逆证，系风伤卫之变；渴而小便不利，为寒伤营之变。说亦通。

下利渴不渴之分。凡下利则津液下注，多见口渴，唯太阴湿土为病不渴。

少阴有龙火，水寒则龙升，故自利而渴。

厥阴有雷火，故见消渴。太阳一照，则雷火收声，故热时利止，厥时又复利也。

脾不输津，于上亦消渴，必系水泻之后，理中加花粉，主之如神。

口渴分虚实。热邪伤津而口渴，必小便短，大便硬。少阴火衰，自利而渴，由肾阳受伤，不能薰蒸津液，主附子汤，釜底加薪，其渴立止。

按：舌下有二隐窍，名廉泉穴[②]。肾中阳旺，为之薰蒸，津始足而不渴。若邪侵少阴，则真阳困，则津不上升。

少阴有寒利，复有寒闭一证，乃肾气为寒所困，关门不开，二便因之俱闭，更宜急温。酒客尤多此证，外见腹中急痛，呕吐痰水，水药不得入口，主四逆加砂、蔻、萸、参、半、术之类，频频与服，外用米糠炒热熨其腹，其痛即缓，俟利呕止，用斩关丸以开闭，自愈。设不知此，误投大黄，必加剧矣。

按：酒中有热亦有湿，因人之脏腑为传化。其人本气虚寒者，不患热而患湿，湿日积日伤，一旦协水而动，阴邪横逆、闭痛呕逆均见，宜驱阴回阳。

---

① 炙甘草，即“炙甘草汤”。

② 廉泉穴：又作金津穴、玉液穴。

其人本气多热者，不患湿而患热。热遗后阴则便血生痔，热遗前阴则茎生诸疮、下疳之类，法宜分解其热而去其毒。

舒氏治一人，阴头赤肿，碎裂如丝，乃阳旺嗜酒，醉以入房所致。以葛花解酒毒，大黄泻热，栀子、车前引前阴，五帖始愈。

齿痛一证，须分阴阳。寒痛者，主辛温，甚者，姜附不效，法用胡椒末二钱，煮鸡汤一碗服，立效。火痛者，主寒凉，煅石膏噙之，第一。

如风火相煽，外见颊车赤肿，焮热异常，口臭秽，用露蜂房炕明矾一钱、黄连五分，共末，加麝片，神效。

虫痛，亦主上胡椒汤，神效。

目直视为危证，须分阴阳。

若阳明胃实，火亢水亏，外见口臭恶热等证，最忌直视。直视者，肾水垂绝之候，法当急夺其土，以救其水，主大承气。

少阴中寒，真阳埋没，津液不能上腾而直视者，津不营目也。此则不患水绝而患亡阳，必见阴证，法当补火植土，以回其阳，主芪、术、姜、附、砂、半、萸、椒、故纸、益智之类。此定法也。

二证以上诀辨之。

黄疸一证，须分阴阳。颜色鲜，口渴恶热，小便不利，为阳黄，主茵陈五苓散。

颜色暗滞，恶寒身重，为阴黄，主茵陈附子汤。

二者，兼以六经法辨之，见何经之证，即用何经之药。百举百当，诸法皆不必深究可也。

脏结一证，为阴邪结阴，主温中荡逆。

病人胁下素有痞，连在脐旁，其人静，舌上胎滑不可攻，若痛引小腹入阴筋，为难治。

结胸证，高在心上。

脏结症，腹满痛连脐旁，其人本气虚。

寒邪侵入为寒结，表里均无阳证，主四逆汤加草蔻、半夏、肉桂、鹿鞭之类，如神。

喘证有四因，宜分别治之。

有阳明胃实，浊气不降阻遏清道而喘，当消导之。有肾气发动，胸中阳不畅达而喘，急温以固之。有风寒外袭而喘，按经治之。有气虚而喘者，主芪、术、参、附、故纸、益智，补以纳之，治少阴亦妙。

小便痛一证，须分虚实。便前痛，为实热，主生心血、通水道，以心伤则小肠之血亦伤也。便后痛，为阳虚，便出则气愈泄，化源伤，故痛也。主芪、术健脾，砂、半开胸，故纸、益智收纳肾阳，极效。

奔豚一证，为阴邪上逆，非四逆汤加吴萸，必不能治。发汗后，脐下筑筑动气，尤非原方不效。

胀满一证，见于汗、吐、下之后者，皆真气耗散，脾胃气虚，津液枯槁，阴邪内壅为病。总以芪、术、砂、半、桂、附、故纸、益智为第一神方。

黄肿一证，与黄疸各别。黄疸证，遍身如金，面目皆黄，面无肿状，由湿热蒸郁而成，主上二法，分阴阳治之。

黄肿病，黄而近白，眼目不黄，每兼虫积而致，有虫者，必吐黄水，发燥肌枯，且好食生米及茶叶之类，主消积杀虫。

亡阴亡阳外象。凡大热亡阴者，欲坐井中，避热就冷也。汗多亡阳者，欲避地中，避虚就实也。

按：阳虚之人，汗多则亡阳；阳盛之人，汗多则亡阴。阳明热越[①]，随汗尽越于外，法当即彻其热，以救津液，少缓则亡阴。

少阴误汗，协火证为亡阴，协水证为亡阳。

少阴有急下三法以救肾水，水竭本经一，火邪搏水二，土邪浸水三。

阳明有急下三法以救津液，汗多津越于外一，腹满津结于内二，目睛不慧、津枯于脏三。

喻氏曰：合两经急下六证，以视病之生死，恍若身在冰壶天，腹饮上池水矣。

阴证似阳，阳证似阴辨。

阴证似阳，烦躁，面赤，身热，咽痛，烦渴，脉浮而微，手足冷，大便泻利，小水清白，昏沉多睡，其浅也。又有身大热，反欲得衣，口不渴，指甲青黑，此阴盛于内，真阳失守之证，法补火植土，以御其水，急回其阳。

阳证似阴，手足冷，大便闭，小便赤涩，烦闷，昏迷，不眠，身寒反不欲

---

① 热越：原文作“越热”。

近衣，口渴，指甲红，脉沉滑或四肢逆冷，此阳极于内，真阴失守之证，法急驱其阳，以救阴液。

阴厥，指甲青黑，冷如冰；阳厥，指甲红，不甚冷。

阴阳二毒，主《金匮》升麻鳖甲汤加减。

阴毒者，肾水本寒，或伤冷物，或感寒邪，或由汗、吐、下误治。邪去入阴，其证头痛，腹中异常绞痛，眼睛痛，身体倦怠，不甚热，四肢厥冷，额上手背汗出而冷，神气恍惚，身痛如被杖，虚汗不止，郑声呕逆，六脉微沉，或寸口大，尺无。七日不治。

阳毒者，邪热深重，失汗失下，或误服热剂。热毒散漫，舌卷焦黑，鼻中如烟煤，咽喉痛甚，身面斑疹，狂言直走，逾垣上房，登高歌哭，弃衣不着，狂奔骂詈或昏噤咬牙，见神见鬼，吐呕脓血，药入即吐，脉洪大滑促。七日不治。

【升麻鳖甲汤】

**赤斑咽痛毒为阳，鳖甲周围一指量。升归椒雄并甘草，五日期中仔细详。**

升麻二钱　当归一钱　甘草一钱　川椒一钱炒　雄黄五分

鳖甲周围一指大炙

温服取汗，主阳毒，面赤斑斑，咽喉痛，吐脓血。

【升麻鳖甲去椒雄汤】

**身疼咽痛面皮青，阴毒奇邪中在经。即用前方减二味，雄椒务去特丁宁[1]。**

即前方去川椒、雄黄。

按：阳毒用椒、雄，攻毒兼透表也。阴毒去二味，以太阴主内，不能透表，恐反动疠毒也。《肘后方》阳毒去鳖甲亦此意。

按：非常疠气从口鼻入咽喉，故阴阳二毒，皆主咽痛。二毒，不以寒热脏腑分。但以面赤斑斑如锦纹，吐脓血，其邪着于表者，谓之阳毒；面目青，身痛如被杖，其邪隐于表中之里者，谓之阴毒。二方如神。

治分刚柔二痉。痉之为病，身热足寒，头项强急，面赤目赤，口噤头摇，角弓反张是也。

先受风邪，复感于寒，无汗恶寒，为刚痉，主桂枝加葛根汤。

① 丁宁，即“叮咛”。

先受风邪，复感于湿，有汗恶寒，为柔痓，主桂枝加栝[①]楼根汤，如神。

五实证，均主汗下。防风通圣散，统主之。

脉盛（心受邪），皮热（肺受邪），腹胀（脾受邪），前后不通（肾受邪），瞀闷（肝受邪，气上逆），身汗得（表解），后利（里解），则实者活。

五虚证，主调元。理中汤，统主之。

脉细（心虚），皮寒（肺虚），少气（肝虚），前后利泻（肾虚），饮食不入（脾虚）。治虚者，先顾根本，法在辅正调元。

若浆水入胃，泻注止。能入浆水，则脾土复，泻注止，则肾气复，则虚者活。

脾肾既复，再加调理正气，病虽虚，亦活。

凡阴病不能俯，阳病不能仰。凡阳邪出上窍，阴邪出下窍。凡阳虚阴始凑，阳虚阴必走。

凡寒，则呕吐。寒而有热，则格拒。凡气虚，身必振摇，经脉动惕，甚则肉瞤筋惕。

凡热邪，则手足躁扰，捻衣摸[②]床。凡悸，皆为有水气。凡阴病，则收引。凡阳病，则弛纵。

---

① 栝：原文作“括”。“栝楼”又作“苦蒌”。下同。

② 摸：原文作“摹”。

# 温病上焦方诀

**治温病，责三焦。手太阴，认证超。主气分，切莫淆。**

经曰：先夏至日者名病温，后夏至日为病暑。言温言暑，指时令也。先夏至为春候，春气温暖，阳气发越，阴气不足以承之，故病温。后夏至湿盛为热，热盛动湿，湿热相搏，故病暑。春夏之邪为阳邪，元阴素足之人，可以敌之。若阴虚之人，往往感之即病。温热之气，从口鼻入，先郁手太阴肺经之阴气为病，太阴为阴脏，温气为阳邪，阳盛伤人之阴也。肺主皮毛之合，自上而下，初病上焦，继入中焦，终入下焦，与气分为终始，病自气分入。治法：初起宜单清气分，继理少阴。若不知此，一见头痛、身热、恶风自汗，妄作伤寒治法，辄投麻、桂、柴、葛、羌、芷、升、苏，辛温之品以发汗，为以热劫热，误伤表气。若投之不效，改用查、枳、麦、曲、硝、黄之类，误伤里气，均为诛伐无过，祸不可言。盖手太阴肺气属金，温者，火象，风为火母，病在气分，同气相求也，火未有不克金者。刘河间提出三焦大关键立论，吴鞠通详明条辨，分上、中、下三焦主治，足破千古之迷。

按①：寒为阴邪，阴邪伤人之阳，故首郁足太阳膀胱气化为病，其证由足逆而传手，须横看；温为阳邪，阳邪伤人之阴，故首郁手太阴肺经阴气为病，其证由上递而中下，须顺看。

再按：伤寒证，冬日西北寒风，寒主收引，阴盛伤人之阳。太阳为阳腑，膀胱主气化，故寒入先中之。此温与寒对待之象，即两大法门也。

**辨其证，共九条。脉动数，午后潮。异伤寒，勿纷嚣。**

温有九证。

春温者，方春阳气始动，厥阴风木行令，风挟温也。

温热者，春末夏初，阳气弛张，温盛为热也。

---

① 按：原文作“案”。径改，下同。

温疫者，天行厉气流行，多兼秽浊。若役使然，病情相同，即时疫也。

温毒者，即大头瘟之类，或挟疮疹。

湿温者，长夏初秋，湿中生热，即暑证之多湿者。

秋燥者，秋金燥令，人感之为病也。

冬温者，冬应寒而反暖，阳不潜藏，民病温也。

温疟者，温气先伤，又因于暑，阳气独发之热疟也。

以上九门，吴氏谓统作外感，不在伤寒之例。

温之为病，脉不缓不紧而动数或两寸独大，尺肤热，头痛，微恶风寒，身热自汗，口燥渴，或不渴而咳，午后必潮热，是为温病。

按：脉动而兼数，是风火之象。《脉经》谓之躁脉，两寸大，火克金也。尺部肌肤热甚，火反克水也。肺主天气，天气郁，故头痛独甚，且春气在头，火曰炎上之义也。然头痛已下各证，与太阳证之伤寒略同。辨证者，唯以脉动数、尺肤热、午后潮热三诀别之。

又按：风温初起，恶寒发热，头晕，头身痛，咳逆喘促，眩晕，目胀，烦躁不安，渐至六脉浮数是也。

**兼寒热，解肌消。热而渴，主银翘。**

温病忌汗，最喜解肌。若初起恶寒发热者，宜桂枝汤。

若但热不恶风寒而作渴者，主银翘散，遵《内经》风淫于内，治以辛凉定法。

按：麻桂本系肺药，传足不传手之伤寒证，主之者，以麻、桂能截之耳。桂枝善解肌，麻黄发越阳气，较之升、葛、羌、芷，大相径庭。凡外寒搏内热之证及非寒时而感寒气者，春夏秋伤风自汗、发热无汗及暑门阴证，皆可少投，但须认证清楚耳。盖人之经络相通，天之感气则异，故本门治法，与伤寒不同也。

**桑菊饮，轻证调。白虎汤，重证疗。**

太阴风温，但咳，身不甚热，微渴者，宜辛凉轻剂，桑菊饮主之。

若脉浮洪而大，舌苔黄燥，渴甚，大汗，恶热，面赤者，主辛凉重剂白虎汤。

按：热邪入肺经气分，至脉洪，舌黄，口渴，面赤，大汗，恶热，一团火邪欲出不遂，非此不保津液。

**玉女煎，气血交。五汁饮，津液招。懊憹呕，栀子饶。**

太阴温病，气血两燔者，不可单治一边，以加减玉女煎主之。

口渴甚，吐白沫，黏滞不快者，主五汁饮沃之。

二三日，舌微黄，寸脉盛，心烦，懊憹，起卧不安者，欲呕不得呕，但无中焦证者，栀子豉汤主之。若痰涎涌、胸痞塞者，主瓜蒂散吐之。

**血上溢，犀角浇。清营汤，主舌焦。化斑汤，斑疹疗。**

太阴温病，血从上溢，或吐衄者，犀角地黄汤合银翘散主之。有中焦证，以中焦法治之。若吐粉红血水者，为难治。

血从上溢，脉七八至，面色反黑者，此火极似水，宜清络育阴法以救之。

寸脉大，舌绛而焦，法当渴，今反不渴，热入营分也，清营汤主之。去连，恐侵下焦也。

温病忌汗，如发汗而汗不出者，必发斑疹。汗出多者，必神昏谵语。发斑者，主化斑汤。发疹者，主银翘散去豆豉，加细生地、丹皮、大青叶，倍元参主之。禁用升、柴、芷、葛，一切升提药。神昏谵语，清营汤主之，至宝、紫雪均妙。

**清宫汤，神昏销。牛黄丸，理心包。至紫丹，功力昭。**

四方注上。邪入心包，舌蹇肢厥，牛黄丸、紫雪丹皆主之。

按：伤寒肢厥，足厥阴病；温病肢厥，手厥阴病。舌卷囊缩，虽同为厥阴见证，但舌属手，囊属足，舌为心窍，包络代心用事，不可混阴阳二厥为一证。

再按：热厥证有三等，邪在络居多，如阳明证少者，则从芳香法，如本条主紫雪是也。如邪入阳明，搏结成实，上冲心包，神迷肢厥，甚至通体皆厥，当用下法，详中焦篇。

又有日久邪杀，阴虚而厥者，则从育阴潜阳法，列入下焦篇。

本论云温病死状有五，在上焦者二，肺之化源绝者死，心神内闭外脱者死。中焦亦有二，阳明太实，土克水者死；脾郁发黄，郁极则诸窍为闭，秽浊塞窍者死。在下焦者，则无非热邪深入，销灼津液，涸尽而死也。知其死证，庶可救生。

**消毒饮，水仙膏。理温毒，内外邀。**

温毒者，咽喉肿痛，耳前后肿，颊肿，面赤，或喉不痛而外肿，甚则耳聋，俗名大头瘟等证，主普济消毒饮去升麻加芩、连。

温毒外肿，水仙膏捣敷，并主一切痈疮红肿，最能拔毒。如敷后生黄水小疮者，以三黄二香散主之。

【桂枝汤】见寒

治风温初起，恶风寒发热，脉微浮，自汗，宜此解肌。

【银翘散】

**温邪初病治殊寒，风燥为阳肺不安。银翘桔薄芥蒡豉，甘同竹叶是灵丹。**

银花一两　连翘一两　桔梗六钱　薄荷六钱　芥穗炒四钱　牛蒡子炒六钱

淡豆豉五钱　竹叶四钱　生甘草五钱

共杵散，每六钱，鲜苇茎汤下。主风温、温热、温疫、冬温四证。病重者，二时一服，日三夜一；轻者，三时一服，不解，再服，盖肺位最高，药过重则过病所，少又不及耳。

胸膈闷，加藿香三钱、郁金三钱，以护膻中。渴甚，加花粉。项肿咽痛，加马勃、元参。衄者，去荆芥、豆豉，加白茅根、侧柏叶炭、焦栀。咳，加杏仁，利肺气。

二三日后，邪渐入里，加细生地、麦冬保津。如不解，小水短，加知、柏、芩、栀，苦辛并用以化阴气，为治热淫上法。

【桑菊饮】

**辛凉轻剂主菊桑，风温咳嗽得之良。杏薄地桔苇甘草，专清气分勿仓皇。**

杏仁二钱　连翘一钱五分　薄荷八分　桑叶二钱五分　菊花一钱

桔梗一钱炒　苇茎三钱　生甘草八分

主风温、咳嗽、微热、微渴之证。如二三日不解，气粗似喘，加知、石。

舌绛暮热盛，邪侵营分，加元参，去苇①、薄，再加细生地、麦冬、玉竹、丹皮。

肺热甚，加桑皮②。渴甚，加花粉。

【白虎汤】

辛凉重剂。主脉浮大而芤，汗大出，微喘，甚至鼻孔煽动。重者，加人参三钱。脉散大者，以人参一两浓煎兑服。

生石膏一两　知母五钱　生甘草三钱　白粳米一合

---

① 苇：原文作“姜”，据《温病条辨》改。

② 桑皮：原文作“丹皮”，据文意改。《温病条辨》用黄芩。

【栀豉汤】【瓜蒂散】见寒

【玉女煎】景岳

生石膏一两　知母四钱　元参四钱　细生地六钱　麦冬二钱[①]

辛凉合甘寒法。

【犀角地黄汤】

干地黄一两　生白芍三钱　丹皮三钱　犀角一钱五分

甘咸微苦法。

【五汁饮】

梨汁、荸荠汁[②]、鲜苇根汁、麦冬汁、藕汁或蔗汁均可。甘凉法。

【清营汤】

犀角三钱　生地五钱　元参五钱　竹叶心一钱　麦冬三钱　丹参[③]二钱

黄连一钱　银花三钱　莲心二钱[④]　连翘二钱

舌焦宜去连。甘苦咸法。

【化斑汤】

石膏一两　知母四钱　生甘草三钱　元参三钱　犀角二钱　粳米一合

【清宫汤】

元参心三钱　莲子心五分　竹叶卷心二钱　连翘心二钱　犀角尖二钱磨冲

连心三钱　麦冬三钱

热痰甚，加竹沥、梨汁各五匙。咳痰不出，加瓜蒌皮一钱五分。热毒甚，加人中黄。如渐作神昏，加银花三钱、竹叶二钱、石菖蒲八分。

【安宫牛黄丸】

牛黄一两　郁金一两　犀角一两　黄连一两　朱砂一两　冰片二钱五分

麝香二钱　真珠[⑤]五钱　山栀一两　雄黄一两　黄芩一两

金箔衣，蜜丸蜡封。脉虚，人参汤下。脉实，银花薄荷汤下。

兼治飞尸卒厥、五痫中恶、大人小儿痉厥之因于热者。

---

① 张景岳原方有牛膝。

② 荸荠汁：原文作“勃荠汁”，据《温病条辨》改。下同。

③ 丹参：原文作“丹皮”，据《温病条辨》改。

④ 莲心二钱：《温病条辨》无。

⑤ 真珠，即“珍珠”。

【紫雪丹】

滑石一斤、石膏一斤、寒水石一斤、磁石二斤，水煎去渣，入羚羊角五两、木香五两、犀角五两、沉香一两、丁香一两、升麻一斤、元参一斤、炙草一斤，再煎又去渣，入朴硝二斤、硝石二斤捣净，入汁中，微火不住手，柳木搅至凝，再入辰砂三两一厘、麝香一两二钱，研合，煎如膏凝，退火气，每服一分。

【至宝丹】

犀角一两　朱砂一两　琥珀一两　玳瑁一两　牛黄五钱　麝香五钱

以安息煎汤炖化，和各药为丸，一料作百丸。

【普济消毒饮】

连翘一两　薄荷三钱　马勃四钱　牛蒡六钱　芥穗[1]三钱　僵蚕五钱

元参一两　银花一两　板蓝根五钱　桔梗一两　甘草五钱

共为末，每服六钱。

【水仙膏】

水仙花根，不拘多少，剥去老皮，与根须同捣如膏。敷肿处，留孔出热气，以肌肤生小粒为度。

【三黄二香散】

黄连　黄柏　大黄　乳香　没药

共末，茶调敷，香油亦可。

**时疫温，通圣高。香解秽，法莫抛。**

修园以四时不正之气及方土异气、病人传染秽气，人感之而为病。人人相类，或一乡传染，或数处相同，谓之天行温，又名时疫。其为病，头痛发热，咳嗽，或颈项发赤，或憎寒壮热，胸膈饱闷，口吐黄涎之类。

天时厉疫流行，为经络受邪，初起寒重者，主五积散。热多者，主羌活汤。气虚不作汗者，主人参败毒散。若大头等症，主防风通圣散，此方面面周到，方中消导，即初起未必内实，用之别有妙义，从无陷邪之患，时疫门第一方也。

如感受病气者，邪从口鼻入，主神术散、香苏散、藿香正气散，芳香解

---

① 芥穗：《东垣试效方》无，有黄芩、黄连、升麻、柴胡。

秽法。

至于邪入阳明，宜白虎清散漫之热。若见大渴疸黄等证，宜甘露饮之类救津液。

如谵语内实，主承气下之，防风通圣散尤妙。

如虚人患疫，久疫病虚者，宜复脉等法消息之。各方见中风各门。

按：时行疫厉，又与温病不同，温病单指阳邪伤阴，时疫则风寒温燥夹杂并作，即本论所治，多兼秽浊之气为病是也。如败毒散主天行瘟疫，互相传染之证，宋元人曾数救数省时气，喻嘉言取以治痢如神。通圣散为表里两解神方，神术散、香苏散，皆芳香解秽妙品。历来积验总在临证，相其寒热虚实为主，信手拈来，头头是道矣。

再按：时疫症必皆壮热头痛，舌干口渴，否则不得谓之疫，有大头、虾蟆、瓜瓤、疙瘩、软脚诸名，不必分之。

# 温病中焦方诀

**热入里，属阳明。脉躁甚，白虎平。里实具，承气行。**

温病，面目俱赤，语音重浊，呼吸粗，大便闭，小便涩，舌苔老黄，甚则黑而芒刺，恶热，日晡潮热尤盛，此传入阳明中焦也。如脉浮洪而躁甚者，以白虎汤彻其热，津回便通自已。

如脉沉数有力，甚则脉体反小而实，口臭气粗，张目不眠，痞满坚鞭悉具者，与大承气汤。

诸证具，脉不浮者，与小承气汤，微和之。

脉浮促者，减味竹叶汤主之。

壮热无汗，小便不利，谵语者，与调胃承气汤和之。

面目俱赤，四肢厥甚则通体皆厥，不瘛疭[①]，但神昏七八日以外，小水赤，并脉亦厥，胸腹坚满拒按，喜饮冷，主大承气汤。

阳明温病，纯利稀水无粪者，热结旁流也，调胃承气汤主之。

实证具，壅塞而呃逆者亦主之，认证须确。

脉实[②]者，牛黄丸、紫雪丹均可选用。

温邪入阳明，往往不再传，以土为万物所归，无所复传也。

**阴素亏，增液灵。下不通，有五因。详病势，加减寻。**

温病无上焦证，数日不更衣，当下之。若其人元阴素亏，不可行承气法，以增液汤主之。服汤已，周十二时观之，再不通，合调胃承气法和之，必通。

按：此汤所以代三承气法也，妙在寓泻于补，既可攻实，又可防虚。凡误治伤津、不大便、半虚半实之证，以此法救之，无不应手取效。即本经误治而体弱者，亦效如桴鼓。

---

① 瘛疭：也作“瘈疭”，指痉挛、抽风。

② 脉实：原文作“脉不实”。

若下之不通，其因有五，宜分治之。

应下失下，正虚不能运物，主黄龙汤。喘促不宁，痰涎壅滞，右寸实大，肺气不降者，主宣白承气汤。

左尺坚牢，小便赤痛，烦渴者，主导赤承气汤。

邪闭心包，神昏舌短，内窍不通，饮不解渴者，牛黄承气汤。

津液不足，譬之无水，则舟停蓄，与增液，再不下者，主增液承气汤。

按：左尺小肠脉，俗候左寸非。

**下后法，要酌斟。酿黄疸，阴阳分。**

下后虚烦不眠，心中懊憹，甚至反复颠倒者，栀子豉汤主之。少气加甘草，呕加姜汁，下后见此，由鬲下邪未净也。

下后疹续出者，银翘散去豉加细生地、大青叶、元参、丹皮主之。斑主化斑汤。

斑疹，阳明证悉具，外出不快，内壅甚，承气合举斑汤主之。

温毒发痘之证，如斑疹法。

不甚渴，腹不满，无汗，小便不利，心中懊憹者，必发黄，主栀子柏皮汤。

但头汗出，身无汗，渴欲饮水，腹满舌燥，小便不利，必黄，主茵陈蒿汤。

若无汗，实症未剧不可下，小便不利，三黄汤主之。

下后微热，舌苔不退，薄荷叶拭之即退。

下后当复其阴，益胃汤主之。

下后无汗，脉浮者，仍与银翘散。

脉洪者，与白虎，洪而芤，再加人参。脉数者，主清燥汤。

下后热不退或退不尽，口燥咽干，舌干黑或作金黄色，脉有力，护胃承气汤主之。

增液汤，下后尤稳。

【大承气汤】

硝　黄　枳　朴

先煮枳、朴，次煮黄，后入硝。

去枳、朴加炙草，即调胃承气；单去硝，即小承气；小承气加瓜蒌、半夏、黄连，即合小陷胸法。

【栀子柏皮汤】

栀、柏、炙草，三味。

【茵陈蒿汤】

茵、栀、大黄，三味。

【竹叶石膏汤】

竹叶五钱　石膏八钱　麦冬六钱　莲心八钱[①]　细生地八钱

此炙甘草汤变方，主虚人阴亏胃实，如神。方名增液，即增水行舟之义。

【益胃汤】

沙参三钱　麦冬五钱　冰糖一钱　细生地五钱炒　玉竹一钱五分

甘凉法。

【银翘散】

银花五钱　连翘三钱　竹叶二钱　麦冬四钱　细生地四钱　生甘草一钱

【清燥汤】

麦冬五钱　知母二钱　人中黄一钱五分　细生地五钱　元参三钱

咳嗽痰胶，加沙参、桑叶、梨汁、牡蛎、牛蒡子。

【黄龙汤】

细生地五钱　生甘草二钱　大黄二钱　芒硝一钱　元参五钱　麦冬五钱
当归一钱五分　海参二条洗　姜汁

另[②]煎人参二钱，兑冲。

【宣白承气汤】

石膏五钱　杏仁粉二钱　苦[③]蒌皮二钱　生大黄三钱

牛黄丸二丸化开，调生大黄末三钱，名牛黄承气汤。

【导赤承气汤】

赤芍三钱　细生地五钱　黄连一钱　黄柏二钱　芒硝一钱　大黄三钱

增液方中加硝、黄，即增液承气汤。

---

① 莲心八钱：应删除。
② 另：原文作“零”。
③ 苦：原文作“括”。

【护胃承气汤】

生大黄三钱　元参三钱　细生地三钱　丹皮二钱　知母二钱　麦冬三钱

不用枳、朴，以下后不可伤气分也。

【三黄汤】

麦冬八钱　黄连一钱　元参四钱　黄柏一钱　细生地四钱　黄芩一钱

生甘草一钱　苇根汁一杯　银花露一杯

【举斑汤】吴又可方

升　柴　归　芍　白芷　山甲

按：山甲极能透斑，如热甚，内郁重，斑出不透者，必以斑透为邪尽，主与白虎合用，如神。

按：斑为阳邪之毒，斑出不透，则热不退，白虎撤热，山甲升斑，方免内陷。

再按：本门化斑汤，由误汗，汗不出所致，法主化毒，元参、犀角，一启肾水上交肺金，一救肾水以济心火。

若阳毒之斑，则定须双解，从外引出为妙矣。

凡斑疹实证具者，主攻之，得泻则已，大泻防内陷。

吴鞠通云：斑疹用升提则衄，或厥而咳，或昏沉内壅，补则瞀乱，总以化斑为主。

# 温病下焦方诀

**温邪深，下焦病。误汗下，复脉正。救逆汤，能摄镇。**

温邪深入，病属下焦。

凡温邪久羁阳明，或已下，或未下，身热面赤，口干舌燥，甚则齿黑唇裂，脉沉实者，宜增液承气法。脉虚大，手足心热，甚于手足背者，主新定复脉汤。

误表伤津液，心中震震，舌强神昏，主复脉汤，津液回则生。

汗自出，心无所主者，宜镇以救逆法。

耳聋属少阴，妄与柴胡必死。六七日以后，宜复脉辈复其精。按：耳聋不寐，皆水虚木强也，甚则目闭痉厥。邪入厥阴，若误与柴胡汤，升其少阳，必至下竭上厥而死。千古医家，均为见及。叶氏悉主复脉汤，获效如神。

劳倦内伤，复感温病，六七日以外不解者，主复脉汤加人参。

已汗不得汗，已下热不退，六七日以外，脉尚躁者，与复脉汤。

误升散，致脉结代，甚则脉两至，再与复脉。若兼他证后治之，里急，宜急救其里也。

汗下后，口燥咽干，神倦欲眠，舌赤胎老，主复脉汤。

凡误表动心阳，心气伤则震动，心液伤则舌蹇、神昏，误下伤真阴，水虚则木忤，耳聋目闭，痓厥，推之肉惕，筋瞤瘛疭，皆由津液亏枯。木性强燥，筋失所养，谓之肝风内动之证也。

**三甲煎，防厥痉。连胶汤，有妙蕴。定风珠，拯坏证。**

下后，大便溏甚，脉仍数，一甲煎主之，不可再与复脉，服一二日，便不溏，可与一甲复脉汤。

邪深，脉沉数，舌干齿黑，手指觉蠕动，急防痉厥，二甲复脉汤主之。

热深厥甚，脉细促，心中憺憺大动，甚则心痛者，三甲复脉汤主之。

病入少阴，真阴欲竭，壮火复炽，心烦不得卧，黄连阿胶汤主之。

夜热早凉，热退无汗，热自阴来者，青蒿鳖甲汤主之。

既厥且哕，即呃逆，脉细而劲者，小定风珠主之。

神倦瘛疭，脉气虚弱，舌绛苔少，时时欲脱者，大定风珠主之。壮火尚盛者，不得用定风、复脉法。邪少虚多者，不得用黄连阿胶法。阴虚欲痉者，不得用青蒿鳖甲法。

痉厥神昏，舌短烦躁，手少阴心经证未罢者，先与牛黄、紫雪辈，开窍搜邪，再与复脉存阴，三甲潜阳，临证细参，切勿颠倒错乱。

邪气久羁，肌肤甲错，或下后邪欲溃，或因存阴得液蒸汗。正气已虚，不能即出，阴阳互争而战者，欲作战汗也，主复脉汤，热饮之，虚甚者，加人参汁兑冲。肌肉尚盛者，但令静，勿妄动，候一日外，再议补阴未迟。

**理瘀血，犀桃问。若咽痛，甘桔胜。**

邪在血分，时欲漱口不欲咽，大便黑而易者，犀角地黄汤主之。

少腹坚满，小便自利，夜热昼凉，大便闭，脉沉实者，蓄血也，桃仁承气汤主之，甚则用抵当汤。

温病脉法皆数，今反不数而濡小者，热彻里虚也。里虚下利稀水或便脓血者，桃花汤主之。

七八日以后，脉虚数，舌绛苔少，下利日数十次，完谷不化，身虽热者，桃花粥主之。下利咽痛，胸满心烦者，猪肤汤主之。

咽痛者，甘草汤主之。不瘥者，再与甘桔汤。

咽痛而呕，咽疮不能言，声不出者，苦酒汤主之。

**入血室，妇科讯。解热结，须审慎。**

妇女病温，经水适来，脉数，耳聋，干呕，烦渴，宜辛凉退热，兼清血分。甚至十余日不解，邪陷发痉者，竹叶玉女煎主之。

热入血室，医与两清气分，邪去其半，脉数，余邪不解者，护阳和阴汤主之。

邪去八九，右脉虚数，暮微寒热者，加减复脉加人参主之。

十余日不解，舌萎，饮冷，心烦热，神气忽清忽乱，脉右长左沉，瘀热在里也，桃仁承气主之。

按：《金匮》治热入血室五法，详其轻重，教人变通，因寒热兼见而立法，今人不知，遇温证，亦概施柴胡，所失多矣。凡热甚而血瘀者，宜桃仁承气及山甲、归尾之类，如邪尚未尽，表证仍兼者，亦可借温通为使。瘀血结胸，主桂枝红花汤，加海蛤、桃仁之类。

昏狂甚者，宜牛黄丸，调入清气化结之品亦佳。

舒驰远治热入血室，以羚角、桃仁、红花、山甲为主，甚者佐以大黄，甚效。

**益胃阴，食可进。夜不寐，分九证。**

温病愈后或一月或半年，面常赤，脉数，暮热，思食不欲食，五汁饮主之，牛乳亦佳。

病后肌肤干燥，小便尿管痛，或微燥咳，或不思食，皆胃阴不足，宜益胃汤及五汁饮。

一、愈后，嗽稀痰而不咳，彻夜不寐者，半夏汤主之。《素问》云胃不和则卧不安，饮以半夏，覆杯则寐，盖指此证。二、邪入少阴，阳邪灼阴，亢不相入，主黄连阿胶汤。三、虚烦不眠，主酸枣仁汤。四、鳖甲丸主胆虚不眠。五、温胆汤主痰热不眠。六、橘皮汤主振悸不眠。七、地黄汁加大枣、半夏熬膏，频频与服，主虚劳不眠。八、六一散加牛黄丸，主温证，烦躁不眠。九、竹叶汤，调炒枣仁末，主脾虚不眠。[①] 以上九法皆妙，重在安胃和中，使阳明道路顺，则阴阳之气自交。

服半夏得卧，舌滑食不进者，主半夏桂枝汤。

**桂枝汤，阴阳顺。小建中，调和圣。**

温病解后，脉虚身凉如水，冷汗自出者，主桂枝汤，和其阴阳。

愈后，面色萎黄，舌淡不欲饮水，脉迟而弦者，不欲食者，主小建中汤。

按：温病初起，调理得法，轻者二三日可愈，重者七八日亦解。解后无余邪，病者未受大亏，原可勿药，调其饮食足矣。若受病重者，又加误治，外感变为内伤，全赖补救得法，或养胃阴，或填肾阴，或坚固肾阳，以葆先后天之生气。至温证大要，总以养阴为主。间有真阳素虚之体，热疾一去，又须温经回阳。故下焦篇列桂枝二法，为真元不足之准也。

【复脉汤】

即炙甘草汤加减，为甘润存津法。

炙甘草六钱　干地黄六钱　白芍六钱　莲心五钱[②]　麦冬五钱　阿胶三钱

---

① "一"至"九"原标于每一条之后，为方便阅读，今调于前。

② 莲心五钱：应删除。

火麻仁三钱

利者减半，于本方去麻仁加龙骨四钱、生牡蛎八钱，即名救逆汤，介以潜阳，为镇摄真阴要法。脉虚大，欲散者，加人参三钱，煎汁兑服尤良。

【一甲煎】

生牡蛎二两，研细，水八杯煮至三分，三次服。

一甲复脉煎即复脉汤去火麻仁加生牡蛎一两。

二甲复脉煎即一甲复脉方减牡蛎五钱，加生鳖甲一两。

三甲复脉煎即于二甲复脉方内加龟板一两，牡蛎仍加至一两。

【黄连阿胶汤】

黄连四钱　黄芩一钱　阿胶三钱　白芍一钱　鸡子黄二枚

水八杯，煎药至三杯，入胶烊化，再入鸡子黄搅，令相匀，分三次，日三服。

按：少阴真阴亏极，壮火大炽，心中烦不得卧，阴阳各自为道，不相交互，去生不远。仲景此方，以芩从连，外泄壮火，内坚真阴；以芍从胶，内护真阴，外和亢阳。有刚以护外，柔以护内之义。而变化之妙，全在鸡黄，以鸡为巽木，得心之母气，入心奠安中土，正中有空，上达心气，下交肾气，其功甚神。

【小定风珠】

鸡子黄一枚生　阿胶二钱　龟板六钱生　淡菜三钱　童便一杯

先煮龟、淡令浓，入胶化，再搅鸡黄，冲童便服。

此方治肝木横、脉细劲之神品。鸡黄实土，定内风，补任以镇冲；胶补液，熄肝风；淡菜内偶外奇，象坎，补阴中阳；龟能潜纳，如神。

【大定风珠】

白芍六钱　阿胶三钱　龟板六钱　干地黄六钱　麻仁二钱　五味二钱

牡蛎四钱　麦冬六钱　炙草四钱　鳖甲四钱　鸡子黄二枚

如上法。

此方神治脉虚弱、舌苔少、时时欲脱之证。一队浓浊，填阴塞窍，熄风，介以潜阳，救阴脱之仙丹也。

【青蒿鳖甲汤】

青蒿二钱　鳖甲五钱　细生地四钱　知母二钱　丹皮三钱

此方有先入后出之妙。

【桃仁承气汤】【抵当汤】【桃花汤】【甘桔汤】【苦酒汤】【小建中汤】均见伤寒

【竹叶汤】见上

【桃花粥】

人参三钱　炙草三钱　粳米二合　赤石脂六钱

先煮药，后入米，再入石脂末一钱兑服。利不止，再进。脉平，身不热，加干姜一钱。

【猪肤汤】

猪肤刮去内肉，如纸薄二两，煮令浓，去渣，加白蜜一斤、粳米五合，熬香匀服。

按：温病，热入少阴，逼邪下渗，则自利、咽痛、烦满，均见水火不济之象。猪，水畜，液在肤，可除上浮之火，得蜜和心、脾、肺，滋化源，培母气，水升火降，上热除，下利自止。

【竹叶玉女煎】

生石膏六钱　干地黄四钱　麦冬四钱　知母二钱　牛膝二钱　竹叶三钱

如上焦，去牛膝，恐引邪深入。

【护阳和阴汤】

白芍五钱　炙草一钱　人参二钱　麦冬二钱　干地黄三钱炒

【加减桃仁承气汤】

硝、黄、归、芍、桃仁、丹皮。本方去归、芍、硝，加生地六钱、泽兰二钱、人中白二钱，即此。

【《素问》半夏汤】

制半夏八钱　秫米二两

【半夏桂枝汤】

半夏六钱　秫米一两　白芍六钱　桂枝四钱　炙草一钱　生姜三钱
大枣三枚

【酸枣仁汤】

枣仁二升　知母二两　茯苓二两　川芎一两　炙草一两

先煮枣仁，后入各味，分三次。

【鳖甲丸】《本事方》

鳖甲　枣仁　羌活　牛膝　五味　人参　甘草　黄芪

等分蜜丸。

【橘皮汤】

陈皮　竹茹　芡实　茯苓　半夏　甘草

【枣夏地黄膏】

枣仁二两（末）、半夏二两，煮作糜，入干地黄汁八两。再熬稠，时时频服。

按：温病一证，自来名家如河间、东垣、丹溪、喻嘉言、尤在泾、成无己、舒驰远、王肯堂、张隐庵、柯韵伯，均以伤寒例治之，以仲景风温一证为温，其余仍作伤寒治。余目击坏证，医者多茫无措手，即近如陈修园、张心在、黄养素，皆未分出眉目，唯吴鞠通《温病条辨》论之极详。其法宗《内经》热淫于内，治以辛凉为主，引伸触类，备极病情。近来大江南北，三时感冒，咸取则焉，诚活人之秘诀也。因就其章法，韵以简诀，庶临证便于得手云。

# 卷二

## 杂病口诀

### 暑 证

**暑为病，中太阳。火与湿，两义彰。**

仲师云太阳中暍，以暑邪中太阳经，故提出太阳二字以醒之，恐后人误认为热邪也。

暑之中人，随人身阴阳为传化。如其人阳腑多火，暑即寓于火之中，为汗出、恶寒、身热而烦渴之证。此无形之热伤肺经，主白虎加人参汤以救之。

如其人阴脏多湿，暑即伏于湿之内，为身热、重疼、脉微弱之证。此有形之湿伤肺气，主一物瓜蒂散以通之。

两方对出，义可例推。

尤在泾曰：暑虽阳邪，其气常与湿相合，阳求阴之义也。暑由湿入，而暑反居湿之中，阴包阳之象也。

夏月伏阴，故阴证为多。

**经脉辨，标本详。百合证，悟奇方。**

仲师详中暍之阴证，其云太阳中暍发热者，病太阳标阳之气也；恶寒者，病太阳本寒之气也；身重而疼痛，病太阳通体之脉也，其脉弦细芤迟，肺气伤也。小便已洒洒然毛耸，手足逆冷者，病本寒之气而不得阳热以化之也。小有劳，身即热，口开，前板齿燥者，病标热之气而不得阴液之化也。此中太阳标本经脉皆病，治当求其标本，益其经脉，若妄施汗下温针，则大误矣。

按：太阳为寒水之经，寒是其本，热是其标，中见少阴，仲景有论无方，余于《金匮》章中，悟出妙法。《金匮》论中暍，列白虎、瓜蒂二方之后，继以百合病。其言百合者，百脉朝宗于肺，以肺为主，而百脉之所重者，在少阴、太阳两经。以太阳统六经之气，其经上通颠顶，下通水道；少阴为生水之源，少阴之枢机不利，故小便已洒洒然毛耸。本注以溺时头痛、小便已洒然毛耸为提纲。病在气分，与此证总合，因悟①出百合知母汤，为暑证阳病救阴法；百合滑石代赭石汤②，为暑证阴病救阳法；百合鸡子黄汤，为治③暑病心烦不眠之内证，亦阳病救阴法；百合生地汤，为治暑病郁久不解、耗伤气血法；百合滑石汤，为治暑病变热清敛法；瓜蒌牡蛎散方，为治暑病渴不止法。按法推求，丝丝入扣，以病在气分，不容以重药耗也。

陈修园以麻翘赤豆汤借治心烦、口渴、头痛、汗出之外证，黄连阿胶汤借治心烦不眠之内证。

猪苓汤，主口渴便赤。

瘀热里，麻翘赤豆汤有育阳利湿之妙，俾暑邪从小便出。

**天水散，涤暑良。生脉散，却暑商。建中法，治虚长。**

凡暑证，总以口渴心烦、溺赤手热、脉洪为的证。轻者为伤暑，主天水散，即六一散，涤荡暑邪，从小便出。兼主水泻，加朱砂，名益元散，尤有镇心利湿之妙。

生脉散，预服防暑，大有功效，以夏月心火主政，心动而不静。阴虚之人，此时多见口渴、心烦、五心热、四肢酸、头痛、汗多之证也。

大暑时，溽暑交蒸，人多食生冷，或浴冷水以取快。岂知伏阴在内，凝阳必战，当时即发，则为霍乱、吐泻、绞肠痧等证；不即发，秋后必作疟痢等证。可不慎欤？霍乱、绞肠，必主通脉四逆汤、理中汤等为要方。

安逸人体虚中暑，必多身热无汗、恶寒口渴、脉虚之证，宜生脉散，时方六和汤亦佳。若大汗不止，主黄芪建中汤。

吐泻昏闷不醒，《千金》消暑丸研灌如神。

汗多脉大，白虎加人参汤。或汗出，身热足冷者，名夹湿，再加苍术如神。

如苦劳役，忽然猝倒，阴证也，主通脉四逆汤。

---

① 悟：原文作“误”，径改，下同。

② 百合滑石代赭石汤：《金匮要略》作“滑石代赭汤”。

③ 治：原无，据文意补。“为治暑病郁久不解”至“为治暑病渴不止法”之“治”同。

**香薷饮，解表里。清络饮，暑温匡。清宫汤，内郁将。**

暑闭发热，无汗身疼，口燥舌干，吐泻者，主香薷饮，发越阳气，彻上彻下，为外邪内郁正药，夏月发表峻品，如冬月之麻黄。凡用经方有麻黄，以此易之。

如伤风为暑风，角弓反张如痉状者，无汗，主香薷饮；有汗，主生脉散，合桂枝汤；汗多，脉散大，喘促欲脱者，主大剂参麦散①。

暑温寒热，但咳无痰，咳声清者，清络饮加甘、桔、杏、麦、知母主之。

暑温夹湿，咳声重浊，痰涎多者，小半夏加苓、朴、杏仁主之。

大人小儿，猝中暑温，身热忽然痉状，名暑痫，清营汤主之。瘈疭，加勾藤、丹皮、羚角，紫雪丹亦效。暑温寒热，舌白不渴，吐血者，名暑瘵，为难治，清络饮加杏仁、薏米、滑石主之，百合滑石代赭汤亦妙，旋覆花汤亦可治之。

蔓延三焦，舌滑微黄，邪在气分者，主三石汤。舌红苔少，邪搏②血分者，主清宫汤。神识不清，热闭内窍者，先与紫雪丹，后与清宫汤。

伏暑久郁三焦，舌灰白，胸痞潮热，呕恶烦渴，自利汗出，小水短，主杏仁滑石汤。

郁久消渴，或麻痹，或心热烦燥，神昏者，均主连梅汤。

入厥阴见证具者，主椒梅汤。

误汗、吐、下，主百合三法。

若误治伤胃，延及下二焦，胸满气滞，烦渴燥乱，清浊交混者，主来复丹。

心下痞，诸泻心可以借治。

湿化而热存者，内伏阳明，按法以调胃、承气消息之。

久热神识不清，阴液元气两伤者，主三才汤。

伏暑证，脉微而数，头常痛，微恶寒，面赤，口渴，秋冬均有之。有汗者，生脉散加芩、地；无汗者，治以辛凉，主银翘散。

【白虎加人参汤】

**太阳中暍汗恶寒，身热烦渴火之端。白虎加参阴液救，热清汗敛即时安。**

石膏六钱、知母三钱、甘草一分、粳米四钱，加人参二钱，加苍术二钱。

---

① 参麦散：生脉散之异名。

② 搏：原文作“抟（搏）”，形近而误。径改，下同。

主夹湿足冷，如神。

【一物瓜蒂汤】

**暍病阴阳要认真，身热重疼得其因。暑为湿恋名阴暑，一物甜瓜蒂可珍。**

甜瓜蒂二十七枚

水煮三杯至二杯，去渣服。

按：暑证，病在气分，误汗则为重暍难治，瓜蒂能去四肢水气，水去即湿去，暑邪自已。

【百合知母汤】

**暑由误汗大伤阴，百合去涎知益金。维阳救阴天水合，别煎泉水是金针。**

百合七枚　知母三两

百合先渍一宿，去涎，另以泉水二升，煮一升，知母如法另煎，均去渣。取二汁，合煮浓，分四五次服。

按：肺主百脉，夏月表虚，百脉开张，病形不一。病既属肺，非实而不顺，即虚而不足，百合甘敛，治邪实，补正气，知母益水源，通膀胱，天水交合，既为维阳救阴法，知母救肺阴，使膀胱水腑，知有母气，救肺即救膀胱，为阳病救阴法，分煎合煮，所以行肺部阴阳之气也。

主汗多及汗后法。

【百合滑石代赭汤】

**暑由误下治尤差，既下还须竭旧邪。代赭镇心滑利水，陷邪下达效堪夸。**

百合七枚　代赭石弹大一枚　滑石一两

分煎合煮，法同上。

误下热陷伤阴，或不由误，内郁入阴，皆主之。百合清肺引水源，代赭镇心，阻热上腾，滑石利水，导热下达，俾陷邪之热由小便出，自无灼阴之患。

按：阴气伤，故溺时洒然毛耸。单用滑石，恐通腑利窍，仍蹈出汗之弊。重以代赭，镇心经之气，使无汗泄之虞，是阴病救阳法。

按：六一散加神砂，即从此方套出，主下后证。

【百合鸡子黄汤】

**暑由误吐吐伤中，须仗阴精上奉功。百合七枚鸡黄一，救肺之母胃和衷。**

百合七枚　鸡子黄一枚

煮如上法。

吐伤中气为伤阴，以鸡黄救厥阴之阴以安胃，而救肺之母气，亦阳病救阴法。主吐后证。

【百合生地黄汤】

**不因汗吐下诸伤，形但如初守太阳。地汁一升百合七，阴柔最足化阳刚。**

百合七枚　生地黄汁一升

制如上法。

中病勿过服，大便当下，如漆为度。

暑病不因汗、吐、下，久病如故者，仍守太阳一经治之。按：久而病形如初，郁伤气血分辨之。

【百合滑石散】

**前此寒无热亦无，变成发热热堪虞。清疏滑石治表里，百合能教肺气舒。**

百合一两　滑石一两

共末服之，微利则热除。

按：暑邪，郁久变热而发热者，乃内热充满，淫于肌肤，不比浮热，唯此能去之。

【栝楼牡蛎散】

**渴如不止属浮阳，牡蛎楼根等分量。研末饮调方寸匕，寒兼咸苦效非常。**

栝楼根、生牡蛎，等分末。

暑病，口渴不止，乃里阴不复，阳亢外扰也，栝楼寒以生津，牡蛎咸以潜阳，神妙无比。

又按：太阳中暍，汗、吐、下、温针皆禁，亦犹风温之例。误下，则语言难出也；中暍误汗，则为重暍。阴既受伤，复汗以耗之，亦犹中暍，故为难治。仲景百合病，即专指重暍言，故前三方曰主汗之后者、吐之后者、下之后者，又言不因汗、吐、下，曰久病形如初，仍守治太阳一经，又列郁久渴不止一法、变发热一法，即郁热之深者，均不外此，凡初受暑邪，审系火证，轻主参麦，重主白虎；审系夹湿之阴证，即以瓜蒂涌下之，而更斟酌于数方之中，无不奏效。若补虚化湿，宜甘草泻心。脉数无热，但欲寐，属少阴，主赤豆当归散。阴毒、阳毒亦有之，主升麻鳖甲法，皆妙，神而明之，在乎其人。

【赤小豆当归散】

赤小豆三升浸芽　当归

等分末，浆水煮，二沸分服。

主湿热郁久，脉数无热，但欲寐，默默汗出，目赤如鸠眼。

【甘草泻心汤】

本方加人参三钱。

主湿热郁久、呕吐善心疼、多疑惑之证，为补虚化湿之妙方。

【麻杏甘石汤】

香薷[1]　杏仁　石膏　甘草

主心烦、口渴、头痛、汗出而喘之外证。

【黄连阿胶汤】

黄连　黄芩　白芍　阿胶　鸡子黄

借治心烦不眠之内证。

【猪苓汤】【麻翘赤豆汤】均见寒门

【《局方》六一散】即天水散

滑石　甘草

共研末，井花水调，或灯心汤下。

加朱砂，名益元散，更有镇心利湿之妙，暑门第一方。

【《千金》生脉散】

人参　麦冬　五味

酸甘化阴法，主脉散大、喘促欲脱之神剂，预服可以却暑。

六味，加麦味，名壮水丸，预服亦佳。

【《千金》消暑丸】

半夏四两　茯苓二两　甘草二两

姜汁丸。

主吐泻，昏闷不醒，研灌立效，三法皆要方。消暑第一神方。

【黄芪建中汤】

黄芪四钱　白芍三钱　桂枝钱半　炙草二钱

【丹溪六和汤】

人参二钱　茯苓二钱　砂仁一钱　半夏一钱　白术二钱　藿香二钱

木瓜一钱　扁豆二钱　杏仁二钱　厚朴一钱　生姜一钱　大枣三枚

---

① 香薷：《伤寒论》作“麻黄”，温病学家多用“香薷”代替。

【通脉四逆汤】

干姜六钱　生附子三钱　炙草三钱

二三帖后，加人尿、猪胆汁。

主霍乱吐泻，第一方。理中汤，亦妙。

【《千金》治中汤】

人参一两　干姜一两　白术一两　炙草一两

转筋，加石膏一两。

主绞肠痧，欲吐不能，欲泻不得，腹绞痛，第一神方。

【《三因》香薷饮】

香薷八分　扁豆三钱　厚朴二钱　甘草一钱

泄利，加苍术。呕，加茯、半。发搐，加羌活、秦艽。

按：香薷，扬越阳气，彻上彻下，为治暑第一表品，但性猛，如冬月之麻黄，虚人慎用。

叶天士去厚朴、扁豆，加扁豆花、银花、连翘，亦佳。

又加芪、术、苓、橘、朴、木瓜，主内伤而兼中暑，亦妙。

有兼证者，随证加药。

【吴氏清络饮】

鲜荷叶　鲜银花　鲜扁豆花　丝瓜皮　西瓜皮　卷心竹叶

轻清理络，妙不可言。

【清营汤】

犀角一钱　生地五钱　元参三钱　麦冬三钱　丹参三钱　黄连一钱

银花三钱　连苕[①]三钱　竹叶心

【连梅汤】

黄连八分　乌梅肉三钱　麦冬三钱　干生地三钱　阿胶三钱

脉大而芤，加人参。

【椒梅汤】

川椒二钱炒　乌梅肉三钱　麦冬三钱　人参二钱　黄连一钱　黄芩一钱

枳实一钱　半夏二钱

---

① 连苕：连翘的别名，亦指连翘之根。

【来复丹】

元精石一两　制硫黄一两　硝石一两，同硫研　陈皮二钱　青皮二钱

五灵脂二钱炒烟尽

共末收贮。

【银翘散】

银花一两　连翘一两　桔梗二钱　薄荷六钱　竹叶四钱　炙草五钱

芥穗四钱　淡豉五钱　牛子[1]六钱

共末，每六钱，鲜苇根汤下。

【三才汤】

人参三钱　天冬三钱　干地黄六钱

【紫雪丹】详温证

陈修园曰：凡寒暑皆外邪，中于阳而阳气盛，则寒亦为热；中于阴而阴气虚，则暑亦为寒。若中阴分，无分寒暑，皆为阴证，如酷暑时，反多阴证是也。总之邪之中人，随人身元气而传化，非必伤寒为阴，中暑为阳也，此义扼要。

**干霍乱即搅肠痧[2]辨**

此猝中寒湿，内夹秽浊，眩冒欲死，腹中绞痛，脉沉紧或伏，欲吐不得，欲下不得，甚则转筋，俗名吊脚痧，四肢发厥，吴氏主救中汤：川椒三钱（炒）、干姜四钱、槟朴橘二钱。转筋加桂枝、防己、苡仁，厥加附子，兼阴多者良。

## 痉　湿

**痉为病，燥伤筋。分刚柔，治阳明。大承气，可回生。**

痉为津液伤、血虚筋燥之病。其证身体强、项背几几、气上促、头摇手动、口噤脚挛急是也。

有汗，主栝楼桂枝汤，以此方最和营卫，加花粉清肺胃之热，不令移于肾也。

---

① 牛子，即牛蒡子。

② 搅肠痧：又名“绞肠痧”。

无汗，主桂枝汤加葛根，以邪由经腧，欲入阳明，用葛根断其前路，桂枝截其后路也。此证必小便少。

二法皆取阳明，以阳明主宗筋，故神于治痓。

若胸满，或搧起，口噤咬牙，卧不着席，角弓反张，脚挛急，前后二便不通，为内实，主大承气汤急下之，口不进药，由鼻灌之，有起死回生之效。

**湿阴邪，必兼证。麻术汤，寒湿胜。防芪汤，风湿问。**

痓病非风不成，湿痹无恶不作，湿为阴邪中人，必兼风寒之邪，然后相引而发，上下中外，无处不到。外感由坐卧卑湿、猝受雨露而起，其病易见。内伤由正虚邪凑，久而始觉，其病脉濡缓，头胀痛，发热恶寒，身重疼痛，舌胎白，面黄，胸闷不渴，不知饥。

若身烦重痛而无汗，为寒湿，主麻黄加术汤，为助脾转枢法。

若身重痛、汗出恶风之证，为风湿，主防己黄芪汤，为通卫渗湿法，其脉必浮。

若当风取冷，或素虚取冷，一身重痛，胫挛不可屈伸，日晡时发热，为风寒均有之证，必无汗，主麻杏薏苡甘草汤，驱寒胜湿，杏助麻以驱邪，甘助薏以胜湿。无汗为寒多，立法极为精到。

按：湿家一身尽痛，苦重不能转侧，兼证重痛，但不能屈伸。湿家发热，旦暮不殊，兼证唯日晡作热，以此为别。土恶湿，故申酉戌[①]旺时相争耳。土必恶湿者，盖经云诸湿肿满，皆属脾土之故也。

**主附子，宗仲圣。简易方，可备询。**

桂枝附子汤，主身重痛、不能转侧、风胜湿之证。

桂枝附子加白术汤，主前证，小便自利、大便反坚、湿胜风之证。

甘草附子汤，主风湿相搏之证，只取微汗，勿令大汗。若大汗，则风去湿不去，以汗收湿又袭也。病在关节，须缓攻。

经方，丝丝入扣。

程氏简易方，论湿之兼证甚详，附此备考。

表伤湿，身重自汗，骨节烦痛，主防风、羌独活、稿本、白芷之类，以风药能胜湿也。里伤湿，跗肿喘满，腹胀烦闷，主二术、橘、朴之类，以苦温能燥湿也。余按莫妙于真武汤。

---

① 戌：原文作“戍”，形近而误。

兼风者，自汗恶风，宜桂、苓、术、附、防己等驱之。

兼寒者，无汗，痹痛不仁，宜麻、桂、芎、芷等发之。

先受湿，后中暑，宜五苓加香薷，冷服以越之。

湿兼热，身重痛，小水涩，大便溏，宜苓、泽、苦参泄之。

温夹湿，多汗妄言，两胫逆冷，苓、扁、二术逐之。

雨后及卑湿所中，小便必不利，但以五苓利之，误汗下不救。

寒湿相凑，多伤脾胃，如痞满，不食，不饥，舌苔白，主胃苓汤。

腹胀，小便不利，大便溏而不爽，欲作滞下状，主五苓加厚朴、秦皮。

四肢乍冷，自利，目黄，舌灰白，神倦，邪阻脾窍，舌蹇语重，四苓加木瓜、草果、厚朴汤主之。舌灰滑，中焦滞，草果茵陈汤主之。

舌灰白而滑，大便窒，浊阴聚积，阳伤则腹痛，痛甚则肢厥，椒附加白通主之，舌白腐，便不爽，不欲食，附子理中去甘草加橘、朴主之。

脾胃两伤，中痞不饥，吞酸形寒，苓姜术桂汤主之。

湿郁久，肾阳消乏，肾气亦惫者，安肾汤主之。

肢体麻痹，痔疮下血，术附姜苓汤主之。

湿伤脾胃两阳，吐利交作，腹中痛，名霍乱。寒多不欲饮水者，主理中汤。渴者，主五苓散。吐利，恶寒发热，四肢拘急厥冷者，主四逆汤。吐利止，身痛不休者，主桂枝汤，小和之。

霍乱转筋者，五苓加防己、桂枝、苡仁主之。寒甚脉紧者，加附子。

干霍乱，主上霍乱法方，生立丹尤能救急，并主小儿危证。独胜散，功亦神效。

又以老姜唾磨，点大眼角，转动即醒。

通关散，亦可开窍。

**若湿温，主调气。湿热痹，宜轻利。**

温证夹湿，头胀痛发热，身重痛，不可转侧，舌上苔，不饥而闷满，小便短也，汗之则神昏，下之则泄，润之则留，邪不解，主三仁汤，化气以行湿。

湿温入心包，神昏肢逆，清宫汤去麦冬、莲心，加银花、赤小豆，以清湿热，并与紫雪。

气郁而哕，橘皮竹茹汤加柿蒂、姜汁主之。

一、三焦郁，升降失度，脘连腹胀，大便不爽；二、便溏身疼，舌白，脉不清；三、湿热入里，舌黄气滞；四、邪阻气分，舌白滑，脉右手独缓；

五、脘闷便泻。① 此五证，皆以调气散加减消息之。

脉缓身痛，舌黄滑，或渴，或不渴，热罢复热，主黄芩滑石汤。

呕不渴，主小半夏加苓，呕甚而痞，以半夏、芩、连、枳实、生姜荡之。

如湿聚热蒸，郁于经络，寒战烦苦，骨痛，舌灰滞，面目萎黄者，名湿痹，主宣痹汤。

郁经脉，身热身痛，汗多自利，胸腹生白疹，内邪外邪相合，辛走表，苦清热，皆禁。宜薏苡竹叶散，轻以利之，妙不可言。

杂感混淆，气不宣畅，头胀，舌白不饥，四肢一身重痛，杏仁薏苡汤主之。

暑湿痹，加减木防己汤主之。

若变黄疸而肿胀者，二金汤主之。

【桂枝加栝楼根汤】

花粉三钱　桂枝三钱　白芍三钱　生姜三钱　炙草三钱　大枣五枚

【桂枝加葛根汤】

即前方，再加葛根三钱。

【大承气汤】

大黄二钱酒　厚朴四钱　枳实二钱炙　芒硝二钱

先煮枳朴，至七分，去渣，入大黄，又煮，至五分，去渣，后入硝煮二沸，温服。

【麻黄加术汤】

**烦疼湿气里寒宗，发汗为宜忌火攻。莫讶麻黄专走表，白术加来里湿通。**

麻黄三钱　桂枝二钱　炙草二钱　杏仁三钱　白术六钱

先煮麻去沫，后入各品。

【麻杏薏苡甘草汤】

**风湿身疼日晡时，当风取冷病之基。麻杏薏甘锉末煮，驱寒胜湿两相宜。**

麻黄二钱　杏仁二钱　薏苡三钱　炙草二钱

加重研细，每末四钱煮至七分，去渣服。此证无汗，故主麻黄，下方有汗，故主防己。

---

① “一”至“五”原标于每一条之后，为方便阅读，今调于前。

【防己黄芪汤】

**脉浮身重汗恶风，风湿相搏证不松。防己驱湿从下渗，术芪甘草卫阳通。**

防己五钱　炙甘二钱半　白术四钱　黄芪五钱

锉如豆大，每五钱加姜一片、大枣一枚同煮，服后如虫行皮肤中，从腰以下如水，取微汗即愈。

【桂枝附子汤】二方

**桂枝附子姜甘枣，身体重痛风湿扫。小便自利大便坚，更加白术润枯槁。**

桂枝三钱　附子三钱　炙草二钱　生姜三钱　大枣三枚

再加白术六钱，即白术附子汤。

【甘草附子汤】

桂枝四钱、甘草二钱，化表风。附子二钱、白术二钱，驱里湿。

甘草冠此三味前，意取缓行勿迫急。

【吴氏半苓汤】

半夏五钱　茯苓五钱　黄连一钱　厚朴三钱　通草八钱

先煮通草，至七分，再入各药，煮半分二次。

【四苓汤】

茅苍术一钱　茯苓五钱　猪苓四钱　泽泻四钱

加厚朴三钱、秦皮三钱。

加小桂枝，即五苓汤。

【草果茵陈汤】

草果一钱　茵陈三钱　苓皮三钱　厚朴三钱　广皮钱半　猪苓二钱

腹皮二钱　泽泻钱半

【椒附白通汤】

附子三钱　川椒二钱炒　干姜二钱　葱白二茎①

猪胆汁半杯后入，冷服。

【苓姜术附汤】

茯苓五钱　生姜三钱　白术三钱　桂枝三钱

---

①　茎：原文作“革”。

【安肾汤】

鹿茸三钱　胡巴三钱　补骨脂三钱　韭子一钱　大茴香二钱　附子二钱

茅术二钱　茯苓三钱　兔丝子[①]三钱

便溏加赤石脂二钱，可丸。

【术附姜苓汤】

白术三钱　附子二钱　生姜三钱　茯苓三钱

【立生丹】

母丁香一两二钱　沉香四钱　茅术一两二钱　雄黄一两二钱

蟾酥八钱酒化

入末丸，绿豆大，每二丸，温水下。

【《外台》独胜散】

马粪不拘多少，陈者妙，瓦上焙干，老酒冲四钱，神效。骡粪亦可。

【叶氏橘皮竹茹汤】

陈皮二钱炒　竹茹二钱　柿蒂七枚　姜汁二勺

治呃逆，如神。

以下皆吴鞠通方，精确如神。

【调气散】

加减五法。

一方，藿梗、厚朴、杏仁、陈皮、神曲、麦芽、茵陈、腹毛。

二方，藿梗、陈皮、厚朴、苓皮、防己、豆卷、通草、薏仁。

三方，藿梗、苓皮、厚朴、陈皮、杏仁、滑石。

四方，藿梗、茯苓、陈皮、草果、查肉、神曲。

五方，藿梗、苓、朴、腹皮、谷芽、苍术。

【黄芩滑石汤】

黄芩三钱　滑石三钱　苓皮三钱　腹皮三钱　白蔻一钱　通草一钱

猪苓一钱三分

【宣痹汤】

防己五钱　杏仁五钱　滑石五钱　连翘三钱　山栀三钱　薏苡五钱

---

① 兔丝子，即“菟丝子”。下同。

半夏三钱醋炒　晚蚕砂三钱　赤小豆皮三钱

【薏苡竹叶汤】

薏仁五钱　竹叶三钱　滑石五钱　白蔻二钱半　连翘三钱　茯苓五钱
通草一钱半

【杏仁薏苡汤】

杏仁三钱　薏仁三钱　桂枝五分　生姜七分　川朴一钱　半夏一钱半
防己一钱半　白蒺藜二钱

【加减木防己汤】

防己六钱　桂枝三钱　石膏二钱　杏仁四钱　滑石四钱　通草二钱
薏仁三钱

【二金汤】

鸡内金五钱　海金砂五钱　川朴三钱　腹皮三钱　猪苓三钱　通草一钱

【三仁汤】

杏仁五钱　白蔻仁二钱　生薏仁六钱　滑石二钱　半夏五钱　厚朴二钱
竹叶二钱　通草二钱

【清宫汤】

元参心　莲子心　竹叶卷心　连翘心　连心麦冬　犀角尖
加减照温门上焦篇。

## 中风附历节、痹痛、脚气

**脉微数，真中风。骤然得，是邪攻。若寒化，类中宗。**

《内经》曰：脉微而数，中风使然。此八字，为真中风之纲领。

风从虚入，指太阳之阳虚，故脉微。热为风发，指肝虚而风入，故脉数。此真中风脉象。风指外邪，中言矢石之中人也。其证骤然昏倒，不省人事，或痰壅掣搐，偏枯歪僻皆是。经腑中风，皆有倒扑。

《金匮》论中风，专指热风，风为阳邪，中属骤受。邪初受未侵心，以侯氏黑散为堵截法。邪已入心，以风引汤为下热法。邪入心，病如狂，以防己地黄汤为表里兼治法。风攻于头而不去，加一治外法。三法皆着眼于少阴，寒从水化，以足少阴为主，寒主下行也；风从热化，以手少阴为主，风性上行也。

知此真证，便得真方。

唐宋以后，言中风者，曰昏迷不醒，曰猝倒口噤，曰面赤如朱，曰冷汗不止，曰脉脱，曰无脉，皆指寒风，以足少阴肾水也，阴邪并之，则风水相遭，即阴证，皆四逆证之例，详于寒门，究非中风本证，故又谓之曰类中风。

**闭与脱，大不同。开邪闭，续命雄。回气脱，参附功。**

风善行而数变，因人之脏腑寒热为转移。

其人脏腑，素有火热。风乘火势，火借风威，为热风，猝倒不省人事，牙关紧闭，两手握固，略有痰声，宜华佗[①]愈风散追回元气，驱风至宝丹彻其表里。若热风多闭证，闭宜开外，见六经形证，主小续命汤，依六经法治之，专主驱邪。如二便阻隔，主防风通圣散，表里两解。

其人脏腑，本属虚寒，则风水相遭为寒风，猝倒不省人事，口开手撒[②]尿出，痰声漉漉如水涌之势，正虚邪盛，主三生饮加人参一两，姜附汤冲人参汁，大剂连进，活人极多。

**先救急，后熄风。填窍方，具神功。风引汤，经隧通。**

凡猝倒不省人事、喑不能言、口眼㖞斜等证，总以救急为先。热风，通圣散第一；寒风，三生、姜附二法第一。

按：风邪中人，其病起太阳，中经中腑为轻，中脏为重。经云：邪在络，肌肤不仁，此络邪病，六经之表也；邪在经，筋骨重滞，此经邪病，六经之里也。邪入腑，即不识人，指胃腑亢燥言，以支络入心，大妨神气之出入，即不识人也。邪入脏，舌即难言，口吐涎，指少阴心肾，二脏俱连舌本，脏气并而不至，故舌即难言，廉泉穴无气以束，故口流涎也，均以风引汤为主，喻氏驱风至宝丹佐之。黄连阿胶汤，直走少阴之本以救之，尤为神妙。如服前二法，愈后近于痿者，以竹叶石膏汤清补之。而侯氏黑散为熄风填窍神剂。凡初患中风，未变热者，照法用之，病后尤赖以收功，免致终身废疾。

若热风入心，疾如狂状，妄行独语不休，无热而脉浮者，主防己地黄汤。

**八法歌，简而工。业此者，宜记胸。**

一开关

**口噤目张痰涎著，气塞手握难下药。闭证宜开主白矾，愈风驱风效尤速。**

---

① 华佗：原文作“华陀”，径改，下同。

② 撒：原文作“撤”。下同。

二固脱

**若见目合口又开，遗尿自汗脱证作。无论有邪与无邪，侯氏黑散大剂服。**

上二法亦妥。

三泄火邪

**六经形证应汗条，加减续命法亦约。防风通圣表里主，面面周到不克削。**

四转大气

**若还大气不能转，参芪新方水天合。**

五涤痰涎

**中风如见痰漉漉，《三因》白散镇痰活。**

六除风热

**风火相煽热势深，白虎连胶竹叶逐。**

七通经隧

**神昏脉绝风痰搏，风引汤为补天药。**

八灸法

**汤丸不及火灸奇，顷刻阴阳自相续。**

法详后，此尤在泾法，修园正之，诀极简便。

凡中风危急证，以炒盐填脐令满，上加厚姜大片盖之，艾火灸百壮，愈多愈妙，姜焦再换。

**火气痰，名类中。寒风外，可参用。历节痹，经方奉。**

寒风欲脱之阴证，薛氏以三生饮一两兑人参汁一两，为正虚邪盛救急妙方。若痰涎如涌，主《三因》白散可用。面赤，冷汗不止，气喘痰鸣，主通脉四逆、大建中等法。

忽然猝倒口噤㖞斜，手足战栗，身强直无汗，主姜附汤。

扑而厥，汗多心悸，心瞤动，主真武。

卫阳不固，触受邪风，猝倒面青，唇白，冷汗出，名冒风，主桂枝汤加芪、术，如神。

刘河间举五志过急，动火猝中为热，主防风通圣散。虚者引火归元，主地黄饮子。

李东垣以元气不足而邪凑之，令人猝倒，如中风状，主气虚，主补中益气汤加减治之。

朱丹溪以东南地湿，有病风者，非风也，由湿生痰，痰生热，热生风也，主二陈汤加二术、竹沥、姜汁治之。皆有确义。

总之，真中风须遵《金匮》法，类中风可以参以时法。

【侯氏黑散】

**黑散辛苓归桂芎，参姜矾蛎[①]各三同。菊须四十术防十，桔八芩五主大风。**

白菊花四十两　白术十两　防风十两　桔梗八两　黄芩五两　细辛三两

干姜三两　人参三两　茯苓三两　当归三两　川芎三两　牡蛎三两

矾石三两　桂枝三两

上十四味共末，酒服三钱，日一服，初服二十日，温酒下，禁一切鱼肉、大蒜，常宜冷食，六十日止。药积腹中，冷食助力，热食即下矣。

【风引汤】

**四两大黄二牡甘，龙姜四两桂枝三。六石相需各六两，瘫痫诸风个里探。**

大黄四两　干姜四两　龙骨四两　桂枝三两　甘草二两　牡蛎二两

寒水石六两　滑石六两　赤石脂六两　紫石英六两　石膏六两　硝石[②]六两

上十二味杵粗末，以四五钱，苇囊包，井水三升，煮三沸，温服。

主大人风引，小儿惊痫瘈疭，日数发。主脚气亦神。

【防己地黄汤】

**妄行独语病如狂，一分己甘三桂防。杯酒渍来取清汁，二斤蒸地绞和尝。**

防己一分　甘草一分　桂枝三分　防风三分

共末，以酒一杯渍之。另绞取生地黄汁二斤，蒸如饭熟，久取药汁，和地汁分温再服。

【头风摩散】

主头风。大附子、盐共末，以少许摩头上，令热极，则药力行。

【黄连阿胶汤】见伤寒

如用风引汤，尚恐不及，主此汤，直从少阴之本以救之，神效。此方此证，有回天之力。

连　芩　芍　胶　鸡子黄

---

① 蛎：指牡蛎。原文作“砺”，径改，下同。

② 硝石：《金匮要略》作“白石脂”。

【竹叶石膏汤】

竹叶三十片　石膏三钱　半夏一钱　人参一钱　炙草一钱　粳米一合

麦冬一钱

如服驱风至宝丹、黄连阿胶汤、风引汤，愈后余热不除，虚羸少气，近于痿证者，主此方清补之。二法如神。

【竹叶汤】

竹叶一把　葛根三钱　防风一钱　桔梗一钱　桂枝一钱　人参一钱

甘草一钱　附子一钱　生姜一钱　大枣十枚

如项强倍附子，呕加半夏，此《金匮》妇人产后中风法，借治证如风引汤者，神妙。

【华佗愈风散】

荆芥（微炒研），每三钱，豆淋酒调服，或童便亦佳，口噤抉齿灌下如神。

取豆淋酒法：黑豆二升熬熟，以酒二升纳入，急搅绢滤取清汁送药，专以此汁取汗亦佳。

主妇人产后中风，口噤，角弓反张，瘈疭晕，四肢强，借治此证，大能追回元气，平淡神奇之法。

【喻氏驱风至宝丹】

主风中经络脏腑，一切危证奇效。此方从防己地黄汤化出。

天麻一两　人参一两　熟地一两　羌活一两　桔梗一两　石膏一两

独活一两　黄芩一两　薄荷五钱　酒军五钱　芒硝五钱　黄柏五钱

荆芥五钱　麻黄五钱　附子五钱　栀子五钱　细辛五钱　连翘五钱

黄连五钱　全蝎五钱　川芎三两半　白术两半　白芍两半　当归两半

防风两半　甘草二两　滑石二两

蜜丸弹大，每二丸，茶酒送下。

【河间防风通圣散】

主热风猝中，外而表实，内而便闭，此两解妙法，如神。主春瘟时疫，不论初久皆妙。

酒军五分　芒硝五分　防风五分　荆芥五分　麻黄五分　栀子五分

白芍五分　连翘五分　川芎五分　当归五分　薄荷五分　白术五分

桔梗二钱　石膏二钱　黄芩二钱　甘草一钱　滑石三钱　生姜一片

葱二茎

同煎，日二夜一服。此方用表药，火郁发之也；用下药，釜底抽薪也。

【《千金》小续命汤】

通主六经中风、㖞斜[①]不遂、语言蹇涩及刚柔二痓，神效。

防风一钱二分　桂枝八分　麻黄八分　人参八分　白芍八分　川芎八分　黄芩八分　防己八分　杏仁八分　炙草八分　附子四分　生姜三片　大枣三枚

先煮麻去沫。

有汗恶风，倍桂、芍。有汗不恶寒，去附加知母、石膏一钱，甘草加倍。无汗恶寒，加麻、杏、防风各一倍。有汗身热，不恶风，阳明中风，加葛根一钱，桂、芩加倍。无汗身凉，加干姜二钱，附子、甘草加二倍，去太阴之邪。有汗不热，加附、桂、甘草各一倍，温少阴之经。

如中风六经混杂，肢节挛痛，麻木不仁，加连翘、羌活二钱，去少阴、厥阴之邪。

【三生饮】

主寒风中脏，四肢厥冷，痰涎上壅。

按：中风死证，多系风中带寒，口开心绝，手撒脾绝，目合肝绝，遗尿肾绝，声如鼾睡肺绝，汗出如油为元气内绝。发直，目上视，面赤，汗出如珠，法在不治，用药稍迟即死，此救之。

生乌头二钱　生南星三钱　生附子一钱　木香五分　生姜五片

浓煎。另用人参一两浓煎兑服。主正虚邪盛法，活人甚多。

【姜附人参汤】修园方

熟附子一两　干姜五钱　炙草四钱

浓煎一服，汗略止，再服，眼略动，三服，加人参一钱，渐有生意，必须半日内连服三剂，切记切记，活人甚众。

【白矾散】尤在泾方

白矾一两半　生姜五钱，连皮捣，水煮六分

二味合研，滤去渣，分三次灌，须臾吐出痰毒，眼开风退，方可进诸药。若虚人不宜吐，主愈风、驱风二法，急灌之。

主急中风口闭，痰上欲死者。

---

① 㖞斜：指嘴、眼等歪斜。斜，原文作“邪”，径改，下同。

【孙兆稀涎散】

主中风痰壅，口噤，气闭不通。

牙皂、白矾，等分细末，每味七分，温水调灌，不致大吐，但微微流出冷涎自醒。

【陈氏参芪新方】

生黄芪二两　陈皮三钱　人参三钱　防风三钱　天冬五钱　附子三钱

水天交合，以转大气神效。

【《三因》白散】

滑石五钱　半夏三钱　熟附子三钱

共末，每五钱，加生姜三片、蜜三钱，浓煎急灌之。

主中风猝倒，痰壅甚，危在顷刻者。按：此方有逆治横流，为北方坐镇之神剂。寒风下痰热，能起死回生。

【白通汤】

干姜三钱　生附子三钱

若拒者，加胆汁，加炙草二钱，即四逆。再加胆汁生和，干姜加倍，即通脉四逆汤。

【大建中汤】

干姜四钱　川椒二钱炒汗　人参二钱　饴糖三钱

【姜附四汤】姜附即白通法

人参一两、附子五钱。主肾气脱。

白术一两、附子五钱。主脾气脱。

黄芪一两、附子五钱。主卫气脱。

当归一两、附子五钱。主营气脱。

【地黄饮子】刘河间

主类中风，火不归元，舌强不能言，足废不能行，虚火治法，主少阴气厥不至。

熟地五分　山萸五分　远志五分　巴戟天五分　石斛五分　石菖蒲五分

五味五分　肉苁蓉五分　上桂五分　麦冬五分　附子五分　茯苓五分[1]

---

① 分：原文作“钱”。

薄荷叶二分

煎三沸，即服妙。

【资寿解语汤】喻氏

主中风脾缓，舌强不语，半身不遂，与上法同意，但彼重在肾，此重在脾。

防风一钱　熟附一钱　天麻一钱　枣仁一钱　羚角六分　上桂六分

羌活五分　甘草五分

加竹沥汁、姜汁冲。

如肾气不萦于舌本，加杞、菊、地、天冬、元参、石蒲。

【加味六君子汤】修园

中风王道之剂。

加麦冬三钱为君、附子一钱为使，入竹沥、姜汁，行痰甚稳。

中腑多着四肢，故有半身不遂、左瘫右痪之形。

中血脉，外无六经形证，内无二便阻隔，但口眼㖞斜，在左宜六君子汤，左虽以血为主，非气以统之不流；在右宜四物汤，右虽以气为主，非血以丽之易散。

【补中益气汤】东垣

治劳后，饥饱过度，致伤元气，气虚而风中之，宜此主之。唯不宜于肾，以阴虚于下，不宜升也。

炙黄芪二钱　人参二钱　白术二钱　当归二钱　炙草一钱　陈皮一钱

炙升麻五分　柴胡五分　生姜三片　大枣二枚

【二陈汤】丹溪

主痰饮通剂。

陈皮钱半　半夏二钱　茯苓三钱　炙草一钱　生姜三片

加竹沥、姜汁冲，再入白术二钱、苍术三钱，主痰中如神。

去二术，加僵蚕、天麻、羚角、附子、上桂、黄芪，主类中风、痰湿虚二证极稳。

【橘皮竹茹汤】

主痰中猝倒，恶心呕逆，如神。

【越鞠丸】丹溪

川芎三钱　苍术三钱　神曲三钱　香附三钱　栀子三钱

末丸。

主脏腑一切停痰食[①]积，气血凝滞，类中顷刻自安。

【仲景附录《古今录验》[②] 续命汤】

《内经》云：中风有四，一、偏枯半身不遂；二、风痱身无痛苦，四肢不收；三、风懿奄忽不知人，或猝倒；四[③]、风痹类风状，口不能言，冒昧不知痛处，或拘急不得转侧。皆主之。并治但伏不得卧、咳逆上气、面目浮肿之证。

麻黄三钱　桂枝三钱　炙草三钱　干姜三钱　石膏三钱　当归三钱

人参三钱　杏仁二钱　川芎二钱

【仲景录三黄汤】主中风手足拘急、骨节疼痛、烦热心乱、恶寒不欲饮食之证。

麻黄一钱　独活八分　细辛四分　黄芪六分　黄芩六分

心热加大黄四分，腹满加枳实六分，气逆加人参六分，悸加牡蛎一钱，渴加花粉六分，先有寒加附子六分。此风入营卫，肢节扰乱既久，因而邪入肾脏之治法也。

【仲景录近效术附汤】

主风虚头重眩苦极，不知食味。暖肌补中，益脾肾精气之神方。

白术一两　炮附子五钱　炙草一两

锉粗末，每五钱，加姜枣煎服。

此方全不用风药，但以附暖水脏，术甘暖土脏。水土暖，则浊阴之气肃然下行，诸证自已。

仲景于中风证，取此三成方以示法程。续命，主素虚人风入之证。三黄，主虚热内炽而邪复入之证。近效术附，主风已入脏，脾肾两虚，兼诸痹类风状之证。较时方，神效各别。

---

① 食：原文作“仓”。

② 《古今录验》：书名，原文作《古今集验》，据《金匮要略》改。

③ 四：原文作“五”。

附【桂枝芍药知母汤】

**脚肿头眩欲吐形，桂枝知芍是前型。麻附术防姜甘草，肢痛身羸一剂平。**

桂枝四钱　白芍四钱　知母四钱　白术四钱　防风四钱　麻黄二钱

附子二钱　甘草一钱　生姜五钱

先煮麻去沫，后入各味。

主历节已成者，肢节疼痛，身体羸瘦，营卫三焦均虚，脚肿如脱，头眩短气，温温欲吐者。并主黄汗[①]。

【乌头汤】

主历节不可屈伸疼痛，并主脚气疼痛。

麻黄三钱　白芍三钱　黄芪三钱　乌头[②]五钱　炙草三钱

煎八分去渣，入蜜三钱，再煎服。

【白矾汤】

主脚气冲心外渍法。

白矾二两，浆水煮，浸脚良。

凡脚气不可屈伸，内服乌头汤。至冲心重证，是肾水挟脚下邪凌心，往往不救，白矾却水护心，内服乌头汤，外以此法渍之，神效第一法。

【肾气丸】

干生地三两　山萸两半　山药一两　丹皮一两一钱　茯苓一两一钱

泽泻一两一钱　附子一两二钱　桂枝三钱三分

蜜丸，每四钱。

主脚气上逆，少腹不仁。

【越婢加术汤】

主内热极则身体津脱，腠理开，汗大泄，厉风气，下焦虚弱之证。

麻黄四钱　石膏八钱　甘草二钱　生姜二钱　白术四钱　大枣十二枚

先煮麻去沫。

按：方中术、甘、姜、枣，维正气之根，不使阳随汗泄、阴随热化也。恶风加附子者，以预防其亡阳也。法极周密。

---

① 汗：原文作“汁”，形近而误。

② 乌头：原文作“附子”，据《金匮要略》改。

【黄芪五物汤】

**血痹如风体不仁，桂枝芪芍姜枣平。虚人汗出风搏血，须令阳通效自神。**

黄芪五钱　白芍五钱　桂枝三钱　大枣十二枚　生姜五钱

主虚人疲乏汗出，风与血搏为血痹，阴阳脉俱微，尺中小紧，外证身体不仁，如风痹状者。按：邪入阴则痹，血中之邪以阳气伤而入，必以阳气通始得出，方即桂枝汤以芪易甘缓，入气以调血，更妙，在重生姜以发阳气也。

【崔氏黑豆酒】

黑豆炒半升　威灵仙二两　桑白皮一两　醇酒升半

煎八分，顿服，首主历节痛风如神。

白头翁草煮酒亦妙。

【《肘后》紫方】

主中风脊强身痉如弓。

鸡屎白　大豆　防风

先煮防风取汁，以二味熬令黄，酒淋之，去渣，后入防风汁服。

【五积散】

**《局方》五积散神奇，归芍参芎用合宜。桔芷半苓姜桂草，麻苍枳壳与陈皮。**

当归一钱　麻黄一钱　苍术一钱　陈皮一钱　干姜八分　白芍八分

枳壳八分　半夏七分　白芷七分　桔梗五分　炙草五分　茯苓五分

桂枝五分　川芎四分　姜　葱

主感寒内外上下统治，并主痢后鹤膝风，神效。

产后，用姜汁通草研末，每三钱，主一切外感如神。

【《开宝》鸡鸣散】

主脚气第一神方，不问男女均可服。

槟榔七枚　吴萸泡三钱　苏叶三钱　桔梗五钱　橘红一两　木瓜一两

生姜五钱

水三碗，煎至一碗取汁，再用水二碗，煎至一小碗取汁，去渣，两汁相和，次日五更时，分三五次饮尽，冬月小温，三时略用凉饮，天明下黑粪即愈。

【《灵枢》马矢膏】

筋骨之病在躯壳，古人多用外治法。

马矢煅　桂枝末

白酒和，涂病处，以桑皮包扎，外以生桑炭微烘之。或作膏炒热熨之。

【圣术膏】

主一切痹。

茅术五斤洗净，米泔浸透三宿，再用酒浸一宿去皮，以黑豆一层，拌术一层，透蒸二次，再用蜜酒蒸一次，用长流水，砂锅内熬浓汁，去渣，隔汤炖至成珠为度。每膏一斤，和炼蜜一斤，白汤调一勺服。一老人专用此方，寿九十，强如少年。

【山甲白薇泽兰饮】

山甲炒一钱　白薇三钱　泽兰三钱

酒炖服。

主鬼箭风，一帖如神。

【风疮洗法】

表虚卫弱，风邪乘之而变证，热即瘙痒，搔之则成疮，宜此洗之。

紫背浮萍一两　豨莶[①]草五钱　蛇床子五钱　防风五钱　苍耳子一两

煎汤洗。

## 伤　风

**伤风证，鼻塞嚏。治辛凉，调肺气。**

凡顿然头痛，眩冒，发热，恶风，鼻塞声重，咳嗽喷嚏清涕，而脉浮，或有汗，或无汗，为伤风。经曰：肉不坚，腠理疏，则善病风。肺主皮毛之合，多由金水二脏不足，阳气不能卫于外，故易伤风。风者，天之阳；卫者，人之阳。以类相从也。

肺为清虚之腑，得微苦则降，得辛凉则平，治宜辛凉平解，不得用燥药发表耗阴，不可补益太早，反留邪为患，切不可妄用寒凉，致阳邪不散，郁火不得发越，由之引贼破家矣。

伤风咳嗽，虽是小疾，误用刚燥，肺液被灼，多成劳证，桑菊饮主之。

二陈佐辛凉亦稳。

---

① 莶：原文作“签”，形近而误。

**若风热，解肌商。频感风，补中汤。**

咳嗽喉痛，口渴面热，涕泪稠粘，鼻塞音浊，热气上壅，即风热也，又谓之热伤风。若气粗火郁肺，急防发斑疹，主银翘散。

如素有痰火内热之证，火郁则生内风，或内热为外邪所束而不得发者，此热为本，寒为标，主清热散风，从火郁发之例。

如素体阴亏，又值非时之暖，则为风燥，以致咽痛音哑咳嗽者，宜辛凉法中佐以解热润燥之品，辛凉邪得外解，甘润正得内和，均以银翘散加减主之。

若阳虚之人，不任风寒，时时伤风不已，愈而又发，主补中汤。身自汗甚者，主黄芪建中汤。

【桑菊饮】

桑箕之精，叶毛而纹，气芳入肺；菊甘芳，能和金水二脏。伤风咳嗽第一法。

霜桑叶三钱　杏仁二钱　连翘钱半　薄荷八分　白菊钱半　桔梗二钱炒

炙草钱半　苇根二钱

二日不解，气粗似喘，为气燥，加蝉退①二钱。甚者加知母二钱、煅石膏八分。舌绛暮热，邪侵心络，加元参二钱。肺热甚者，加桑皮、地骨皮、粳米。火旺者，加酒芩。渴者，加花粉。燥甚，加玉竹、瓜蒌。

【二陈汤】

辛苦利气豁痰通剂。丹溪主伤风咳嗽尤良。气粗防发疹，加蝉退。

半夏曲一钱　茯苓钱半　橘红一钱　炙草八分

加薄荷、桑叶、桔梗、前胡为主方。

干咳，加瓜蒌仁。夜嗽，多加知母。恶寒，加淡豆豉。痰多，加枳壳。肺热气喘，加桑皮、地骨皮，甚者加石膏。

凡无痰咳声清高者，燥也，去半夏加甘草、桔梗、麦冬、瓜蒌仁。

有痰咳声重浊者，挟湿也，主小半夏加茯苓，再加朴、杏，预夺其喘满之路。本方加朴、杏亦佳。

用甘澜水煎，取走而不守法。

【小半夏加苓汤】

半夏二钱　茯苓二钱　生姜二钱

① 蝉退：即“蝉蜕”，下同。

甘澜水煎。

【银翘散】

辛凉平剂，主风热、风温第一法。肺位最高，过重太过，轻又不及，少与频服极妙。

连翘一两　银花一两　桔梗六钱　薄荷六钱　竹叶四钱　生甘草五钱
芥穗四钱　淡豆豉五钱　牛蒡子五钱

杵细末，每六钱，鲜苇根汤下，病重者，二时一服。

胸隔闷，加藿香叶三钱、郁京[①]三钱。渴，加花粉。项肿咽痛，加马勃、元参。衄者，去荆、豉，加白茅根、侧柏炭、黑山栀。咳多，加杏仁。

二三日后，热邪渐入里，加细生地、麦冬。

再不解，加知、芩、栀苦味，合地、麦之甘味，以化阴治热淫上法。

【补中益气汤】

黄芪二钱　人参二钱　白术二钱　当归钱半　陈皮一钱　炙草八分
升麻四分　柴胡五分　生姜一钱　大枣三枚

【黄芪建中汤】

黄芪三钱　白芍三钱　桂枝钱半　炙草钱半　生姜二钱　大枣十二枚

入饴糖化服。

【清燥汤】

生玉竹四钱　桔梗二钱炒　瓜蒌仁霜一钱二分

入鸡子清冲服。

主风燥咽干或痛，干咳音哑，第一方。

【解肌汤】

主疏导风热。

桔梗　防风　木通　山查　枳壳　前胡　陈皮　川芎　炙草

气粗加蝉退，咳加杏仁，热加丹皮。

**若感冒，苏叶汤。金沸散，平稳方。**

四时感冒，微发热恶寒，兼受寒凉而夹风邪，头痛鼻塞，或流清是也。

《内经》云：卑下之地，春气存焉，南方风气柔弱，易感风寒，故称感冒。

---

① 郁京，即“郁金”。

邪从口鼻入者居多，主紫苏汤，辛香甘苦轻解之。热多寒少，主解肌汤、金沸草散，并主伤风。

【紫苏汤】

苏叶二钱　制香附二钱　陈皮一钱　炙草八分　生姜三片

加参、半、桔、苓、前胡、葛根，并主劳倦、妊娠感冒。

【金沸草散】

旋覆花一两　前胡一两　赤芍一钱　甘草一钱　半夏五钱　芥穗两半　茯苓六钱半

共末，每三钱。

主伤风风热，神妙。

## 燥　证

**津液伤，燥为病。证属虚，主甘润。**

经云：诸涩干枯，涸劲皴揭，皆属于燥。燥为肺与大肠阳明之气，金为水母，伤燥，则水源不能灌周身、营百骸，而病枯槁，无润泽。或汗劫伤津，或房劳竭液，或服金石，或嗜浓①酒厚味，皆助燥损阴。外则皮肤皴揭，内则脉短，心烦而口渴，神气衰减。侵上则咽干失音，侵下肠澼便脓。血虚人及病后津亏，多兼燥象。初见宜甘寒润之，勿见苦寒。

生津汤，主内燥津枯；滋营汤，主外燥皴揭，筋急爪枯，大便风秘。

上燥，主玉竹、蒌仁、桔梗、鸡子白；下燥，主归、地、阿胶、二冬、鸡子黄、桔梗。

燥为证，又与火不同。燥为虚证，由阴亏失润，津液枯涩，肌肤熯燥，神气衰减，小便短，而咽中干，虽有兼证，总以润燥为主。

《局方》清燥汤，主下燥痿躄。

如润肠丸、通关丸、琼玉膏、二母散、清燥救肺汤、地黄饮子、固本丸各方，皆可因证检用。

**若秋燥，顺其令。陷瘕疝，搏血分。回生丹，有妙蕴。**

自秋分至立冬，阳明燥金主事，阴虚之人，肺气虚，燥气化火，上行则清

---

① 浓：原文作“脓”。

窍不利，内伏则腹燔胀痛，索泽无汗，皮毛焦枯，里急后重而泻痢，或二便秘滞。

上窍不利，主翘桔[①]汤。兼干咳者，主参麦汤、泻白散。脓血者，主痢门定法。

内伏腹搅痛，胀滞欲绝者，主桔梗重用，开苦参夺燥，兼润血之品。

按：秋燥之气，轻则为燥，重则为寒，化气为湿，复气为火，疝瘕之因，多由燥陷。

燥成里实，脐左坚大如盘而冷，名瘕症。坚硬为症，以有形可征也；坚软为瘕，瘕之为言假也。均以天台乌药散攻之。冷极者，外以香油熬花椒熨之，必下坚黑而亮之燥屎而愈。疝病亦皆相同。凡坚结牢固之病皆属金，为肺气陷之证，非此不除。

燥气延久，搏血成瘕，男妇皆有，回生丹主之。

如瘕证，不与血搏，单属气搏，老年脉虚者，复亨丹主之。

【叶天士生津汤】

当归一钱　白芍一钱　生地一钱　天冬一钱　麦冬一钱　瓜蒌八分
桃仁五分　红花五分

滋阴润燥活血，法主内燥。

【滋营汤】

当归二钱　生地一钱　熟地一钱　白芍一钱　黄芩八分　秦艽一钱
防风五分　甘草五分

兼养血润燥，法主外燥。

【《局方》清燥汤】

主肺受湿热之邪，痿躄喘促，胸满少食，色白毛败，头眩，体重身疼，便秘，如神。

黄芪钱半　苍术一钱　白术六分　陈皮六分　泽泻六分　人参三分
茯苓三分　升麻三分　炙草三分　生地三分　麦冬三分　神曲三分
黄柏三分　猪苓三分　黄芩二分　柴胡二分　五味九粒[②]

① 桔：原文作“拮”，形近而误。
② 李东垣清燥汤有当归。

【尤氏顺气丸】

主中风便溺阻格，遍身虚痒，脉浮数，亦治肠风下血、中风左瘫右痪之证。

九制大黄五钱　麻仁二钱　郁李仁二钱　淮药二钱　山茱二钱　车前二钱　牛夕[1]二钱　兔丝子一钱　独活一钱　防风一钱　槟榔一钱　枳壳一钱

炼蜜丸，梧子大，每五钱。

【叶天士桑杏汤】

桑叶　杏仁　沙参　贝母　淡豆豉　栀皮　梨皮

主上燥并咳。加连翘、桔梗，即连桔汤。

【参麦汤】

北沙参三钱　玉竹二钱　甘草一钱　桑叶钱半　麦冬二钱　扁豆花钱半　花粉七分

主清上燥。

【清燥救肺汤】喻氏

经云：形寒饮冷则伤肺。

霜桑叶二钱　石膏三钱　甘草一钱　黑芝麻一钱　人参一钱　杏仁一钱　阿胶一钱　枇杷叶一片去毛　麦冬一钱二分

【天台乌药散】吴氏

乌药五钱　木香五钱　小茴炒五钱　良姜五钱　青皮五钱　槟榔五钱　川楝子十枚，以巴豆四十粒同炒至黑去巴豆

共末，每方寸匕，白汤下。

【回生丹】

人参六两　安桂三两　雄鼠粪二两，两头尖者　麝香一两　姜黄二两　公丁香三两　川椒二两　虻虫二两，即牛蝇　三棱二两　红花二两　蒲黄一两炒　莪术三两　桃仁三两　苏子霜二两　灵脂二两　降香二两　干漆二两　归尾四两　没药二两　白芍四两　杏仁三两　香附二两　吴萸二两　元胡二两　水蛭二两，石灰炒　阿魏二两　小茴三两炒　乳香二两　川芎二两　良姜二两　陈艾炒二两　益母胶四两　熟地三两

① 牛夕，即“牛膝”。

鳖甲胶二斤　大黄八两

以陈醋拌，蒸三次，晒干，蜜丸，每丸一钱二分。

一治瘕结不散不痛。

一治瘕发痛甚。

一治血痹。

一治妇女干血劳证。

一治疟母，左胁有块痛。

一治经前腹痛。

一治妇女经时寒热。

一治经闭或伤生冷腹痛。

一治经来紫黑甚则成块。

一治跌扑损伤昏绝。

一治金疮棒疹瘀血。

一治产后瘀血，少腹痛拒按。

一主诸疝。

【复亨丹】

上方主实证，此方主虚证。

制硫黄一钱　鹿茸八分　枸杞六钱　人参四钱　茯苓八钱　苁蓉八钱

上桂四钱　全归六钱　小茴六钱　川椒六钱　龟版[1]四钱

共末，益母胶，足用为丸。

【琼玉膏】

**琼玉膏中生地黄，参苓白蜜炼膏尝。肺枯干燥咳嗽证，金水相滋效倍彰。**

## 火　证

**君相火，赋于天。七情动，五志炎。分阴阳，是真诠。**

五行唯火有二：心为君火，一身之主；肾为相火，游行周身，寄于三焦包络之间。此赋于天者。五志之火，动于七情，大怒火起于肝，醉饱火起于胃，悲哀火起于肺，房劳火起于肾。心为君主，火起则自焚。此由于人者，火一妄

① 龟版：亦作“龟板”。

行，元气受伤，偏胜则病，动极则死。治法实则泻之，芩、连之类；虚则补之，参、芪之类；甚者下之，硝、黄为主，釜底抽薪也；抑者扬之，柴、葛为首，火郁发之也；或壮水之主，以制阳光，黄连阿胶汤为真方，王氏主以六味为行水法；或益火之原，以消阴曀，附子汤为真方，王氏主以八味为行气法。

按：火分虚实，实为阳火，如柴炭之火，得水则灭；虚为阴火，如石焰之火，得水愈彰；又有半阴半阳之火，乃煤气之火，以水调之，则焰张而可煮物。人身之火亦然：阳火实火也，其证恶热不恶寒，舌苔干燥，喷热起刺，口臭气粗，张目不眠，渴欲饮冷，宜急驱其阳以救阴津，寒凉为主；阴火虚火也，其证恶寒，蜷卧，舌润不渴，主辛温补阳，则爝火无光；其半阴半阳之火，即阴阳错杂之邪，主辛温药中佐以黄连渍汤，须于六经求之。

**气有余，火即干。凭脉证，虚实参。**

气有余，即是火。脉弦数为虚火，按之无力；脉实而大，按之有力，为实火。

降气清火，主三子养亲汤。

内热火盛，主解毒汤。

内外皆热，主大柴胡汤。

气虚火盛，困倦无力，身热，主补中汤。

血虚火胜，午后潮热，口燥不渴，主逍遥散。

阳[①]虚，火不归元，从脐下起，主八味丸。

一身热如火燎，扪之烙手，因血虚而致者，主黄芪补血汤；因过食生冷，遏抑阳气于脾土者，主升阳散火汤，二方如神。

肝火泻肝汤，脾火泻黄汤，胃火白虎汤，肺火泻白散，肾火壮水丸，心火补心丹。

【大柴胡汤】

**小柴清郁法如神，大柴清结相火平。柴芩芍枳姜夏枣，大黄酒制见功能。**

【三子养亲汤】

苏子　白芥子　莱菔[②]子

实火可暂用，尚不如四磨饮之妙。

---

① 阳：原文作“阴”，据医理改。

② 菔：原文作“菔”。

【三黄解毒汤】

黄芩　黄连　黄柏皆酒炒　黑栀仁

各等分，主壮盛实热，阳毒上窍出血，吐衄，并作如神。

【逍遥散】

逍遥散用芍当归，术草柴苓慎勿违。散郁除蒸功最捷，丹栀加入有元机。

主肝郁如神。加味，主肝伤。

【黄芪当归补血汤】

血虚身热有奇方，古有当归补血汤。五倍黄芪归一分，真阴濡布主之良。

【升阳散火汤】

柴胡八钱　防风二钱半　葛根五钱　升麻五钱　羌活五钱　独活五钱

人参五钱　白芍五钱　炙草三钱　生甘草二钱

方极妥。

【凉膈散】

凉膈硝黄栀子翘，黄芩甘草薄荷饶。再加竹叶调蜂蜜，膈上如焚一服消。

主中焦燥实，燥烦口渴、目赤头眩、口疮唇制、吐衄便秘、胃热、发斑、发狂及小儿急惊。

连翘四两　芒硝二两　大黄二两　甘草二两　栀子一两　黄芩一两

薄荷一两

共末，每三钱，竹叶蜜汤下。

【泻黄散】

脾胃伏火口唇干，口疮臭渴饥火煎。防风藿栀石膏草，炒香蜜酒服之安。

共末。

【泻白散】

泻白甘桑地骨皮，再加粳米四般宜。秋伤燥气成痰嗽，火气乘金此法奇。

【泻肝汤】

龙胆泻肝通泽柴，车前生地草归偕。栀芩一派清凉品，湿热肝邪力可排。

【壮水丸】

即六味地黄丸加知母、黄柏。

【天王补心丹】

口舌生疮心火急，怔忡枯燥大便秘。归地二冬黄柏远，丹元人参苓味桔。

【当归芦荟丸】

**当归芦荟黛栀将，木麝二香及四黄。龙胆共成十一[1]味，诸凡肝火尽继攘。**

## 咳嗽

**咳嗽证，胃肺生。和胃气，肺自清。橘皮汤，稳而精。**

《内经》论咳，重在“聚于胃，关于肺”六字。盖胃气为外邪内邪所干[2]。上焦不治，如雾之气，不能灌溉，则咳生焉，无痰为咳，有痰为嗽。痰为水作，肺为水脏之源，肺胃相连，胃聚邪，则肺之关隘亦阻，输肺之气不清，则为咳嗽，凡咳皆内外合邪干之。喻嘉言立论极精，陈修园譬之为钟，有叩则鸣，亦有义意。方书驳杂，往往误治成劳，故俗有医畏治咳之说。

方书治咳主清肺，余谓治咳先安胃。经言聚胃，聚者，明指邪气病气聚胃不散也；经言关肺，关者，言肺为气之道路，胃气为邪所聚，阻塞肺之关隘而咳也。唯《金匮》竹茹橘皮汤，有清邪下气之功、养阴和胃之妙，主咳嗽，为第一神方。兼治病后呃逆痰饮呕厥，如神。陈皮利水去臭气，竹茹入络主邪气，沙参主惊气、除寒热，甘草主脏腑寒热邪气，极升降开阖转输之妙，凡外邪内邪皆主之，有兼证，按经加减。初病，北沙参暂去亦可。

如头痛恶寒，嗽而痰稀，鼻塞嗌干，脉弦无汗，为风燥。经云燥为小寒，主杏苏散。

风燥一证每挟胃湿，《千金》麦冬汤、五味子汤，二方皆得其秘，切勿惑于后人之说。

**支饮证，咳之根。小青龙，治其源。**

喻氏论咳，主内外合邪，最为旨要。言诸病气合于肺则咳，不合则不咳，以支饮为病根。《伤寒论》云：咳嗽者，去人参，以参多液，助水饮也。《金匮》小青龙一方加减，共成五法，皆以行水为主，徐忠可论之极精，柯韵伯宗之，不次冬夏，不论深浅，但系寒咳，用之如神。

**金沸散，主风温。泻白散，秋燥吞。**

如头痛，咳嗽肤热，脉两寸独大，午后作潮热，口微渴，春时为风温，伤风夹温也；夏为风热；秋冬为风燥。轻者，主金沸草散；重者，主银翘饮。不

---

① 十一：原文作“十二”。

② 干：原文作“于”，形近而误。

可误汗。桑菊饮亦佳。经云热淫于内，治以辛凉是也。

秋燥咳嗽，必见燥象，《千金》二方甚妥，泻白散亦佳。

**久不愈，郁火深。小柴胡，灌溉灵。虚劳嗽，可回生。**

咳嗽，初由风寒，久而不愈，则声哑羸瘦，痰中带血，气喘偏睡，变成虚劳之证。时医谬谓外邪失表、内伤七情所致，既已成劳，唯主甘润，静以养阴，谓阴复则阳不亢，往往致死不悟，诚可痛恨。陈修园曰：欲求生路，止有《伤寒论》治法可生。

论云：上焦得通，津液得下，胃气因和。此三句为治虚劳咳嗽之金针。盖风寒之邪，挟津液上聚膈中，以致咳嗽不愈。若邪不解，津液何以得下？若误行发散，不唯液津不下，且转增上逆之势，此所以通其上即和其中，和其中愈通其上也。至于风寒缠绵不已，积而成劳，凡一切痰火、哮喘、咳嗽、瘰疬等证，皆缘火势。郁久，顽痰胶结，经隧火不内熄，则津液不能下灌灵根，菁华尽化败浊，津液结则病，枯则死也。小柴胡方论，言咳者，去人参、生姜，加干姜、五味子，调通津液，借治如神。

**补中土，论持平。实漏卮，法亦精。**

凡劳伤之人，中土日虚，不能生金，咳嗽不已，唯补其中土则愈。陈氏主六君子加姜、细、味。钱氏主异功散，神治久嗽不已、面目浮肿、多涕唾、气逆、腹满痛不食之证，为外感不已，移于脏腑治法。

如久嗽不已，肺胃两虚，为金水不交之证，主理中汤加减如神。

咳嗽痰多，标在肺，本在肾，肾具水火，水虚宜滋，主猪苓汤，四五帖后，即服六味丸，加麦、味、蛤蚧以滋之；火虚宜温，主真武汤，去生姜，加干姜、细辛、五味，四五帖后，即服桂附八味丸。

按：诸方皆以利水为主，并非补肾，《求正录》有实漏卮之喻，正以水道一利，则上干之饮邪自肃然下行也。

如咳气虚，连呛不已，或见热气则喉痒作呕状者，此正气虚也，主归芍六君子汤，加阿胶、熟地润枯，紫菀[①]、冬花解肺郁，百合清肺，最效。

补中汤，去升麻，加百合，有甘敛行郁之神功。

【竹茹橘皮汤】

**咳逆原由客气乘，参甘竹橘枣姜平。呃逆又为寒热错，温凉开阖法兼臻。**

---

① 紫菀：原文作“紫苑”，误。径改，下同。

陈橘皮四钱　鲜荆竹茹二钱　北沙参二钱　炙草二钱　生姜二钱　大枣五枚

初病咳，去沙参。咳不呕，为胃气足，去沙参；咳而呕，为胃气虚，不去沙参。如外邪重者，只用陈皮四钱、生姜三钱，名橘皮汤，照三阳表证加入，治外邪兼主干呕如神。

如呃逆挟虚之证，本方如神，扁鹊丁香散，系从此方套出。

按：呃逆证，皆由寒热之气错杂使然，以二气相搏，则呃逆、咳嗽为邪正相搏，法亦相同。方中姜、竹，一寒一热以驱之；参、橘一开一阖以分之；甘、枣安中土，中土有权，咳呃自止。

胸烦咳燥，加瓜蒌。心悸、小便赤，加茯苓。火郁去参、姜，加五味、干姜。痰清，加茯苓、前胡。痰稠，加杏仁、厚朴。气壅而喘，桑皮、紫苏。痰粘滞，加桔梗。咳甚，加紫菀、百部、冬花。兼风热，加连翘、银花、淡豉、薄荷之类，桑叶、菊花亦可。寒热，加柴胡。久嗽及病后，易人参。

呃逆加减法：虚寒，加姜、附易人参；虚热，加柿蒂、枇杷叶；寒甚，加丁香、吴萸。

【叶天士杏苏散】

杏苏苓半橘桔枳，前胡甘草姜枣与。风寒夹杂咳嗽多，苦辛合用小寒理。

【《千金》五味子汤】

燥逆牵胸疼唾血，皮肤干枯肺有热。五味桑桔紫菀甘，玉竹竹茹姜细麦。

五味五分　桔梗一钱　紫菀一钱　甘草一钱　竹茹一钱　桑皮一钱
玉竹一钱　麦冬一钱　干姜五分　细辛五分

【《千金》麦门冬汤】

主大病后，火热乘肺，咳嗽有血，胸膈胀满，上气羸瘦，渴而便秘，五心烦燥。

麦冬三钱　桔梗一钱　桑皮一钱　半夏一钱　生地一钱　竹茹一钱
麻黄三分　五味五分　甘草五分　生姜三片

【小青龙汤】

主寒饮咳逆，倚息不得卧者，第一神方。

按：十枣专主内饮，不及外邪。此方主内外合邪，以下五法，本此加减。

麻黄一钱　桂枝一钱　白芍一钱　干姜一钱　炙草一钱　半夏八分
五味五分　细辛五分

## 《金匮》小青龙五法

【桂苓五味甘草汤】

**青龙却碍肾元亏，上逆下流又冒时。桂苓五味和甘草，抑阴敛逆镇冲宜。**

桂枝四钱　茯苓四钱　五味二钱　炙草三钱

主肾阳不足，误服青龙，多唾，手足厥逆，气从少腹上冲，面目如醉，小便难，时眩冒，治其冲气。

【苓甘五味加干姜细辛汤】

即前方去桂枝加干姜二钱、细辛二钱。

主服前方，冲气低，反更咳，胸满证，此脏腑之寒，非姜、细不除也。

【苓甘五味姜细加半夏汤】

即前方加半夏三钱。呕多，去甘草。

主服前方，咳满止反渴，冲气复发，支饮必冒，冒者必呕。

【苓甘五味姜细半加杏仁汤】

即前方加杏仁三钱。

主服前方，水去呕止，其人形肿者，肺气不行也。

【苓甘姜细味半杏加大黄汤】

即前方加大黄三钱。主胃气上冲、面热如醉之证。

已上五方，俱主姜、细、味，即面热如醉加大黄，亦不去，以姜、细最能泄满止嗽，凡饮邪未去，宜刻刻防之。孙真人最得此秘，麦门、五味、补肺各汤，皆有妙理。凡桑皮、阿胶、天冬、麦冬、茯苓、龙骨、牡蛎随证加入，皆极神效。

按：小龙一方，桂、麻、芍皆可去，唯姜、细、味断不可易。寒，加附子。热，加石膏、大黄。湿，加苓、术。燥，加二冬、阿胶、玉竹、枇杷叶。下虚者，可加巴戟、鹿胶。上虚者，可加芪、术。痰多者，可加桑皮、茯苓。

【小柴胡汤】

柴胡四钱　炙草钱半　半夏钱半　黄芩钱半　干姜钱半　五味一钱

大枣三枚

若胸中烦不呕，去半加瓜蒌。渴，去半，加人参、瓜蒌。腹疼，去芩，加白芍。胁下痞，去枣，加牡蛎。心下悸，小便不通，去芩，加茯苓。不渴，外有微热，加桂枝。

主郁火咳如神。

【金沸草散】

旋覆花一两　前胡一两　白芍五钱[①]　甘草一钱　半夏五钱

芥穗一两五钱　茯苓六钱半

共末，每二三钱。

主伤风风热咳。

【泻白散】

桑皮一两　地骨皮一两　甘草五钱　粳米五钱

季楚重曰：火热伤风，救肺之法有三，伤寒邪热侮肺，主白虎汤，此治其标。内证虚火灼金，主生脉散益阴，此治其本。若正气不伤，郁火又盛，则泻白散之清肺调金，标本并治也。

银翘见伤风。

【六君子汤】

人参二钱　白术二钱　茯苓二钱　炙草钱半　陈皮一钱　半夏一钱

【异功散】

人参二钱　白术二钱　茯苓二钱　炙草钱半　陈皮一钱

加紫菀、白前、百部尤效。

【理中汤】

人参三钱　白术三钱　干姜三钱　炙草三钱

悸，加茯苓一倍。渴，加术一倍。寒甚，加干姜一倍。大虚，加附子三钱。

【猪苓汤】

猪苓三钱　茯苓三钱　泽泻三钱　滑石三钱

先煎，后入阿胶三钱，化服。

【真武汤】

茯苓三钱　白术三钱　白芍三钱　附子二钱　生姜二钱

① 五钱：原文作“一钱”，据《医方便览》改。

【六味丸】

地黄　山萸　淮药　茯苓　丹皮　泽泻

加桂枝、附子，用干生地蜜丸，即八味丸。

【补中益气汤】

人参三钱　黄芪三钱　白术三钱　当归钱半　陈皮一钱　炙升麻五分

柴胡五分　大枣三枚　生姜三片

按：六淫外邪咳嗽，兼表主治法，节程德星。

自汗恶风，身热，或清涕，感风也，主桂枝汤，加防、杏、前胡、细辛。

无汗恶寒发热，感寒也，主二陈加杏、苏、葛、桔。

暴感风寒，咳嗽，鼻塞声重，主宁嗽化痰汤。

感湿者，身体重痛，或有汗，或小便不利，此浴后毛窍未干，受风湿也，主白术酒。

热嗽咽干痛，鼻出热气，其痰咳而难出，色黄且浓，或带红黄色，或血腥臭，或坚如蛎肉者，均主金沸草散。

微寒，或饮冷即嗽，冷热不和，主金沸草及消风散。

酒呛肺咳，主紫菀散。

失声咽痛，燥也，主玉竹、蒌仁、鸡子白、桔梗；受寒亦有之，主枇杷叶汤，加姜汁热服。

声哑寒包热，主姜汁、细、半、荆芥、合、玉竹类，甚妥。

声哑又有热痰壅肺者，金空则鸣也，主清咽宁嗽汤。

虾蟆瘟，如伤寒状，但鼻塞气急，连咳不已，伏枕不安者，即时气也，主银翘散。

咳而上气，喉中如水鸡声，橘皮汤加白前。

一嗽痰即出，脾湿胜，故痰滑，橘皮汤加星、半、皂角炙。

咳数十声痰不出，肺燥痰涩也，加枳、杏、苏梗利肺气。

肥白人湿重，加二术、茯苓。

黑瘦人燥多，加玉竹、蒌仁。

兼食积，再加枳实、查[①]、麦。

《内经》：五脏六腑，皆令人咳，七情内郁也，均以橘皮汤为主方。

---

① 查，即"楂"，指山楂。

咳而喘息有音，燥在肺，主五味子汤。

咳而腰背痛，属肾，加附子、细辛。

咳而胸胁痛，不能转侧，属肝，加柴、枳、赤芍。

咳而喉中如梗状甚，则咽肿喉毒，属心，加桔梗、牛蒡子。

咳而右胁痛，阴引肩背，甚则不可以动，动则咳极，属脾，加葛根、秦艽、郁金。

咳而遗屎，属大肠腑，加赤石脂、白术；遗尿，属小肠腑，加苓、半。

咳而呕苦水，属胆腑，加黄芩、半、姜。

咳失气，属小肠，加白芍。

咳而呕吐哕，胃不和也，加萸、半；有热，佐黄连；吐虫，加乌梅、川椒。

经年累月，久嗽不瘥，一味百部膏良验。

咳嗽烦冤者，肾气之逆也，八味丸主之。

尺旺阴虚，水泛为痰者，上逆而咳，六味丸主之。

如咳嗽已成虚劳，当求之虚劳门，审是房劳伤精则补精，审是思郁伤神则补神，宜酌其可。

**咳见血，勿作虚。经络逆，顺散之。童子尿，第一宜。**

咳嗽见血，多系经络不和，切勿作虚治，宜顺经散络邪。

咳血两胁逆胀，肝郁也，主逍遥散。外感风热壅甚咳血者，主金沸草散，加阿、蒌、桑皮。

痰中带血有红缕，火克金，肺郁也，主《千金》麦门冬、五味子二方，清燥救肺汤亦佳。

气有血腥，或吐或唾，丹溪云火升痰盛也，韭汁服立效。

咳血身热属血虚，痰带红丝，主童便竹沥加入金沸草散。

上气喘急，兼咯唾血者，鸡子白调人参末二钱，五更服，去枕仰卧良。

热咳咽痛，痰有血丝或鲜血者，主金沸草散。

咳甚吐血者，鲜桑叶一斤末，米泔水炒糯米焙干四两，和末每二钱，米汤下，或桑皮亦妙。

凡咳血，多由肺燥，可参之伤寒后肺痈、肺痿，辨讹症，自得真方。

童子尿，主咳血、唾血，常脱常服，千稳万当。

按：咳血证，凡肺有伏火，忌用人参、半夏，宜以二冬、阿、地、贝母、紫菀、桑皮、黑栀皮、杏仁、冬花、荷叶、淮山一派静药。加藕节、枇杷叶、十灰散、侧柏炭以导之，丹皮、地骨退热，牡蛎、海蛤、龙骨镇逆行痰。然后理脾阴以收功，为伏火上法。

【宁嗽化痰汤】

陈皮　茯苓　薄荷　桔梗　前胡　枳壳　厚朴　荆芥

【清咽宁嗽汤】

玉竹　瓜蒌霜　桔梗　冬花　桑皮　海蛤　牡蛎　北沙参　炙草

【消风散】

麻黄　荆芥　苍术　陈皮　白芷　炙草

【紫菀散】

紫菀　桔梗　荆芥　炙百部　炙白前　陈皮　竹茹　炙草

即《心悟》止嗽散。

【白术酒】

白术一两　淫羊藿一钱

煎酒服。此方与肾着汤相似。

【逍遥散】

**逍遥散用芍当归，术草柴苓慎勿违。散郁除蒸功最捷，丹栀加入有元机。**

【清燥救肺汤】

霜桑叶三钱　石膏二钱半　炙草一钱　胡麻仁[①]一钱　人参一钱

杏仁七分　阿胶八分　枇杷叶一片去毛　麦冬一钱二分

血枯，加生地。热甚，加羚角。

【琼玉膏】

生地　人参　茯苓　白蜜

炼膏常服。

咳家，脉弦为有水，主十枣汤。

按：凡人将咳之顷，喉间似哽非哽，似痒非痒，皆饮邪干犯。

咳必因痰，五饮中唯膈上支饮尤为咳嗽之根，外邪入而合之固咳，即无外邪而支饮渍入肺中，亦令人咳嗽不已，不去支饮，咳无愈期，主十枣不嫌其峻。

---

① 胡麻仁：原文作黑芝麻，据《重楼玉钥》改。

咳证，除劳损、脉极虚极细外，多系水饮。若诊确脉弦，不敢用十枣，其饮动肺则咳，动心则烦，搏击阳气则胸痛。积久亦主之。舒氏云：饮邪入胃，上入胸膈，咳逆倚息短气不卧，名支饮，主芪、术建中气，砂、半开膈，蔻、干姜涤饮，如神，可代十枣。

## 痰　饮

**痰饮源，水气作。燥湿分，治痰略。**

人身痰饮之证，水气上逆，得阳煎熬则稠而成痰，得阴凝聚则稀而成饮。然水归于肾，制于脾。治者，必以脾肾为主，方书支离聚讼，只辨燥湿，为扼要之法。燥则润肺，湿则温脾，此一定之法也，宜参咳嗽虚劳门。老痰宜化，实痰宜攻。

**留饮方，醒脾确。温药和，阳光灼。**

胸膈不开，饮食无味，而兼咳嗽者，此留饮为患，法主黄芪、白术健中气，砂、半开膈醒胃，干姜、白蔻涤其饮邪。按证加减，切实简当。

若由胃下走肠间，沥沥有声，微痛作泻，名水饮，加桂、附。

若由胃上入胸膈，咳逆倚息，短气不得卧，名支饮，加故纸、益智，更用斩关丸下痰。

若由胃旁流入胁，咳引刺痛，名悬饮，加草蔻仁、芫花。

若夹外邪失汗，由胃而溢出四肢，痹软酸痛者，名溢饮，加威灵仙、虎掌骨，以搜经络之痰。在手，加桑枝；在足，加桑根。此理中妙法，应手奏效。

《金匮》云：病痰者，当以温药和之，四字，即“金针之度”。痰，水病也，归于肾，制于脾，欲水由地中行，俾归其壑，非自高原以导之不可也，宜开健三阳以化气是也。欲水不泛溢，筑以堤防①，非崇土以培之不可也，宜温补中宫以运枢是也。上方，丝丝入扣。

**仲景方，共十六。补和攻，神效速。**

《金匮》十六方，皆极神效，如桂苓术甘、小半夏、五苓、肾气等方，皆温药也。即十枣等方，亦寓温和之意。阴邪退，则阳光舒，至方中，攻下攻逐各法，皆权宜之用，取其攻坚克敌，以去大病。中病即已，愈后则仍宜温药调

① 堤防：原文作“堤坊”。

之也。知此诀，方可治饮。

**真武汤，水归壑。龙五法，精而约。分阴阳，用法度。**

真武方中，茯苓淡以导之，白术燥以制之，生姜辛以散之，白芍苦以泻之，得附子，本经药引之，以归其壑，真圣法也。修园每以参、苓、术、附加姜汁之类取效，师其制耳。

按：痰饮之证，最多胸胁痛、呕逆、神识不清及手足臂痛之象。痰，阳邪也，随气所到，变证不一。凡苦、酸、辛、咸及竹沥、姜汁、童便、皂刺、芒硝之类，随可加入。亦有虚者，主六君、桂苓术甘、肾气、真武、小半夏倍茯苓等汤，以扶元气。

饮，阴也，唯停于心下，为胀，为咳，为悸，为眩冒，及溢于皮肤为肿，必以桂苓术附加姜汁之类，使离照当空，群阴方能退避。若以地、麦、味、附和其阴，则阴霾肆空，饮邪滔天，不可救矣。

《金匮》小青龙五法，一字一珠，制饮神妙，列入咳门宜参看。

二陈汤，为时尚方，修园仿《金匮》，加减亦精。

【苓桂术甘汤】

茯苓四钱　白术二钱　桂枝二钱　炙草钱半

主胸膈支满，目眩。并治饮邪阻滞心肺之阳，令呼气短。

【肾气丸】

即八味地黄丸，但原方系用干生地、桂枝。

治饮邪阻滞肝肾之阴，令吸气喘短。

【甘遂半夏汤】

甘遂三枚　半夏十二枚　白芍三钱　炙草三钱

水煎七分，入蜜再煎，至八分。

主饮邪留连不去，心下支结坚满。甘遂，决水饮；半夏，降痰饮。甘遂性猛，缓以甘蜜，坚以白芍。甘遂、甘草，性相反而实相使，此苦坚甘缓，约之之法，故一战奏功。

【十枣汤】

大戟　芫花　甘遂

等分末，枣十枚，水七分，煮至二分，入药末去核服。

主悬饮内痛，亦治支饮。此方极峻，不可轻用。

【大青龙汤】

治溢饮之病在经表属热者，宜此凉发之。方见太阳。

【小青龙汤】

治溢饮之病在经表属寒者，宜此温发之，并主支饮。

五法均详咳门，方又见太阳。

【木防已汤】

木防已三钱　石膏八钱　桂枝二钱　人参四钱

主支饮，胸膈喘满而坚痞，面色黧黑，脉沉紧，吐下不愈，宜此开结。

【木防已去石膏加茯苓芒硝汤】

主服前方愈后，三日后发者，水邪实也，再与此方即愈。

按：此方与小青龙，治哮喘，百不失也。

【厚朴大黄汤】

厚朴二钱　大黄三钱　枳实钱半

主中饮中满，支饮原不中正，饮盛则结中，故直驱之，使从大便出。

【葶苈大枣泻肺汤】

葶苈子二钱二分，隔纸炒，研如泥　大枣十二枚

煎七分，去核，入药服。

治支饮不得息，呼吸不自如。

【小半夏汤】

半夏二钱　生姜八钱

主心下支饮，呕而不渴。

【小半夏加茯苓汤】

即前方加茯苓四钱。

主猝然呕吐，心下怔忡，鬲间有水气，眩冒者。

【防已花椒苈黄丸①】

防已　川椒　葶苈　大黄

等分蜜丸。食后，日三服。口渴，加芒硝。

---

① 防已花椒苈黄丸：《金匮要略》作“已椒苈黄丸”。

主腹满，口舌干燥，肠中有水气，以此分利。

【五苓散】方见太阳

主瘦人脐下悸，吐涎沫而颠眩。此水也，水盛者，以此利之。

【《外台》茯苓散】

茯苓二钱　人参二钱　白术二钱　枳实二钱半　陈皮三钱半　生姜二钱

主积饮既去而虚气结满其中，不能进伸[1]。此证极多，此方至妙。

【《三因》白散】见中风

此方主痰如神。

【真武】见咳嗽

【舒氏斩关丸】见太阴

理中、四君、加减近效白术，均妙。

【王隐君[2]滚痰丸】

可主实痰。

【王节庵化痰丸】

主火郁久痰。

【二陈汤】修园新定加减法

陈皮　茯苓　半夏　炙草　生姜　大枣

久嗽气短，加桂枝钱半、白芍二钱，此从水道化气，或与肾气丸互服。

停饮胁痛，加白芥子一钱、柴胡三钱。

身体痛，四肢肿，加生芪三钱、木防己三钱。

咳逆倚息，短气不得卧，加木防己三钱、桂枝钱半、人参钱半、芒硝八分。

心下支饮，苦眩冒，加泽泻四钱、白术二钱。

咳不已，加姜、细、味。

《金匮》云：水在心，心下坚卓，短气恶水不欲饮。水在肺，吐涎沫，欲饮水。水在脾，少气身重。水在肝，胁下支满，嚏而痛。水在肾，心下悸。凡五脏偏虚之处饮即留之，言脏不及腑者，腑属阳，不至留饮也。

---

① 伸：原文作“神”，形近而误。

② 王隐君：元代医家，滚痰丸出自其所著《泰定养生主论》。

喻氏曰：饮，水邪也，其本起于足太阳膀胱、足少阴肾，以二经为水之专司也。然太阳之水为表水，肤腠不宣水气，以致壅而为饮，则以小青龙发之。发之不尽，当从太阳之里疏瀹之，十枣汤是也。少阴之水为里水，下焦有寒，不能制本来之水，逆而为饮，则以真武镇之。镇之不服，当从少阴之表化之，苓桂术甘汤是也。更进一步，从中土堤防之，从高原利导之，熟则生巧也。

## 喘促

**喘促证，有四因。开胸阳，阴邪行。**

喘促气上冲，不得倚息也。有内、外、虚、实四证，宜与咳嗽痰饮参看。外不离风寒，内不离水饮，实则肺胀，虚则肺虚，宜分证施治。

喘促多属饮证，饮为阴邪，阴盛，则龙雷之火得以遂其上僭奔腾之势，宜开胸阳使离照当空，则阴邪自退。

**实喘者，痰饮援。青龙辈，撤其藩。**

喘证之实者，风寒不解，又有痰饮为之援引，则咳嗽甚而喘作。

肺气实，气路闭塞而喘，以葶苈大枣泻肺汤主之。咳嗽喘，心下停饮，两胁胀满，以十枣汤主之。

小青龙解表利水，主内外合邪，喘而上气，目如脱，脉浮大者实也。

**虚喘者，苓桂温。真武汤，治其源。六君子，妙难言。**

虚喘气促不能接续，脉虚细无力，非脾虚不转运，即肾虚不吸纳，有以温为补者，紫苏汤，治出气不利而喘之肺证；有以补为温者，枸杞汤，治吸气不能归根而喘之肾病。专任则功效尤速。仲景云：气短有微饮，宜从小便去之，桂苓术甘，主呼气短，从太阳以化气；肾气丸，主吸气短，从少阴以纳气也。

若内证，冲气上逆，主小半夏茯苓八钱。

经云：喘之标在肺，其本在肾。真武汤，治其源也，此治虚已离根、肾气上冲神剂。

肺属金主上，肾属水主下，虚喘为天水不交之危症。土为金母，金为水母，危笃之候，必以脾胃为主，六君子加姜、细、味，为治喘神剂。面肿如杏，热如醉，加大黄，一服即安。

若实证，亦有二，非气闭不开，即肺胀不约。闭者，主泻肺汤如神；胀者，其人喘，目如脱，脉浮大，主越婢加半夏主之。

阴火上冲，真元暴脱，真武如不及，以黑锡丹为神妙，宜置之平时。

火气乘金喘促者，以泻白等法主之。

参桃煎，主肺虚咳喘亦良。

如气短似喘，脉来似促，宜以麦、参、五味，名生脉散为主，切忌破气。

【越婢加半夏汤】

麻黄二钱　石膏四钱　半夏二钱　炙草钱半　生姜二钱　大枣五枚

主实邪，肺胀上气，目如脱，脉浮大，神效第一方。

【紫苏汤】

紫苏四钱　陈皮一钱　大枣三枚

主出气不利而短之肺喘、肺闭，以辛开之。较苓桂术甘，效尤速。

【枸杞汤】

枸杞五钱，姜枣煎。

主吸气不能归根而短之肾喘、肾不纳，补以填之。较肾气丸，效尤速。

【黑锡丹】

黑锡三两　硫黄三两，同炒，结砂研至无声为度　胡巴五钱　沉香五钱

附子五钱　上桂五钱　故纸一两　肉蔻一两　金铃子一两　木香一两

末，酒煮丸。

张心在云：喘气专在口也，升举出入，专在口则喘矣。

天气通鼻，一呼一吸，果顺其常，则出心脾而入肝肾，脾居中而转运，就此主治，何喘之有？唯鼻失常，或肺壅气塞不上达，肺虚不下引，专出于口，则喘作焉。皆肺之过也，宜就肺之虚实治之。至若气短之病，鼻气有出无入，能呼不能吸，则责在肝肾，肺不任咎也，主枸杞汤、理中汤及咳门实漏卮诸法消息之，论极超妙。

【四磨饮】

人参　台乌　槟榔　黑沉香

等分，磨汁煎服，主肺喘，为虚中实证妙法。

胡桃肉、故纸，等分，同炒煎，交心肾捷。

## 哮吼证附诸气

**寒痰结，哮吼论。肺俞膜，内外应。射干丸，主其病。**

寒邪伏于肺俞，痰窠结于肺腧，则成哮吼，内外相应，一遇外邪或七情醉饱，立即病发。其证咳而多痰，结于喉间，气与痰相搏，随其呼吸呀呷作声，鼾齁不已。此寒气与痰狼狈相依，滞塞关隘也，非泛常之药可到，唯圣济射干丸为专门妙方。

**透涤散，虚羸询。梅核气，七气证。诸冲逆，代赭胜。**

射干丸力猛，虚人恐不足任，主透涤散亦佳。

此证宜与咳嗽、痰饮、喘促参看。

七情主七气，气盛生痰，如郁久则痰结腹痛，主七气汤。甚至七气相干，凝结如絮如膜如梅核，窒碍咽喉，咯不出，咽不下，名为梅核气，怪证百出，主四七汤。

【圣济射干丸】

射干　半夏　陈皮　百部　冬花　干姜　细辛　五味　贝母　茯苓　郁李仁　皂角去皮子

研末蜜丸。

【圣济透涤散】

六君子料八两，加贝母二两，共研，用竹沥、姜汁各两半，拌匀九蒸晒为末，每三钱，日二服。一以透窠，一以涤痰也。

【木防己汤加茯苓】【小青龙汤】

二方，治吼病，百不失一，应手取效。

【七气汤】

人参七分　半夏七分　上桂七分　炙草七分　生姜三片

【四七汤】

半夏二钱　茯苓钱半　厚朴钱二分　苏叶八分　生姜七片　大枣二枚

二方，兼主气病如神。

程氏曰：吼证遇寒即发，其端有二：一属内外皆寒，即上论证，以调中益气加淡豉、山查主之；一属寒包热，主麻黄汤。

又方，闹洋花一片，夹于烟叶[①]内吸之，立时平吼，如神。

【调中益气汤】

人参三钱　黄芪二钱　苍术一钱　木香一钱　白芍一钱　五味五分

升麻三分　柴胡三分　炙草五分

姜枣方妥（《时方》）。

【射干麻黄丸】

**喉中咳逆水鸡声，寒饮干肺激之成。射麻菀款姜细味，半夏加枣佐其行。**

射干三钱　麻黄三钱　生姜四钱　细辛二钱　紫菀三钱　款冬三钱

半夏三钱　五味五分　大枣七枚

**诸气冲逆**

温胆汤，主恒觉有一道热气自脐冲心，即头昏神乱，似怔忡之证，此阴火上冲也，一帖即安。

八味丸八两，煎化顿服之。主秋冬间，逆气上冲，咽不得息，喘促有声，甚有并胁下，少阳脉逆气之[②]道上冲，此寒也，如神。

**嗳气**

即噫气，代赭石旋覆汤，主之如神。

善太息无病时，须呻气一口方快，此肺热也，泻白散，一帖即已。

**短气**

气不相续，似喘非喘也。痰，主桂苓术甘。水，主五苓。

**喘咳**

胸痹短气，牵引背痛者，以苓、橘、杏、甘加瓜、半、薤白如神。

## 肺痿　咳逆　上气　痰血

**肺痿痈，皆结燥。姜草汤，冷燥要。麦门冬，热之导。**

咳唾痰血，腥臭稠粘，面红鼻燥，胸生错甲，上腕干涩，咳逆刺痛，咽干音哑，方书谓之肺痈。

① 烟叶：原文作“叶烟”。

② 之：原文作“二”。

咳唾痰血，腥臭稠粘，口吐涎沫，饮一溲一，遗尿音哑，方书谓之肺痿。

二证，方书痈泻痿补之外，皆主清金润肺，大误大误。盖所谓痿者，虚寒之证，挟痰血而生臭，吐涎沫，寒饮上逆，音哑，痰协虚热阻咽，虚寒在下，溲长便，肾阳衰惫，则遗尿，与肺不干也。所谓痈者，里燥之证，协痰血而生臭，面红错甲等证，无一非燥，与肺亦不涉也。《金匮》以甘草干姜汤，主肺冷干燥将痿之证；麦门冬汤，主肺热干燥将痿之证，皆预治其痿也。若吐脓如粥，用桔梗汤；脉实，吐痰血，喘而不卧，口燥胸疼，主泻肺汤。方谓之肺痈，病不在肺，良以肺本非痈，名以痈者，以冷燥热燥，皆能枯槁，肺之治节不行，而吐出之脓血又有痈溃之象，不然，人尚可活耶？

**射干汤，射郁窍。皂荚丸，开痰妙。**

喉中咳逆，时作水鸡声，此表邪内郁，肺气与邪相搏也，主射干麻黄汤。

咳逆上气，吐浊痰不已，时时上逆，但坐不得眠者，此表无邪，唯痰已固结，气上逆，因以皂荚开壅，又以枣和胃气，去邪中仍寓养正法，亦预治肺不使成痰。

**麻朴汤，脉浮取。泽漆汤，脉沉与。婢与龙，具名理。**

咳而脉浮，邪在表也，表邪不清，妨其致痿，宜麻朴汤主之。方中石膏降天气，行治节，使水饮遂就下之性，此有外邪，而预理其肺也。

咳而脉沉，热在里也，里热不去，虑其酿痈，泽漆汤主之。取其神于通腑，以劫热，此有外邪复挟内热之证，又预理其肺也。

又因风致咳，风水相搏，必成肺胀，肺胀不治，转眄[①]成痿，急出一越婢加半夏，亦预治法。

因寒致咳，邪热伏内，肺胀烦燥，亦防成痿，急出一小青龙加石膏汤，亦预治法也。

已上八方，浅深次第，皆所以预治其肺，不令成痈成痿，果能审择用之，何致大患？若既已成痈，脏腑已损，仲景立缓急二法，不以证之难治置之，救人无已之心，不亦千古同佩乎。

舒氏论附伤寒后，主已成痈痿者极妥。附方亦可参用。

【射干汤】见吼证

---

① 转眄：指转眼，喻时间短促。原文作“转盻”，形近而误。

【甘草干姜汤】

**二分干姜四炙甘，姜须炮透旨宜探。肺中津涸方成痿，气到津回是指南。**

炙草四分　干姜二分炮透

肺痿本虚热之证，其证吐涎沫，不咳不渴，遗尿，小便多或数，上虚不制下，为肺中冷，必眩冒多唾。此方妙在用草之大甘为主，而佐以炮透之干姜，变辛温为苦温之妙用，于甘温除大热中参以活法，故主吐血引导，第一神品。

【麦门冬汤】

**火逆原防气上冲，经方首重麦门冬。参半甘枣倍粳米，利咽下气著神功。**

连心麦冬三钱　半夏二钱　人参二钱　甘草二钱　粳米一合　大枣四枚

此方于扶中生液队中，加半之辛温一味，其神于利咽下气者，善用半夏之功也。

【皂荚丸】

皂荚刮去皮醋炙

研末和蜜，及枣膏为丸，梧子大，每七丸，日三夜一服，神效。

【麻朴汤】

**脉浮咳逆邪激饮，饮干二阳[①]气相迸。麻朴杏石半小麦，姜细味和方最稳。**

厚朴五分　麻黄二钱　石膏四钱　杏仁二钱　干姜二钱　细辛一钱
五味钱半　小麦一两

另煎，麻去沫，先煮小麦熟，去渣，同煎。

【泽漆汤】

**泽漆姜半芩白前，参甘紫菀桂同煎。咳而脉沉为里热，少阴底子要精探。**

泽漆五钱，流水煮透取汁　半夏三钱　紫菀三钱　白前三钱　黄芩二钱
人参二钱　桂枝二钱　甘草二钱

以泽漆汁煎药。

【越婢加半夏汤】

**风水多时气亦多，脉浮目脱胀难瘥。须凭越婢平水风，半夏降之主沉疴。**

麻黄六钱　石膏八钱　生姜三钱　甘草二钱　半夏二钱　大枣十枚

先煮麻去沫，后入各品。

主咳而上气，此为肺胀，其人目如脱而脉浮大者。

---

① 原注：肺心。

按：肺胀由风水相搏，热气奔腾，上蒸华盖，走入空窍，故咳而上气喘，目如脱状，脉浮大，以风为阳邪，鼓荡于其间也。此证此方，如神。

【小青龙加石膏汤】

**小龙分两照原方，斟酌加膏证细详。水饮得温方可降，欲除烦燥仗辛凉。**

即原方加石膏四钱，主肺胀，咳而上气，烦燥而喘，脉浮心下有水气者。此外邪内饮，挟热上逆之证，主寒热并进法，此方此证，如神。

【葶苈大枣泻肺汤】

**喘而不卧肺成痈，口燥心疼脉数空。葶苈一丸枣十二，雄军直入建奇功。**

葶苈熬令黄色鸡子大一丸　大枣十二枚

先以水煮枣，熟透去核，纳药枣肉内再煮顿服。

主肺痈已成喘，不得卧，如神。

【桔梗汤】

**吐脓如粥肺须清，内溃难支药尚轻。四钱生甘二钱桔，土金合化养生生。**

生甘草四钱　炒桔梗二钱

主肺痈，咳而胸满，恶寒脉数，咽干不渴，时出浊唾，腥臭，久久吐脓如粥者。

前证尚轻，主泻，此证急，救之以缓。

【《千金》苇茎汤】

苇根一两　薏仁五钱　桃仁泥一钱　瓜瓣三钱

先煮苇。

主咳有微热、烦满、胸生错甲之肺痈。

【《千金》桂枝皂荚汤】

桂枝三钱　生姜三钱　甘草二钱　皂荚一钱，去皮炙焦　大枣四枚

主肺痿，吐涎沫。

【《千金》生姜甘草汤】

生姜五钱　人参三钱　甘草三钱　大枣十枚

主肺痿，咳唾，涎沫不止，咽燥而渴。

【《千金》炙甘草汤】

主肺痿，涎唾多，心中温温液液者。

【《外台》白散】

桔梗三钱　贝母三钱　巴豆霜少许

主咳而胸满，咽干不渴，时出脓臭，或如米粥。作小丸，每二丸，更妙。

## 虚　劳

**虚劳证，上下损。脉大小，治法准。**

虚劳之证，凡咳嗽吐血、五心烦热、目花、耳鸣、口烂、鼻干、气急、食不知味、羸瘦、惊悸、往来寒热、怠惰嗜卧、疲倦、骨蒸不寝、女子不月、男子脱精皆是。

扁鹊云：损其阳者，自上而下，一损心，二损肺，三损胃，过胃则不治；损其阴者，自下而上，一损肾，二损肝，三损脾，过脾则不治。其说本《内经》，五脏主藏精，精伤则失守无气。精生五脏，统于肾，如房劳过则下损，至失守无气，则自下极而上矣。经云：二阳之病，发于心脾，有不得隐曲，女子不月，则上极而下矣。二阳，心脾也。

徐忠可曰："劳"字从火从力，未有劳不发热、劳不力疲者，人身中不过阴、阳、气、血四字。气热，则为阳盛；血热，则为阴盛。然非真盛也，真盛则为气血方刚，壮健无病矣。唯阴阳不和，故见偏盛，过与不及，病由此生。至于亡血失精，阳虚阴虚皆有之者，以阴极能生热也。凡治虚劳者，见脉在浮大一边，则当知阴不能维阳，肾为阴之主，务交其心肾，水火济则精血自足；见脉在细小一边，则当知阳不能胜阴，脾为阳之主，即补其中土，益心阳，纳肾阳，而三阳自泰。故仲师拈出脉沉迟、脉弦大二诀，为后人治虚劳之准则也。

**归脾汤，法尚稳。八六味，亦平等。《金匮》方，最中肯。**

二阳病，以归脾汤为养神法，主上损；六味丸为养精法，主下损。二法，高鼓峰宗之，极稳。

元阳，即肾家之气，伤则困倦食少、便溏腰痛之证作，主肾气丸。但此方为暖肾行水之剂，尚不能温补元阳，如火未大衰者，宜还少丹代之；阳虚极者，宜近效白术散。

肾水，即元阴也，元阴亏，为骨蒸咳嗽、便血遗精、喉痛口疮、齿牙浮动等证，东垣以六味丸、八仙长寿丸主之。

按：辛热耗阴，苦寒败胃，即六味、归脾二方，皆时尚套法，若治真损证，尚宜进而求之，《金匮》各方，皆中肯神剂也。

**建中汤，调其本。龙蛎汤，妙交引。天雄散，穷能拯。**

扁鹊云：针药不治，调以甘药。经云：精不足者，补之以味。仲景因之，立小建中汤及黄芪建中汤，皆急建中气，俾饮食增而津液旺，以致充血生精而复其真阴之不足，但用稼穑作甘之本味，而酸辛苦咸不与焉，盖舍此别无良法也。炙甘草汤，即此方化为润剂；喻氏清燥汤，又从此方套为凉剂。

如男子失精，女子梦交，主桂枝加龙骨牡蛎汤。以桂枝汤，外证得之，解肌驱邪；内证得之，调和阴阳。加龙、蛎者，以精神间病，非此不能交引中宫，敛其浮越也。《小品》去桂枝，加白薇、附子，治阴虚浮热如神，是一方得阴阳分主之法。

天雄散，补土安肾，为虚劳穷极归肾之神方。其曰治腰痛小腹拘急、小便不利等证者，略拈数端，以示一隅之反，仲景恐肾气丸之力量不及，故于平空悬立此方，具炼石补天手段。其方治不发明者，《内经》禁方不泄，一恐人轻其道，一恐干造物之忌欤。

**薯蓣丸，风气泯。䗪虫丸，干血迸。起死方，宜加省。**

薯蓣丸主虚劳诸不足，风气百疾①。

䗪虫丸，主五劳诸伤、内有干血、胸生错甲等病。

尤在泾云：风气不去，则足以贼正气，而生长不荣，以薯蓣丸为要方；干血不去，则足以留新血，而灌溉不周，以䗪虫丸为上剂。凡男子多风气之证，女子多干血之证。

【小建中汤】

**桂枝倍芍加饴糖，急建中气补阴阳。肺损端由五志火，生金补土守其乡。**

白芍六钱　桂枝三钱　炙草三钱　生姜三钱　大枣四枚

煮成，加饴糖三钱化服。

主虚劳里急，悸衄，腹中痛，梦失精，四肢疼痛，手足烦热，咽干口燥，第一方。

按：肺损之由，多以五志生火，销灼金脏，咳嗽发热，渐至气喘，虚弱侧眠，消瘦，虚羸，虚证交集，若至失音，危矣。此方温脾土，五火自熄，虚甚者，加黄芪三钱，火得养则不外焚，金自清肃，况饴糖为治嗽妙品，主肺损，

① 疾：原文作“病”，据《金匮要略》改。

丝丝入扣，凡五劳七伤统治。

【黄芪建中汤】

**小建中加两半芪，诸虚里急治无遗。急当甘缓虚当补，始信长沙百世师。**

即上方加黄芪三钱。气短胸满，加生姜。腹满，加苓去枣，并主肺损诸不足。补气，加半夏二钱。

主虚劳里急、里虚脉急也。诸不足，五脏阴精阳气皆不足也，唯调以甘药，斯土木无忤，加黄芪尤效也。心痛，可加元胡。血虚，可加归、芎。盗汗，可加小麦、茯神。虚热，加柴胡、地骨。

【桂枝龙骨牡蛎汤】

**男子失精女梦交，坎离失治在中爻。桂枝汤内加龙蛎，三两相均意义超。**

即桂枝汤加龙骨三钱、牡蛎三钱。

主失精家，少腹弦急，阴头寒，目眩发落，脉极虚，芤迟，利清谷，亡血失精，男子失精，女子梦交等证。

按：龙骨为龙之脱换，牡蛎乃海之精英，分之为对待之阴阳，亦互根之阴阳，治效无所不包也。

【天雄散】

**虚劳穷极归于肾，禁方不泄是天雄。白术桂枝佐龙骨，补土安肾建奇功。**

天雄三两炮，以大附子代亦可　白术八两　桂枝六两　龙骨三两

共杵末，酒服半钱，日三服。

按：白术为补脾正药，最得土旺生金，水源不竭，纳谷者昌，精生于谷之义。又得桂枝化太阳水腑，天雄温少阴水脏，则川流不息，气赖以存。更佐以潜阳之品，敛火归根，大著奇效，阴阳之道也。

【八味肾气丸】见中风

主虚劳腰痛，少腹拘急，小便不利者。此方为温化肾气上品，小水多者不宜。

【薯蓣丸】

**薯蓣丸方伊圣妙，服一百丸功再造。风气百疾并诸虚，调济阴阳有奇奥。**

山药七两五钱　当归二两五钱　桂枝二两五钱　神曲二两五钱

干地二两五钱　豆卷二两五钱　白芍二两五钱　炙草七两　人参一两八钱

阿胶一两八钱　川芎一两四钱　白术一两四钱　麦冬一两四钱

杏仁一两四钱　防风一两四钱　柴胡一两二钱半　桔梗一两二钱半

茯苓一两二钱半　干姜七钱半　白蔹五钱　大枣百枚

炼蜜，分作百丸，一料服完，诸疾自已。酒下良，主风气百疾。

【䗪虫丸】

**五劳七伤有干血，肌肤错甲目黯黑。《金匮》大黄䗪虫丸，起死回生有大力。**

熟大黄十两　茯苓二两　炙草二两　桃仁一两　杏仁一两　白芍四两

干漆一两　干地黄十两　虻虫一两　水蛭百枚　蛴螬百枚　䗪虫五十枚

水蛭用石灰炒透，共末，蜜丸，小豆大，酒下三五丸，日三服。二方皆缓中去病之妙法，此即俗称干血劳，妙方。手足脉相失者宜之，佐以琼玉膏尤良。

【酸枣仁汤】

**酸枣仁须先煮汤，茯知芎甘略煮良。虚烦不眠虚劳证，服后恬然足睡乡。**

酸枣仁三钱炒　知母二钱　茯苓二钱　川芎一钱　炙草一钱

枣仁先煮透，后入各品。

主虚劳，虚烦，不得眠，如神。

【炙甘草汤】

**炙甘草汤桂麦姜，胶地麻仁参枣良。热极成燥救阴阳，辛甘鼓气脉还长。**

炙草四钱　桂枝三钱　生姜三钱　麦冬三钱　麻仁三钱　人参二钱

阿胶二钱　大枣二十枚　干生地一两六钱

酒煮浓，去渣，入胶化服。主虚劳肺燥。

仲景建中汤，专主风木内凌中气。理中汤，主寒水内凌中气。风木，肝胆同居，肝寒胆热，相火为生生之原。劳伤之人，无不肾虚，虚则肝木偏旺，胆火上僭，故脾土日亏、中气日伤也，此风木内凌中气，治以建中，丝丝入扣。人参养荣汤，全从此方套出，用之亦佳。

凡治虚劳，统以黄芪建中汤为第一要方。火炽者，二加龙蛎汤最妥。吐血者，理中汤、甘草干姜汤极妙。气喘者，肾气丸、桂苓术甘汤平稳。小青龙导水，为治寒痰要剂。小柴胡疏肝，为治热嗽神方。扶脾养元，即是至理。

【归脾汤】

**归脾汤内术芪神，远志香甘与枣仁。龙眼当归共十味，后天培养法为灵。**

补后天第一方。

白术二钱　炙芪二钱　茯神二钱　人参二钱　枣仁二钱　远志五分

木香三分　当归二钱　龙眼五枚

主食少不眠、怔忡失血、大便或溏或秘、妄梦健忘、七情郁滞、遗精带浊及女子不月等证。高氏去木香，加人参一倍，咳加麦、味，郁加贝母，脾虚发热加丹、栀。

【六味丸】

熟地八两　淮药四两　山萸四两　丹皮三两　茯苓三两　泽泻三两

蜜丸，淡盐汤下。加五味，名都气丸。再加麦冬，即名长寿丸。本方加桂枝一两、熟附一两，即八味丸。王太仆云：壮水之主，以制阳光[①]，宜六味，水虚者宜之，主一切失血，嗽喘不眠，骨蒸失精之证；益火之源，以消阴翳，宜八味，火虚者宜之，主腰膝无力、饮食不进、肿胀遗浊、阳痿等证。去附子，用肉桂，名七味丸，引火归元。七味，再加五味子，主大渴不止，神效。

本方再加车前仁、牛膝，主喘满良。陈修园每以还少丹、近效白术散代之。

【杨氏还少丹】

主治同八味，尤能交通心肾，如真阳大衰者，此方不能幸效，火未大衰，宜此养之。

山茱二两　淮山二两　茯苓二两　熟地二两　杜仲二两炒　牛膝二两
肉苁蓉二两　楮实子二两　小茴二两　巴戟二两　枸杞二两　远志二两
五味二两　石菖蒲二两　大枣百枚

同丸。

【近效白术散】

主肾气空虚，风眩苦极，不知食味，为温补元阳救肾益精气第一方。

顶好野白术五钱　制附子二钱半　炙草钱半　生姜一钱　大枣四枚

此方全不用风药，但以附暖水脏，甘暖土脏，水土暖，则脾肾自足。

【人参养荣汤】

白芍三钱　人参二钱　炙芪二钱　白术二钱　茯苓二钱　陈皮二钱
当归二钱　桂心二钱　炙草二钱　熟地二钱　炙远志八分　五味十二粒
生姜一钱　大枣四枚

---

① 光：原文作“先”，形近而误。

此方以芍为君，全从建中套出，神治气血两虚、变现诸证，勿论其病，勿论其脉，守服月余，诸病自已。

【清燥救肺汤】见咳嗽

主燥气郁而成劳，即建中化为凉剂。

劳证，无不发热，世以滋阴为妥法，谓阴虚则热，殊不知阴盛则火动也，心肺为阳位，胸阳布照，爝火无光，有何发热？唯下焦阴气太盛，上干阳位；足太阴脾之湿气，动为水饮，上于手太阴肺，则咳嗽不已；足少阴肾之寒气，动为阴血，干于手少阴心，则吐血不休。虚劳，以此二证为提要。非阴盛而何？雷龙之火，必借阴云作雨，方得遂其奔腾之势，若烈日当空，则龙雷潜伏矣。东垣云：参芪甘草，泻火良剂。又曰甘温除大热。建中汤，宣胸阳，即所以驱阴霾之气。今人畏姜桂，用温补，颇合高士宗养火之说。

**宣肺阳退热法**

肺为天气，天气清明，地气不能蒸湿为云雨，则雷火、龙火自伏，为退热一大法，计八方：保元汤、补中益气汤、当归补血汤、四君子汤、六君汤、异功散、香砂六君汤、归脾汤。

已上八方，皆手足太阴药，补虚、退热、进食、治痰、止血，极效。唯咳嗽多由饮邪，方中人参阴润动湿，仲景主咳嗽，必去人参，加姜、细、味。如肺燥，则又宜人参。

【保元汤】

人参二钱　黄芪三钱　桂枝五分　炙草一分

宜燥加术、苓，宜润加归，除烦加芍，宜表加芎。

刘河间以主胃肾二气。

【补中益气汤】见上各门

主劳倦神气衰少，脾虚生内湿内热，表证颇同外感，此脾阳伤损，阳气下陷阴中而发热，为内热，头痛口渴，表证自汗，不任风寒，脉洪大，心烦不安，四肢倦，懒言语，动则气高而喘之证，如神。但不宜于肾，以阴虚于下，不宜升也。

【四君子汤】

**苓术参甘四味同，方名君子取谦冲。更加陈半痰能涤，再入香砂痞可通。水谷充调阴自足，阳和布濩气斯充。若删半夏六君内，进食调脾号异功。**

主脉虚细，面皖白，四肢倦，饮食不化，如作酸，属虚火，加干姜，男病以此为主。

**宣心阳退热法**

离明普照，爝火无光，又为退热一大法，计十方：理中汤、近效白术散、人参养荣汤、圣愈汤、正元丹、二加龙骨汤、黑锡丹、参附汤三法。

已上十方，皆手足少阴药，治验同前，更有益精气扶元气、补火以致水之功。

按：失血以理中汤，照古法煎服，如神。或照《仁斋直指》，加木香、当归，亦妙。所以妙者，血得暖则循行经络，甘草与干姜并用为功也。《金匮》甘草干姜汤，炮黑加五味子①，治吐血，亦如神。

【理中汤古法】

人参一两　白术一两　干姜一两　炙草一两

原文各三两，汉法一两，只用今之三钱三分，服后以腹中热为药力到，减半亦佳，若太少则不效，加木香一钱、当归二钱，尤良。此主吐血第一方。加附子，主脾肾虚寒如神。

【甘草干姜汤】

炙草四钱　干姜二钱炮透

变辛甘为苦甘，主吐血，有引血归经之妙用，是于甘温除热法中参以活法也。

【圣愈汤】

当归三钱酒炒　熟地三钱　白芍三钱　人参二钱　黄芪二钱　川芎一钱

内外兼调，为血后烦热口渴要方。

【正元丹】

治命门火衰不能生土，有时阴火上冲，头面赤热眩晕，恶心胸胁痛，腹胀，为补少火驯剂。

人参三两，附子两半，煮汁制　黄芪一两五钱，川芎一两，煮汁制

山药三两，干姜三钱，煮汁制　白术二两，陈皮五钱，煮汁制

茯苓二两，桂枝五钱，煮汁制　甘草一两五钱，乌药一两，煮汁制

---

① 五味子：原文作“味子”。

共为丸。

【二加龙骨汤】

主虚劳不足、男妇失精、梦交吐血、下利清谷、浮热汗出、夜不成寐等证。

白芍二钱　生姜二钱　炙草钱半　龙骨三钱　牡蛎四钱　白薇钱半
附子一钱　大枣二枚

【《千金》十味地黄丸】

即八味丸加白芍四两、元参四两。

主口舌生疮，面红目赤，齿牙浮动，服凉药更甚者。此为秘法，二味速附之下行，防桂之上僭。

**补脾秘法**

脾为五脏本，淡为五味本，以淡补脾，为损门第一精义。

凡损证，至六脉俱数，音哑口疮，昼夜发热无间，势已可危。经云数则脾气虚，言真阴虚则脉数也。黄养素以四君子加山药、莲米、黄芪、白芍、麦冬、五味煮，去头煎不用，只服第二、三煎，以养脾阴，十余日，发热渐止，口疮渐好；以参苓白术散全料煮，去头煎不用，晒干为末，陈米锅巴焦，打糊为末丸，如绿豆大，每三钱，早晚空心服，自愈。盖去头煎，则燥气除，遂成甘淡之品，养胃悦脾，诚秘法也。

【李时珍参苓白术散】

人参三两　茯苓三两　淮山三两　薏仁三两　扁豆三两　莲米三两
砂仁一两　神曲五钱　甘草五钱　白术四两　陈皮一两

煮去头煎，晒干末[①]丸。

凡久病服药多，或寒凉克削，以致三阳气衰，痰凝气滞，以调元之剂治之。阳一动，则少阳先升，但少阳欲先出，前有太阳，后有阳明，遏之不即升。故少阳之气，行之太阳，则太阳与之并而作寒；行至阳明，则阳明与之并而作热。往往见如疟之状，非真疟也。其太阳[②]气达，遂有伤风之状，鼻塞恶风寒之证见矣；其阳明气达，又有作泄之证见矣。如见此状，不必顾虑，但当调脾补元，分头施治，则旧病尽已。

---

① 末：原文作“未”，形近而误。
② 其太阳：原文作“其”，据文意补。

炊饭用武火，将熟则小之，则饭熟而不焦，以灰养火，取其温以熟饭，譬之温药养元也，故黄芪建中为温脾补脾第一法。

## 血　证

**诸失血，不循经。导脉络，主竹青。凭时令，加减灵。**

血生于中焦，半随冲任行于经络，半散脉中而充乎肌腠皮毛。若外有所感，内有所伤，则血不循经而上溢，则为吐、咳、咯、衄等证，下泄则为便血、尿血、血淋等证，妇人则上见倒经、下见血崩等证。凡吐衄崩中，皆经络散行之血也。修园论之极精，以一味新剖青竹茹为主方，随其所宜，佐以寒热补泻之品，一服取效。所以然者，人身之脉络不和，则充肤热肉渗淡皮毛之血，不循行其常道，而上溢下泄，竹茹和经络，通人之脉络为治也。若从风寒得，麻黄汤加味可用。若从酷暑得者，竹叶石膏汤、白虎汤、六一散可用。若从秋燥得者，泻白散可用。若诸经之火炽甚者，四生丸可用，六味地黄汤亦可偶服。若咳嗽带血者，金沸草散、逍遥散、橘皮汤皆可加，皆所以治其标也。

**主火邪，是前型。救逆法，龙蛎欣。柏叶汤，与泻心。**

《金匮》惊悸吐血章第一方，桂枝去芍加龙蛎汤，注云：主火邪者，以此冠首，示人治血，先治火也。又恐治火，专主寒凉，故拈出此方，不寒不滞，以作榜样。凡阴虚火旺、中亏惊悸、失血诸证，均以此为圣方。

吐血不止者，主柏叶汤，为温以行瘀法。如吐衄并作，心火盛，迫血妄行，主泻心汤，为凉以行瘀法。二方，一温一凉，皆所以行其瘀血，用之得当，效如桴鼓。滑伯仁云：血既妄行，必以去瘀为主，若留瘀不去，新血不生，变证不已。陈修园治血，每以大黄、桃仁，另煎佐药，一以折其火邪，一以逐其瘀秽，甚合。朱丹溪云：血随火为升降，气有余，即是火。经云：血随气布，治血先治火。如外受时邪，郁而为热，大吐大衄者，脉必浮洪而紧，宜以苏子、茜草、降香、芥穗之类散降之。如邪伏内热，或阳脏人素有内火，酒客蕴热，大吐大衄者，宜犀角、地黄、三黄解毒之类。

**引导法，草姜行。温摄法，理中宁。**

引血归经，炙草甘姜汤，如神，加五味更妙。脉洪火盛，加干桑皮三钱、小麦一两。

凡吐血，误服寒凉，外有寒冷之象，阳虚阴盛也，血得暖则循行经络，理中汤，照古法，加当归、木香，如神。

舒氏三阳并建法，专理脾肾之阳，虚寒要诀。

**阳和运，虚劳程。补血汤，是准绳。龙雷火，主镇阴。**

《褚氏遗书》云：血虽阴类，运之者其阳和乎？阳和二字，指心肺言。凡治吐血兼虚者，宜守此意，若吐血甚，血过多，当归补血汤最得其秘。外证似白虎者，一帖即止；或以白芨、藕节各三钱，研末，同冲尤神。

高鼓峰云：凡吐血，除瘀血与伤寒外，其余都是七情劳乏所伤，必见恶心，以此为验。盖劳伤之人，虚火上僭，火与元气，势不两立，元气进一分，火退一分。东垣谓参、芪、甘草，泻火良剂是也。此种证，或吐或咯，必积渐而来，以至大吐盈盆，脉必洪大，重按全空，必以补血汤先救其急，后以归脾、补中等方收效。如脉细小，手足寒，腹痛便泻，此虚寒之证，所谓阳虚阴必走，主理中加木香、当归，如神。又不可泥主火之说，误治不起。

又阴盛于下，格阳于上，则真阳失守，血随而溢，以致大吐大衄，六脉沉细，手足厥冷者，危在顷刻，此龙雷之火也，主景岳镇阴煎、全真一气汤。

**灯烛火，需甘平。治鼻衄，清道分。舌齿衄，甘露因。**

如先天不足，肾水素虚，又兼色欲过度，气竭精伤而吐血者，此水虚火亢，脉浮虚而数，或涩而空①。外证干咳骨蒸，口舌生疮，小水赤短，此为灯烛之火，油干则灭，如杂以滴水亦灭，指苦寒言。修园所谓辛热耗阳，苦寒伤阴，两皆忌用，即此证也。治之之法，须主甘润至静之味，以补阴而配阳。赵养葵养以六味丸。朱丹溪专主大补阴丸。黄履素谈补脾法佐之，尤为脾肾平秘之巧。

吐血由冲任上逆，鼻衄由督脉上逆，此专属火逆。伤寒邪郁，或火劫迫血妄行，最多此证，主以犀角地黄汤、败毒汤。如虚寒不足，水亏火旺，或疫痢后郁热，迫血妄衄者，宜甘静药中用龙蛎，或介以潜阳法，缓缓调治，或用白茅根一两，煎汤服可止。

舌上出血，有孔，槐花、蒲黄灰可掺。齿衄，生竹茹醋浸可含，纸蘸干蟾酥②可按。

统以甘露饮主之。

---

① 空：《医学从众录》作“芤”。芤脉，指重按时中间无而两边有的脉搏。

② 蟾酥：原文作“蝉酥”。

**黄土汤，理血灵。赤豆散，近血行。**

便后下血为远血，黄土汤主之。修园赞其立法甚合。凡一切吐衄、崩中、血痢不已，均以此方治之，甚妙。

便前下血为近血，主赤豆当归散。

下血久不止，主断红丸如神，以冲任固为血海，督脉实司其权，从奇经悟[①]出秘旨，以鹿茸大补督络，取效如神。

【桂枝去芍加蜀漆龙骨牡蛎汤】

主惊悸、吐血、火邪者。

桂枝三钱　炙草三钱　生姜三钱　蜀漆二钱　龙骨三钱　牡蛎四钱　大枣五枚

先煮蜀漆，即常山苗，能下气通泄阳热，故先煮之。

按：太阳与心君相合而主神，火盛迫血，故神气外浮而惊悸，桂枝赤入心，佐以龙蛎，介以潜之，制其上逆，神气生于中焦，故以姜、甘、枣资之也。

【柏叶汤】

**吐血频来不肯休，马通升降溯源流。干姜行阳柏艾导，调燮阴阳疾自瘳。**

主吐血不止。

生柏叶五钱　干姜三钱炮透　生艾叶三钱

以马通水合煮，频服如神，马粪用清水泡开，以布滤[②]之，澄清汁。马属火，取同气相求之效，童便亦可代。

按：马通合干姜，舒发其热，以行阳气，则阴分之血自安，柏叶合马通，导血下行，则瘀积自去，此温以行瘀法。

【泻心汤】

**火热上攻心气伤，清浊二道血洋洋。大黄四钱芩连二，釜下抽薪法擅长。**

主心气不足，吐衄并作者。

大黄四钱　黄芩二钱　黄连二钱

按：火邪盛，迫血妄行，血为心液，血伤则心无以养，心阴之气不足。芩连入心，培心阴之气，大黄去瘀，一补一泻法。本方同猪苓汤、五苓散去桂，均加竹茹、知母、石膏，主酒客及肺胃积有湿热吐咯及大吐不止者，神效。

---

① 悟：原文作“误”。

② 滤：原文作“摅”，形近而误。

【二加龙骨汤】

主吐血后，咳逆上气，其脉数有热，夜不得卧者，如神。此为既耗之阴从独胜之阳也，宜此救逆。

【半夏麻黄丸】

**心悸都由饮气为，半麻等分蜜丸医。一升一降存其意，神化原来不可知。**

主心下悸。

半夏、麻黄，等分蜜丸，每三丸，小豆大，按作丸，与服。变麻之发越为升阳、半夏之降为和中法。

主吐衄心悸，下血心悸，正良。

【黄土汤】

**远血先便血续来，黄土汤方妙主裁。附术胶地芩甘草，水虚血溢证兼赅。**

主远血并一切失血。

甘草三钱　干地黄三钱　白术三钱　炮附子二钱　阿胶三钱　黄芩二钱　灶心土八钱

此脾虚阳陷，挟湿下行。灶心土，燥脾去湿，佐以胶、地、芩入肝治血热，术、附、草和阳补脾治木虚。近血内瘀，专主清利，远血因虚，并用温补。二法，治出天渊，辨之须晰。

陈修园以此汤主一切失血，以赤石脂易灶心土，以炮透干姜易附子，或加侧柏叶以行瘀，佐以青竹茹通络热，神效。

【赤小豆当归散】

二味等分，每二三钱。主下血，先血后便，名近血，如神。

按：先血后便，脾络受伤，日渗肠间，瘀积于下，故便未行，血先下。豆解毒，归和肝，血自止。

已上皆《金匮》方，细细择用，诸法具在。

【青竹茹主方】

鲜青竹茹四五钱，冬寒，加入麻黄汤；春温，去桂枝一味。以麻黄能散血于经络、肌腠、皮毛之间，环转流行不息，血复故道，不致有上溢下泄之患也。张隐庵[①]以紫苏梗代麻黄，后人仿华佗愈风法，代以炒荆芥，于法较稳。秋加入泻白散；夏加入竹叶石膏及白虎汤，皆以石膏为主。火炽者，加入四生

① 张隐庵：名志聪，清代著名医家。

丸；阴虚火亢，加入六味丸。各方，加入皆妙。

凡一切咳血咯血，不可骤作虚治，多由经络不和，主金沸草散（见咳）、橘皮（见咳）、逍遥（见咳）。各方中，青竹茹四钱，如神。

【犀角地黄汤】

生地两半　白芍一两　丹皮二钱半　犀角二钱半

主血升火旺，斑黄阳毒，吐衄并作不止，如神。

【解毒汤】见火证

【炙甘草干姜汤】

炙草四钱　干姜二钱炮透　五味二钱

脉洪大，加干桑叶三钱、小麦一两，引血归经，如神。

【理中汤】

人参一两　白术一两　干姜一两　炙草一两

加木香一钱、当归三钱。

三阳并建法（舒氏）：芪、术各八分，补中气；故纸、益智二钱，收肾气；砂、蔻、干姜、半夏二钱，开胸阳；桂枝一钱，化气；附子一钱，温经。以腹内热为阳复。

【当归补血汤】

**血虚身热有奇方，古有当归补血汤。五倍黄芪归一分，真阴濡布主之良。**

兼主血痹。

炙黄芪一两　当归二钱

主吐血不止，亡血过多，如神。运阳和秘法，外证似白虎，一帖即安，加白芨三钱、藕节三钱，共末冲，尤效，功同独参。

【独参汤】

**功建三才得令名，脉微血脱可回生。人参煎取稠粘汁，专任方知大力神。**

人参一两，煎浓汁。元气虚，脉微欲绝，大吐大衄及妇人血崩欲绝，产后血晕，如神。

【固元汤】

高氏云：除瘀血与伤寒外，其余吐血，均属七情饥饱劳力所伤，必见恶心呕逆，此方总治。

人参三钱　炙芪六钱　归心四钱　炙草二钱　炮姜一钱　白芍二钱

大枣二枚

此方理血最精。胡念斋云：姜、附均可加入。

【景岳镇阴煎】

主阴虚于下，格阳于上，真阳失守，血随而溢，以致大吐大衄，六脉沉细，手足厥冷，危在顷刻，如神。

熟地二两　牛膝二钱　泽泻二钱　附子一钱　上桂一钱　炙草一钱

如阴火盛，喉痹者，以浸冷服。

八味冷服亦良，孤阳有归血自安。

【冯氏全真一气汤】

熟地一两　白术三钱　麦冬三钱　附子一钱　牛膝二钱　五味八分

人参五钱，另熬汁冲

滋降阴火神方。

【大补阴丸】

即六味加知、柏，较六味丸，能滋阴降火。水虚火亢之证，非此不治，不必疑知、柏苦寒也。

【断红丸】

鹿茸一具酒炙炒　侧柏叶三钱酒炒　续断三钱

醋煮阿胶为丸，每四五十丸，乌梅人参汤下。

【归脾汤】

高氏以白芍易木香，加麦、味，应手取效，血不止，加炒栀、茜草，如神。

【滋肾丸】即通关丸

主鼻衄不止，并主肺痿喉痹，咳血烦燥，下焦湿热，小便不通，胀闷欲死，亦主血淋。

知母二两酒炒　黄柏二两酒炒　上桂二钱

共末蜜丸，每服五十丸。知母、黄柏，补阴虚；上桂，化气。相用相使，甚巧。

【四乌贼骨一芦茹丸】《素问》方

主胸胁满，妨饮食，病至则先闻腥臭，出津液，先唾血，四肢清，目眩时，前后下血，名曰血枯。此得之少年时，有劳脱血，若醉以入房，男子则气竭肝伤，女子则月事衰阻。并主血虚胀满，近人以代䗪虫丸。

鱼乌贼骨四两，即墨鱼骨　芦茹一两，即茜草

共研细末，以雀卵和为丸，小豆大，每服五丸，饭后以鲍鱼汤汁，早晚二服。

乌贼，大补肾经精血；茜草，活血通经。鱼骨阴中阳，主血中之气；雀，羽虫之阳，能入水变蛤，有由飞变潜之化，为由阳入阴之本，其卵尤具浑然元气，以气竭肝伤，非此不能纳气潜阳、调行营血。领乌贼入肾，填补精血于既枯；领茜草入肝，充沛气血于既竭也。饮以鲍鱼汁，鲍鱼气臭入肾，欲其迅入肝肾而迅补之。

夫飞主气，潜主血；卵白主气，卵黄主血，雀卵之为用大矣哉。此方如神。

## 眩晕　头痛

**眩晕证，皆属肝。风木动，相火干。虚痰火，究一般。**

经云：诸风眩掉，皆属于肝。以肝为风木之脏，厥阴、少阳，相火同居，风与火属阳喜动，风火相搏，则为掉眩，言旋转不定也。此指实证，宜二陈汤，加防风、玉竹、川芎、天麻、白术主之。

属痰饮者，倍半夏。火盛者，再倍加泽泻。

经云：上虚则眩。此言虚证也，宜加参、芪。虚盛者，再加附子。

又云：髓海不足，则脑转耳鸣，湿痰眩冒，目无所见，懈怠安卧。此言病在上，而根起于下也，宜加肉苁蓉、附子、巴戟天。

此证，丹溪主痰，河间主火，东垣主虚。究之，皆木生风，风生火，火土不化，木又克土，或标或本，殊途同归也。

**痰火亢，大黄安。上虚甚，鹿茸餐。详脉证，治不难。**

寸脉滑，按之益坚者为上实。丹溪用大黄酒炒三次，研末，每三钱，茶清[①]调服，神效。

脉弦滑，兼呕为痰饮，宜茯苓二钱、泽泻四钱，煎服。或主二陈汤，加天麻、竹茹，亦效。

兼寒热往来，主逍遥散加天麻、半夏、钩藤勾。

---

① 茶清：茶汤的上清液，即茶叶用沸水第一次冲泡澄清后的清汁，常用以送药或调和药末。

脉滑实，大便闭，耳鸣，多怒，肝火也，主当归芦荟丸。

脉涩，精气不足，欲荣其上，必灌其根，主六味去丹、泽，加川芎、细辛、肉苁蓉、炙草。

脉弱小，主补中益气汤加天麻、半夏、钩藤勾。

凡眩晕大虚，诸药不效，以鹿茸五钱，酒煎去渣，入麝半厘，服之如神。此即经所谓督脉实则脊强，虚则头重高摇之治法也。

诸虚眩，诸药不效，及病后，主镇元丹。桂附八味丸，引火归元，亦效。

景岳右归饮，主肾虚头痛，并眩冒，如神。

近效白术散，主肾气空虚，风眩苦极，头重不知食味者，有益精补气之神功。

**若头痛，六经探。邪去火，实下痰。偏头风，木贼先。**

头痛六经皆有，宜分经主治。太阳头痛连脑后，项脊亦强，风主桂枝，寒主麻黄。

阳明头痛连前额，眼眶目珠皆胀眩，主葛根。

少阳头痛在两侧，必寒热作而多呕，主柴胡或逍遥散，加术、半、川芎。

太阴本无头痛，然湿土动而生痰，头为之痛，证兼腹痛自利，主理中加砂、半；轻者，二陈加星、芎。

少阴头痛，脉细欲寐，主五积散加辛、附；寒重者，温经散邪。

厥阴头痛如斧劈，呕吐涎沫，主吴茱萸汤，以挽绝阳。

若血虚肝燥，风火相煽，上攻头顶，手不可近，兼见口苦咽干，恶热喜冷者，主归、地、芩、连、柴胡、龙胆，直清肝阳，兼润以熄风。

凡属火邪，主竹叶石膏汤或逍遥散，加葛根、黄柏、薄荷之类，此火郁发之之义也。

若气实有痰，头重眩晕，主大黄散，此釜下抽薪之法也。若温疫证，须主辛凉，银翘散加减。

雷头风，又名大头温[1]，主普济消毒饮。

偏头风，主二陈分左右，加味主之。按：偏正头风药中必加木贼一两或八钱，一服如神，以少阳开窍于目，唯此能引风从窍出也。

眉棱骨痛甚者，痰火挟二阳之火上升，主半夏六钱、生姜三钱，调沉香末五分冲，神效无比。

---

① 大头温，即“大头瘟”。

**气血虚，温补兼。真头痛，纯阴寒。白通汤，倍附援。**

气虚头痛，主补中汤，加川芎、蔓京[①]。

血虚头痛，主四物汤，倍芎，加知母、细辛、蔓京；甚者，主当归补血汤加鹿茸，酒泡一杯，冲服，神效。

肾虚头痛，诸药不效，主六味，去丹、泽，加芎、细、炙草、肉苁蓉；火虚者，主八味去丹、泽，加前味。

真头痛，痛极，头脑如裂，手足寒至节则难救，于痛起初寒之时，见心烦呕吐，甚则神昏，主白通汤，倍加附子，频频与服，半日接连二三帖，庶可挽救。以附子辛热，自下以启之，干姜从中以接之，葱白自上以通之，急灸百会穴、关元穴，以助药力而驱阴邪，为妙。

【左归饮】

熟地八钱　山茱三钱　山药三钱　茯苓三钱　枸杞三钱　肉苁蓉[②]四钱　炙草一钱

加细辛、川芎，尤效。

【竹叶石膏汤】陶节庵

石膏三钱　粳米三钱　知母三钱　竹叶三钱　生姜小片

【当归芦荟丸】

当归一两　胆草一两　山栀一两　黄柏一两　黄连一两　黄芩一两　大黄五钱　芦荟五钱　青黛五钱　木香二钱半　麝香一分

神曲糊丸，梧子大，每二十丸。

【吴茱萸汤】

吴萸四钱　人参八分　生姜八钱　大枣五枚

加附子，尤效。

【普济消毒饮】

升麻七分　柴胡一钱　薄荷一钱　桔梗一钱　僵蚕一钱　陈皮一钱　元参五钱　黄芩五钱　黄连五钱　连翘二钱　蓝根二钱　牛蒡二钱　马勃二钱　甘草二钱

---

① 蔓京：又作“蔓荆”。

② 肉苁蓉：《景岳全书》无。

【大黄散】

大黄（酒蒸晒三次），研末，每三钱，茶调下。

各方已见上各门者不录。

【白通汤加重法】

生附子一两微炮　干姜五钱　葱白二茎，每长寸半

并主真心痛。

黑锡丹亦可主之，力恐不及。

【绿豆汁】

主头风，诸药不效，以大附子一枚，煮绿豆，合煮熟，去附子，但服豆及汁，良效。

## 目耳鼻口舌附牙齿

**目欲盲，责二阳。气热外，宣阳光。**

目视无光及昏黑倦视之证，皆属阳虚。肺与心，为上焦之阳，心主火，火能烛物，肺主金，金能鉴物，二经之阳不宣，则火不烛、金不鉴矣。阳明开窍于目，两阳相丽为阳明，两阳虚，则阳明失守，目斯病焉。主四君子内加苁蓉、兔丝子为丸，久服自效。磁朱丸，媾阴阳妙品，亦佳。当归补血汤加鹿茸三钱，还少丹加菊花汤送下八味丸，均效。

凡泄泻易致目盲，以分利太过，则伤气化，阳光下坠，眼渐昏翳，甚至双目不开，闭久生障，津液不上腾，则羞光怕日。主芪、术、附、桂，补火植土；砂、半醒脾胃；故纸、益智，收固肾气，则阳回津自生，目开障自落，如神。

按：凡瞳神散大，眼渐昏翳者，土败火衰也，宜补火植土，以御其水，若瞳人缩小，方为火土熬干肾水之证，主壮水之主，以制阳光。方书皆反说。

各家主肝病，方不效不收。

若风火时气，赤热肿痛，为实证。多泪而痒，不可忍者，风也，兼火则痛；干呕者，血燥；羞光怕日者，气虚燥；眩晕者，多风痰；昏暗者，由气虚。荆芥、白菊、蔓京、麻黄、川芎之类，可消风去热疗赤肿；桃仁、红花、归、芍、草、石决明之类，可养血行瘀已痛；二活、羌、柴，可以散翳；蒺藜、连翘，可以却障。宜参之风热等证，以消息之。

天然水，即洁净开水，新布热洗，极能退热除风。

风热点眼药，以黄连浸人乳点目为第一良方，并主赤烂痛痒。

青鱼胆点目，并治多年青盲。

**耳聋证，皮膜伤。媾水火，磁朱良。滋水道，六味商。**

耳中穴名听宫①，小肠筋脉贯之，为司听之神所居，形如珠，皮膜裹之，真水脏焉。若皮膜破，真水泄，耳立聋矣。凡病耳疮，耳心痛，愈后而聋，或为大声所震而聋，皆皮膜破也。

有时而聋，有时不聋，心肾不交也，磁朱丸第一。

先耳鸣后聋者，肾虚不能闭藏，阴气窒塞阳窍也，主六味去丹皮，重加磁石、五味、龟版为丸，如神。

如感冒暴聋，总不外少阳一经，主逍遥散。

如肝虚火炽，主当归芦荟丸。

如尺脉小或弱细，主八味；甚者，主附子汤，益火之原。

如尺脉大而数，主大补阴丸；甚者，主黄连阿胶汤。壮水之主如用八味及大补阴丸，方中俱加肉苁蓉、石菖蒲、磁石为良。

如耳停作脓，以胭脂烧灰，虎耳草汁调点，甚效。

耳后肿，蓝靛汁敷。

**鼻肺窍，属阳明。虚窒塞，热涕清。火干燥，浊渊成。**

肺开窍于鼻，阳明之脉挟鼻，属阳明一经。若风邪郁络，则流清涕，热之既久，则发脓浊，此外邪束内热也，主辛凉发散，银翘散之类。

若气虚之人，气弱不上升，则鼻塞滞，所谓九窍肠胃之所生也，主补中汤。

若浊脓腥臭，久而不愈，名鼻渊，此胆移热于脑，由醇酒厚味，火伏阳明所致，宜苍耳散、补脑散。

若鼻生瘜肉，名鼻痔，主辛夷散。

若酒风鼻，鼻头红肿而黯，多生酒刺，乃胃火蒸薰，肺气亢燥，外遇寒郁而凝滞也，宜内服凉血化滞，外敷颠倒散。

**口糜烂，甘露烹。唇皮茧，凉膈平。**

口糜龈烂出血，心、肺、胃之火也，统以甘露饮主之。

---

① 听宫：原文作“听官”，据《灵枢·经脉》改。

上焦实证，则口疮臭秽，宜竹叶石膏汤。

口疮亦多，阴火上冲者，宜十味地黄丸。

若唇肿起白皮，皱裂如蚕茧状，名茧唇，阳明手足二经之热，宜凉膈散为主，兼佐润燥之品，自愈。

**舌心窍，与胃亲。卷邪中，肿七情。验舌胎，病机明。**

舌属心，心气通于舌，心和则舌知五味。

三焦为四气所中，则舌卷不能言。

七情气逆，则舌肿不能语。

心热，则舌上生疮。肝热，则舌衄。脾闭，则白胎如雪。

伤寒邪在表，舌白，入里则生胎。

寒变热，入胃则黄燥。热结，则生芒刺，不论阴阳症，以生姜一片，蘸蜜于姜上揩之，刺即消。外证细辨，胃实急下，阴寒急温。

舌肿大，名木舌，治缓即塞满杀人，主黄连汤。

舌根生小舌，心脾热，主青黛散，吹咽疮尤佳。

伤食热病后，舌出不收，名阳强，以片脑点之，随手即缩，须用至五钱，方愈。

舌忽突出口外，名蜈蚣毒，以雄鸡冠血点之，即缩。

少阳气至咬颊，阳明气至咬唇，少阴气至咬舌。如咬舌，舌根硬，主神圣来复丹，如神。

如口流涎沫，口噤口斜，舌卷舌焦，宜求之中风伤寒门。

【磁朱丸】

**磁朱丸最媾阴阳，神曲能俾谷气昌。内障黑花聋并治，若医癫证有奇长。**

磁石二两　朱砂一两　神曲三两

蜜丸。

主内障目晕，兼主耳鸣、耳聋、癫痫亦妥。

【舒氏健阳明目汤】

黄芪五钱　白术五钱　上桂一钱另冲　附子二钱　砂仁一钱　半夏一钱

故纸二钱　益智二钱。

【附子汤】【连胶汤】均见伤寒

【苍耳散】

主鼻渊。

白芷一两　辛夷仁二钱半　苍耳子炒二钱半　薄荷五钱

共末，食后，葱汤下二钱。

【补脑散】

主鼻生瘜肉，气不通。

辛夷三钱　川芎三钱　防风三钱　木通三钱　细辛三钱　稿本三钱

升麻三钱　白芷三钱　甘草三钱

共末，茶清下。

【辛夷散】

天雄炮　辛夷仁　苍耳子

等分共末，饭后，酒下二钱。头生男胎发烧灰，加麝吹鼻，主脑漏如神。轻为鼻疮，重为鼻痔，疮主瓜丁散。

瓜蒂、红细辛，共末，绵裹塞鼻内，即化黄水，滴尽自已。

【黄芩汤】

主鼻痔。

酒芩一钱　栀子皮一钱　桔梗一钱　麦冬一钱　荆芥一钱　薄荷一钱

赤芍[①]一钱　桑白皮[②]一钱　连翘一钱　甘草四钱

食后服。

【颠倒散】

硫黄　杏仁　白芨　轻粉

等分，卧时涂。日服清血四物汤，即四物加芩、芍、苓、橘、红花、甘草。

【十味地黄丸】

即八味加白芍、元参，一以速附之下行，一以防桂之上僭，为治口舌生疮，服凉药更甚者，第一方。

---

① 赤芍：原文作“赤药”，据《医宗金鉴》改，下同。

② 桑白皮：原文作“叶皮”，据《医宗金鉴》改。

【凉鬲散】

**凉鬲硝黄栀子翘，黄芩甘草薄荷饶。再加竹叶调蜂蜜，鬲上如焚一帖消。**

【黄连汤】

主木舌。

黄连一钱酒炒　炒栀一钱　生地一钱　麦冬一钱　当归一钱　赤芍一钱

犀角五分　薄荷五分　甘草五分

【青黛散】

主重舌，并主咽疮。

黄连三钱　黄柏三钱　青黛六分　牙硝六分　朱砂六分　雄黄三分

牛黄三分　硼砂三分　冰片一分

共末。

【神圣来复丹】

主咬舌，舌根强硬，此方如神，又名复气汤。

黄连三分（酒洗）、黄柏三分（酒洗）、枳壳三分、细辛二分、川芎二分、蔓京二分，先一日，另用新汲水浸透，再用羌活八分半、柴胡八分半、稿本八分半、甘草八分半、半夏七分、升麻七分、当归六分、防风五分、人参五分、郁李仁五分、炮姜三分、附子三分、白葵花三朵，水六盏，煎至二盏，加草蔻、橘红，又煎至一盏，空心热服。

【濯足法】

下虚火炎，口疮舌疮，以白矾一两或三四两，研，开水冲化，乘热浸足，半日如神。

**欠伸脱颔**

但开不能合，令饮酒大醉，以皂角末，吹鼻一喧而复，甚效。

**口臭**

实火郁热，蕴于胸中，乃作口臭或口宣、牙宣，此方神效。

牙宣血溢也，犀角用得极妙，不可减去，主加减甘露饮。

生地　熟地　天冬　麦冬　黄芩　茵陈　枳壳　石斛　甘草

枇杷叶

等分，加犀角一钱。

**齿骨余，虚肾经。虚风火，痛之因。牙疳证，主以清。**

齿者，骨之所终，体之所养，肾实主之。

肾衰则齿豁，精盛则坚，精虚则动。

阳明风热攻注，齿龈动摇，主独活散。

齿龈不固，日渐摇动，畏冷者，主温风散。

风虫牙痛，溃烂，或变骨槽风，出脓血者，主玉池散。

牙疳，主麝香散。松萝[①]茶煎，主牙疳，虽面颊穿烂者，立效。

人中白散，主小儿走马牙疳。

清胃汤，主牙床肿痛，摇动黑烂之症，如神。

睡中挫牙，法取本人卧席下尘，搽其齿，即止。

热痛，凉鬲散亦妙。

舒驰远治牙痛法，如神，详见伤寒门。

【独活散】

羌活六钱　独活六钱　川芎六钱　防风六钱　生地一钱　荆芥一钱
薄荷一钱　细辛七分

主风热攻注。

【温风散】

荜拨一钱　稿本一钱　当归一钱　川芎一钱　细辛一钱　白芷一钱
露蜂房炕一钱

可服仍含咽之。

【玉池散】

地骨皮　细辛　白芷　升麻　防风　川芎　当归　槐花　稿本　甘草
生姜三片　黑豆百枚

【麝香散】

枯矾二钱半　青黛二钱半　黄连二钱半　芦荟二钱半　虾蟆皮[②]五分
麝香一分

共末，掺患处，和相胡泪尤妙。

---

① 萝：原文作“梦（夢）”。松萝茶，历史名茶，产于黄山市松萝山。下同。

② 虾蟆皮：“干蟾皮”的别名。

【松萝茶煎】

松萝茶三钱　朱砂五分　人言[①]枣核大一枚

先煎茶，另贮，入砂，取人言，另桑柴火上烧，淬入茶内三次，只用茶刷患处，神效。

【人中白散】

人中白二两煅　儿茶一两　黄柏六钱　薄荷六钱　青黛六钱　冰片五分

收贮以少许吹之，即愈。

【清胃汤】

石膏一钱　炒栀一钱　连翘一钱　丹皮一钱　黄芩一钱　生地八分

炒连八分　升麻七分　白芍七分　桔梗七分　藿香五分　甘草五分

食远服。

【定痛散】

搽一切齿痛。

乳没　雄黄　胡椒　雄鼠粪　乌药

等分，研细搽牙，如神。

【洗牙散】

零陵香二钱　白芷二钱　青盐二钱　升麻二钱　细辛一钱　石膏一两

冰片二钱

共末，早晚洗牙，固齿，且去黄黑垢。

【大补丸】

主肾虚齿长而动。

熟地二两　牛膝一两　杜仲一两　巴戟一两　山萸一两　山药一两

五味一两　远志一两　小茴一两　肉苁蓉一两　茯苓一两　枸杞五钱

石菖蒲五钱　鹿茸一具酥　红枣肉十四两蒸

蜜丸，神妙。

---

① 人言，即“砒霜”。

# 咽 喉

**阴阳结，成喉痹。双单蛾，分难易。圣烟筒，先急治。**

一阴一阳，结成喉痹。一阴指心，一阳指三焦，二脉并结于喉，气热内结，故成喉痹，即双单蛾证也。双蛾易治，单蛾难愈。心肾之火乘肺，针手大指少商穴，出血泄热，主导赤散加桔、贝、射干最效。

急喉痹，暴发暴死，治之宜速，迟则咽塞难治，主白矾散吹入，少顷吐出浓血，自愈。

如急甚，以巴豆去壳，纸包，捶其油于纸上，以此油纸作撚，火点燃，即吹息，将烟薰鼻片时，口角流涎，牙关自开，名圣烟筒，此证救命第一神方。

内外皆肿，且痒且麻，胸鬲气紧，出气短促，气闭不通，迟亦不救，主金钥匙散吹之，胜金锭子亦妙，二方如神。

双单蛾，热搏喉痹，肿如蚕蛾，形单者热甚，内服苏子汤或胜金锭，外以圣烟筒加细辛叶，以烟薰两鼻，如神。

喉风证，虚实皆险，唯以皂角末三钱，以鹅毛蘸搅口内，吐出涎痰，立愈，并可外敷颈上以消结，诸药皆缓，此药效速，又喉风第一方。

**阴火腾，为虚痹。四逆汤，加胆最。八味丸，冷饮类。**

双单蛾，服凉药不效，宜以附片，用白蜜蒸熟，含咽其汁；通脉四逆汤，加胆汁、人尿，如神；八味丸五六两，浓煎，加黄连，另渍汁少许冲入，水浸冷服，亦效。以热攻热，为从治法，此证不可纯用寒凉，恐上热未除，中寒立起，毒气乘虚入腹，上喘下泻，手足厥冷，爪甲青，口如鱼口者，难救。

如已误治，而见喘泻、爪青、肢冷者，以大剂姜附汤，频频救之。

又有虚寒喉痹，顷刻而起，毫无别恙，唯痰在喉中作响，如打鼾声，舌白不肿，喉风乳蛾皆有之，林屋山人以姜桂汤主之，如神。

《石室秘录》云雷龙之火，来如奔马，去如奔马，以蜜炙附片，令黑透，加上桂、牛膝，频频与服，如神。

生附子，研末，涂两足心，热醒调敷，虚实喉痹，皆可引火下行，极妙。

灰面，冷水调作稀糊，涂膝头，面干热下，如神。双蛾两膝并涂。

**若咽痛，分寒热。食软硬，是消息。**

咽接三脘[①]以通胃，主天气而咽食；喉通五脏以系肺，主地气而纳气。喉风、喉痹，皆由鬲间素有痰涎，或七情不节而作，内外肿痛，甚则水浆不入，语言不出也。

又云咽喉痛，均属火，以少阴君火、少阳相火二脉皆络咽喉。君火势缓，热结为肿痛；相火势速，肿甚则痹，痹甚则痰塞而死。急证，总以刺手大指少商穴为要法。痛缓者多为君火挟热，主加味甘桔汤。

急属相火，总以关开为上诀，白矾散、圣烟筒、皂角末均救其急。

舒氏治喉证，势缓者，解热润枯法；急者，主破阳行阴法，极妙。

凡咽痛不赤不热，略可食饭，饮水吞津则痛甚，可食硬不可食软，虚寒也；赤热而肿，饮水吞津不痛甚，而饭粒则糁不能下，实火也，以此为辨。

鱼骨哽喉，方书治法不效，唯灰面，用凉水调作稀糊，搽膝头上，面干自下，屡试如神。右糊右，左糊左。

【导赤散】

**导赤原来地与通，草稍竹叶四般攻。口糜茎痛行咽热，泻火功归补水中。**

生地四钱　木通一钱　鲜竹叶三钱　甘草稍一钱三分　桔梗三钱炒

贝母三钱　射干一钱

甚效。

【白矾散】

猪牙皂角　白矾　黄连

等分，瓦上焙，研如尘，每吹四五分，少顷吐出痰脓自安，开关上法。

【圣烟筒】

巴豆五十粒去壳，纸包捣取油粘纸上，作撚烧燃，即吹息，以烟薰病人鼻，少顷口鼻流涎，牙关自开，救命第一。

【金钥匙】

朱砂三分二　胆矾一分六　硼砂一分二　熊胆一分　焰硝一分　冰片一分

麝香一分

共末如尘，收贮勿泄气，吹单双蛾如神。

---

① 脘：原文作“腕”，据《三因极一病证方论》改。

【如圣胜金锭】别录

制硫黄　川芎　儿茶　薄荷叶　石乌　焰硝　生地

等分末，生姜汁和作锭，每五分，重井水研服，重者两锭。

【苏子汤】

苏子二钱　前胡二钱　赤芍二钱　桔梗一钱　甘草一钱　元参一钱半

连翘一钱半　贝母一钱半

此林屋山人方，主一切风火锁喉、缠喉风、蛾子，如神。

【皂角末散】

猪牙皂角一味，研细末，每一二钱，鹅毛蘸入喉间搅动，导痰涎，立时可活，外敷颈肿等处。此喉风第一捷方。

【通脉四逆汤】

干姜四钱　生附子二钱　炙草二钱

加猪胆汁、童子尿，如神。此方彻上彻下，通行十二经，为斩关夺隘第一。

【甘桔汤加味】

生甘草二钱、桔梗一钱，加芩、连、连翘、射干、牛蒡子、花粉、元参、赤芍、荆芥、防风。此林屋山人主实火法，极效。

【姜桂汤】林屋山人

上桂　干姜　炙草

等分，共研细末，入碗内，开水调匀，隔水炖浓，放至将冷，缓缓咽下，如神。

【桂附汤】《石室秘录》

附子四钱蜜炙黑　上桂八分　牛膝二钱

浓煎冷服，如神。

或以蜜炒附子，令黑透，研细冲服，效尤速。

【舒氏加味甘桔汤】

痛缓者主之。

甘草二钱、桔梗二钱，加荆、防、芩、薄、元参。

【解热润枯煎】舒氏

白芍　黄芩　阿胶　黄连　黄柏

煎成，以鸡子清调冲顿服。

主燥热上攻，喉痛咽疮。

【破阳行阴煎】舒氏

玉竹　天冬　麦冬　石膏

煎成，入鸡子调冲顿服。

主燥热上攻喉痹。

【吹烟散】

鸡子去清留黄搅匀，入灯心筑满，皮纸封固，外用黄泥包，晒干煅红，地上出火气，取出去壳，研如尘，再入鸡内金（炕）、降香、黄丹、鸭嘴（炕）、壁钱（煅）各一钱，研如尘，和匀收贮，吹虚火咽证，如神。

【灯心散】

生附子，研如尘，入灯心灰，再研细，鹅毛一管吹，亦妙。

【半夏桂甘汤】

主伏气之病，谓非时暴寒中人，伏于少阴，初起不觉，旬日乃发，先见咽痛，次则下利，脉微弱，古方名肾伤寒。

法半夏二钱　桂枝尖二钱　生甘草二钱　生姜五片

煎成，候冷徐徐频服，此证此方，如神。歌诀详见少阴。

凡喉痹急而欲绝者，皆属相火，针刺少商，出紫血为上策。用牙皂五钱、胆矾二钱半、青黛五分，共末，醋调如樱桃大，以一丸裹箸头上，以熟绢缚定，入好醋润透，点在喉疮上，以牙咬箸不动，其毒涎随箸流出即解，后再吹金钥匙，甚效。

凡喉症，毒气归心，胸前肿满，气烦促，下泻不止者，难治。七日不食，口如鱼口者，多死。

按：此证或由过服寒凉而成，系寒气逆经，阴邪内逼之证，唯半夏桂甘汤，从枢以转之，神妙无比。其所以妙者，熟读仲景论，方知其理。

# 呕吐　哕哕即呃逆　关格附寒闭

**呕吐哕，皆属胃。二陈汤，好加味。**

声随物出为呕，有水无食亦为呕，有秽气为干呕，有物无声为吐，水食并出为呕吐，兼见口中有秽味为哕。古以哕即呃逆，呃逆者，气冲有声，声短而频，又名噎气。若久病呃逆，为胃气绝，亦有火有寒，治宜详慎，陈修园以二陈汤加减统主之。

**吴茱萸，干呕最。黄草汤，火格例。半姜汤，须分类。**

吴茱萸汤，治阳明食谷欲呕及呕而胸满，又主厥阴干呕吐涎沫，口有酸味头痛，如神。

又主少阴吐利，手足逆冷烦燥欲死，如神。

若呕而发热者，土为木忤，故肌热，宜从枢以转之，主小柴胡汤。

吐而不已，食入即吐，为胃有热，食入两热相冲，不得停留，主大黄甘草汤，病既有升无降，当逆折之是也。

吐而干呕涎沫多，胃气虚寒者，主半夏干姜汤。

若胸中似喘不喘，似呕不呕，似哕不哕，微觉心中愦愦无奈者，此客邪搏饮也，主半夏生姜汁合煎汤，如神。

**挟饮呕，小半队。呕思水，猪苓贵。四逆汤，呕厥治。**

呕家多挟饮邪，《金匮》分主最详。

呕而肠鸣，心下痞者，饮邪盘踞，主半夏泻心汤，煮成去渣，再煎服，使味和化痞，法极超妙。

干呕而利者，主黄芩半夏生姜汤，神效非凡。

诸呕吐，谷不得下者，主小半夏汤，制饮除寒，如神。

呕吐病在鬲上，吐后思水者，主猪苓汤，原方用散，极妙。

呕而脉弱，小便复利，身有微热见厥者，为难治，主四逆汤。此证，呕与热为阴邪所迫，小便利与见厥，证属无阳。脉弱者，真脏虚寒也，四逆彻上下，挽绝阳，内温经中，温脏如神。

**食不入，火堪畏。黄连汤，宗喻氏。**

食不得入，是有火也。《伤寒论》云：伤寒胸中有热，胃中有邪气，腹中疼，欲呕吐者，黄连汤主之。

喻嘉言云：此为热邪侵上，寒邪侵下，阴阳各不相入，失其升降之常，名曰关格，主进退黄连汤。听胃气之升降，而药力随之，神验无比。

柯韵伯主芩连参姜汤，意亦仿佛。

**若呃逆，橘皮制。代赭汤，参附济。**

呃逆兼干呕，初起者，橘皮汤主之。如见厥，胃气不和也，亦主之。呃逆本因寒热之气错乱，二气相搏使然，橘皮竹茹汤，如神，并主呛咳而唠，第一。

按：橘皮汤，主呃逆未虚之证。橘皮竹茹汤，主呃逆挟虚之证。扁鹊丁香散，是从此方套出，亦妙。

丁香散加桂，主呃逆轻证，若久病呃逆，为胃气将绝，主代赭石旋覆花汤。

舒驰远曰：久病见呃逆，乃伏饮搏聚，脾胃大亏，真元欲绝，代赭旋覆尚伤，中气不合，主参、芪、术重用，加砂、半、姜、蔻、丁香、柿蒂、茯苓、巴戟天，屡用如神。

**若寒格，温开闭。六君子，已呕记。**

关格证，火旺热升，其人声音响亮，身轻恶热。然又有寒饮阻隔之证，为阳气虚。其人恶寒体倦，少气懒言，所以然者，乃留饮素盛，方其壮时，大便惯泄，此脾气未惫，当能驱其饮邪从大便出；若年至四五十，元气渐衰，胸阳不能宣布寒饮，乃得上入胸中，结气渐成阻隔。饮食不下，呕吐不止，此为寒呕之证。脾阳不能传布，寒饮尽从上逆而不下济，则大便闭结，此又寒闭之证也。法主姜附六君子汤，加砂、蔻、草果之类，以温中散热逐饮，兼服斩关丸，以下其痰而开其闭，诸恙自愈。

【半夏泻心汤】

半夏三钱　干姜一钱半　黄芩一钱半　人参一钱半　炙草一钱半

黄连五分，姜汁炒　大枣二枚

主吐而肠鸣心下痞。

【吴茱萸汤】

吴萸泡二钱　人参二钱　生姜四钱　大枣三枚

萸、姜辛温通胸阳，以破阴霾之气，佐参、枣以建中气、镇逆气，阳光足，阴自消。

【黄芩加半夏生姜汤】

**太少合病自小利，黄芩药草同枣治。若其不利单作呕，姜半再加升降遂。**

主干呕不利。

【小半夏汤】

半夏八钱　生姜一两

呕不渴，心下有支饮，谷不下，胃气虚寒，寒气隔，则上逆，辛温和胃，呕吐自止。

【猪苓散】

**呕饮思水与之佳，过饮须防饮气乖。白术二苓等分末，土崇水逐自和偕。**

猪苓　茯苓　白术

等分末，饮调二三钱。

主呕吐，病在鬲上，复思水者，宜少与之，呕而思水者，主此方。

【四逆汤】

**呕而脉弱小便利，微热见厥为难治。四逆生附草干姜，接引气血回元气。**

主吐而见厥。

【大黄甘草汤】

**食方未久吐相随，两热冲争势不支。大黄为君甘草佐，上从下取法神奇。**

大黄四钱　甘草二钱

主食已即吐。

尤在泾云：云出于地，而雨降自天，地不承，则天不降。身中肺气象天，病则多及二阴；大小肠象地，病则恒见上窍。朱丹溪治小便不通，用吐法，开提肺气，上窍通，下窍自利，与伊圣黄草汤之治呕，法虽异，理相通也。

【半夏干姜汤】

半夏　干姜

等分末，浆水煮服。

浆水酸甘，极能调和中气，止呕吐哕妙品。

主吐而干呕涎沫多，为胃虚。

【半夏生姜汁再煎汤】

半夏五钱，先煎浓，去渣，后入生姜自然汁四钱，合二汁，再煮小冷，分四次服，呕吐即已，不必尽药。

主似喘似呕似哕，心中愦愦无奈者。此饮邪搏结于胸为病，分煮合煎，法极元妙。此方与吴茱之降浊，半夏、干姜之温中不同，盖彼乃虚寒上逆，此为客邪搏饮，方即小半夏汤，不用姜而用姜汁者，变降逆法为散结法，先煮取其少降逆，合煎取其多散结也。

【橘皮汤】

**呃逆干呕厥相随，气逆于中阻四肢。初病未虚一服验，生姜八钱四陈皮。**

主呃逆，兼干呕，手足厥者。

【橘皮竹茹汤】

**呃逆因虚热气乘，橘竹参甘姜枣平。此证本由寒热错，温凉开合法兼臻。**

橘皮三钱　鲜竹茹三钱　人参二钱　炙草二钱　生姜三钱　枣五枚

前方主哕而未虚之证，此方主哕而挟虚之证。

凡呃逆，皆寒热邪气错杂，二气相搏使然。方中姜、竹，一寒一温以驱之；参、橘，一开一合以分之；甘草奠安中土，中土有权，哕逆自止。丁香散，从此方套出，又神治咳嗽。

主哕逆如神。

【扁鹊丁香散】

母丁香一钱　柿蒂二钱　上桂七分研末冲

参、苓、术、姜、附，随可加入。

【旋覆代赭汤①】

代赭石三钱　旋覆花一两　人参一两　半夏五钱　炙草一两　生姜一两半　大枣十枚

按：参、苓、术、附，亦可加入。

【人参姜芩连汤】柯氏

人参二钱　干姜一钱炮　黄芩一钱酒炒　黄连五分，姜汁炒

凡呕家不利，于香、砂、橘、半者，服此如神。

【舒氏救呃汤】

人参一两，另煎冲　附子五钱　白术八钱　茯苓四钱　砂仁一钱　白蔻一钱　丁香二钱　柿蒂二钱　干姜二钱　巴戟天五钱

---

① 旋覆代赭汤：原文作“代赭旋覆”，据《伤寒论》改。

久病呃逆如神。

## 隔食　反胃[①]

**隔食病，津液干。大半夏，加蜜安。左归饮，法一般。**

食不得入为噎，食入即带痰吐出为隔，朝食暮吐，暮食朝吐，为反胃。噎隔者，食不得入，而阻隔也。津液干枯，为隔食病之原。方书以噎为上隔，隔为下槁，皆胃液枯闭，水饮可下，食物难入，即是此症。

《金匮》大半夏汤甚合。张石顽云：咽膈之间，交通之气不得降者，皆冲脉上行，逆气所作也。冲脉不治，取之阳明。半夏，降冲脉之逆；白蜜，润阳明之燥；人参，生既亡之津液；甘澜水，降逆上之水邪。丝丝入扣，后人不知经方之妙，故多不敢用半夏也。

高鼓峰云：治隔一阳明尽之。阳明者胃也，但使胃阴充裕，在上之贲门宽，则食入；在下之幽阑门滋润，则二便利，而隔愈矣。

赵养葵治隔，主六味，以肾为胃关也。杨氏、高氏宗其法而变通之，专取阳明，主左归饮，去茯苓，加生地、当归，养胃阴，多服可效。去茯苓者，恐其旁流入坎也。

按：上方精确，下方平稳，二法均可守服自效。

**初病隔，少阳看。二柴胡，泻心煎。代赭石，胃气援。**

经云：一阳发病，其传为隔。一阳即少阳，手属三焦，足属胆。为初气，从中见之相火治之，大小柴胡汤、诸泻心汤，按证用之，如神。

按：小柴胡，主半表虚邪喜呕之证；大柴胡，主半里实邪，脉沉有力，胸中寒热内结，呕吐不利之证。

干姜芩连人参汤，主寒热格拒之证。

半夏泻心，主寒热互结心下痞。甘草泻心，主误下干呕痞隔。生姜泻心，主水气痞隔。三法皆主虚隔。

大黄黄连泻心，主阳明实痞，唯心下有汗证。附子泻心，主寒热错杂之痞隔。二法均主邪盛之实隔。

推之代赭旋覆汤，能承领上下圣法，借治噎隔如神。

《内经》云：三阳结谓之隔。三阳指太阳言，手小肠、足膀胱，本寒标热，

---

① 原注：与上门参看。

其寒热之气，皆能为结，此深一层立论。《人镜经》主之，以隔食之人，五七日不大便，陈物不去，新物不生，以大承气下之，后用芝麻饮啜之，得谷者昌，此为峻法。

**食不进，重黄连。微润法，高氏传。**

修园云：食不得入，必人参芩连干姜汤为主。法本柯韵伯，泻心汤亦佳。如已槁而不能进食，吴茱萸汤，如神。

《人镜经》主三一承气汤，节次下五七日一便之陈腐，去以治隔，确有见地，唯久病与虚人，恐前法太峻，不如黄草汤之捷效。

高士宗悟王损庵[1]治隔用大黄之妙，自制一方。熟地五钱、当归三钱、白芍三钱、桃仁泥三钱、麻仁三钱，微微润之，若其形体如常，即以本法加酒大黄一二钱，以助血药，甚妙。

舒氏云：凡津液枯，须救之，主阿胶、地黄、黑芝麻、胡桃肉、大黄、枳实，较妥。

**形志苦，神思间。主治法，求本源。真武辈，按证探。**

经云：形苦志苦，病生于咽嗌，宜治以苦药，大约不外泻心等法。又云：忧愁者，气闭塞而不行。又云：隔闭绝，上下不通，暴忧之病。张鹤峰谓为神思间病，即是此意。《金匮》半夏厚朴汤[2]、丹溪越鞠丸，皆可主之，然更求其本源则善矣。

**若反胃，属虚寒。吴茱萸，独附丸。理中辈，俱神丹。**

食入良久反出，为反胃；朝食暮吐，暮食朝吐，亦名反胃。王太仆云：食入反出，是无火也，中下二焦，火衰无疑。

吴茱萸汤，妙在吴茱镇厥阴逆气，配入甘温，令震坤合德，木土不相害，真是治槁之神剂。此证穷极，大便如羊矢主死，唯此方可救。

独附丸，妙在直达肾家，制以姜汁，俾火土相生，令水火各济，深合经旨，肾为胃关，肾旺则胃阴充之义。

理中汤加附子，是从本源着眼。六君子汤加干姜、附子，是从补脾以输精及肾着眼。皆妙品也。

---

① 王损庵：王肯堂，号损庵，明代著名医家。

② 半夏厚朴汤：原文作“茯苓厚朴汤”，据《金匮要略》改。

【大半夏汤】

**隔食反胃半夏汤，厥名曰大迈寻常。阳明能纳冲能降，不在寒温论短长。**

半夏五钱　人参一两　白蜜一两

入水内，扬二百四十遍，先煮至八分，再入二味，又煮至六分。

按：即名甘澜水，扬而久煮，去其寒，用其润，俾粘腻之性，流连隔间，助参、半之功，徐徐斡[1]旋于中，非参透造化，不能悟及。

【左归饮】去苓

熟地四钱　山茱肉四钱　淮药一两　枸杞四钱　肉苁蓉三钱　炙草二钱

加生地六两、当归三钱。滋胃阴，润胃中伏邪燥火，如神。

【大柴胡汤】

**脉弦而沉沉有力，相火热结下宜急。芩芍枣半枳柴姜，羽翼小柴为圣法。**

【小柴胡汤】

**噎隔胃反如发热，表如不解里不辑。柴芩参半甘枣姜，枢转呕除妙消息。**

【干姜芩连人参汤】

**厥阴寒格重干姜，吐下隔食芩连良。误治本虚参可补，长沙得意是斯方。**与半夏泻心同见上

【甘草泻心汤】

炙草三钱　黄芩一钱半　生姜一钱　半夏一钱半　黄连五分　大枣二枚

在阳明者，以此为主效方，深合治以苦药之法。

【生姜泻心汤】

生姜二钱　炙草一钱　人参一钱半　黄芩一钱半　半夏一钱半　干姜五分

黄连五分　大枣二枚

在太阳者，以此为主。

【大黄黄连泻心汤】

大黄二钱　黄连一钱

以麻布包，沸汤渍之，须臾取清汁温服。

二黄苦降，不用煮而用沸，气薄味轻，降反能升。

---

① 斡：原文作“斡”，形近而误。

【附子泻心汤】

熟附子一钱半煮浓汁　酒大黄二钱　黄连一钱炒　黄芩一钱炒

以麻沸汤，渍三黄取清汁，兑服。扶阳取熟而性重，消痞取生而性轻。

【三一承气汤】

酒大黄二钱　厚朴四钱　枳实一钱　芒硝一钱　炙草一钱半

较大承气稍轻，功用相埒[①]。

【大黄甘草汤】见上

【代赭石旋覆花汤】

旋覆花一钱半　人参一钱　生姜二钱半　半夏一钱　炙草一钱

代赭石八分　大枣三枚

罗东逸云此方治正虚，气不归元，为承领上下圣方。久病胃虚，三焦因之失职，阳无归不升，阴无纳不降，故隔食而噎气不降。参、甘、姜、枣，奠安中州，用代赭得土之甘而沉者，敛浮而镇逆，领人参归元于下，以旋覆之辛润，佐半夏涤饮降逆于上，上下交合，噎消隔自除矣。转否为泰，法极精巧。

【吴茱萸汤】

吴萸三钱泡　人参一钱半　生姜六钱　大枣十枚

大辛开格，大苦镇逆，大甘培中，且辛从甘以化阳，苦从甘以化阴，阴阳和则时雨降，万物皆得滋寿之荣，况又佐以人参之大生津液，并以驯诸药之性。凡隔食反胃，已至于槁，口生涎，便如羊矢，津液枯，营卫涩，五脏结，食全不入者，唯此方为第一神验，真起死之灵丹也。

兼郁火，小柴胡可用，详虚劳门。

【进退黄连汤】喻嘉言

主关格证，食入则吐，水饮亦不能下，二便不通，其人张目不眠，声音响喨，此法药下咽即效，神验无比。

进法：

黄连一钱　干姜一钱　人参一钱　半夏一钱　桂枝八分　甘草八分

大枣二枚

俱不制。

---

① 埒：原文作“捋”，形近而误。

退法：

黄连五分，姜汁炒　人参五分，乳制　半夏五分，姜汁炒　干姜五分，炮黑

上桂三分，蜜拌　大枣二枚，煨

俱制。

二方各煎成，去渣，两汁和匀，漫火久煮，令其和极，缓缓频服，令入胃中。听胃气之升者，领桂枝从阳，使上焦之阳得交于胃，则呕止；听胃气之降者，领黄连从阴，使下焦之阴得交于胃，则贲门、幽门、阑门三关开，则食纳而便自行。极运枢转化之妙，有进从阳、退从阴之神功，足补经方不逮。

徐忠可曰：连合半，清热降逆；姜合桂，温胃散寒；参枣维持，法极周密。

【真武汤】

茯苓三钱　白芍三钱　生姜三钱　白术二钱　附子二钱

主少阴呕逆、腹痛溺短一切水证，妙在生姜，不可擅议加减，如神。

【附子理中汤】

人参三钱　白术三钱　干姜三钱　炙草三钱　附子二钱

反胃隔食腹满者，属太阴，此方主之，如神。

胸满属阳明，主吴茱萸汤。吐食兼酸腐，属厥阴，亦主吴茱萸汤，如神。

中下二焦无火，分证治法。

【丹溪越鞠丸】

**六郁宜施越鞠丸，香附芎苍栀曲餐。食停气血湿痰火，得此调和顷刻安。**

【茯苓泽泻汤】

主反胃呕吐而渴，欲饮水者。《外台》治消渴反胃，脉绝者，加小麦八钱，如神。

茯苓八钱　泽泻四钱　炙草二钱　桂枝二钱　白术三钱　生姜四钱

先煮各药，后入泽泻。

按：方即五苓去猪苓加姜草，以呕而渴，中无水气也。

【《金匮翼》独附丸】

大附子一枚，坐砖上，四面以火逼炙，令附干透，淬入生姜汁内浸透，再炙，以姜汁半碗，润干为度，研末，蜜丸。

附【杨氏启隔饮】

川贝一钱半切不研　丹参二钱　沙参三钱　郁京五分　干荷蒂三钱

砂壳五分　石斛二钱　杵头糠二钱布包　石菖蒲四钱

附【修门甘蔗法】

甘蔗切如钱片

碗盛粳米润透，以蔗钱铺面蒸透，取蔗钱徐徐呷咽，喉一润，谷即纳，甘领淡，和中上法。

**附奇方**

牛犬粪和匀候干，纸裹泥封煅存性，研末，好醋调服一钱。服后，以大枣一枚，煮酒压之，奇验。

【《千金》五噎丸】

主胸中久寒，呕逆妨食，结气不消，为肝气上逆，胃气不降法。

干姜一两　川椒一两　吴萸一两　上桂一两　细辛一两　人参二两

白术二两　陈皮一钱半　茯神一钱半　附子一枚炮

蜜丸，梧子大，酒服十五丸，渐加至三十丸。

【《千金》五隔丸】

主饮食不得下，手足冷，上气喘息，为肾气虚不上蒸，肺胃枯槁法。

麦冬三两　炙草二两　川椒一两炮　远志肉一两炮　上桂一两炮

细辛一两炮　干姜一两炮　附子一枚炮　人参二两

蜜丸，弹大，噙化服，日三夜二服，七日愈。

【饮生鹅血法】

凡隔食反胃及呕吐，米粒不下，多系忧郁，激动其气，血菀胃阻，用生鹅血，乘热饮之。取生气未离，以血攻血，直透关钥，引宿积瘀浊，一涌而出，则胸鬲豁然。此法见《东垣琐录》，金淳公、韩慕庐、朱丹溪、李东垣，用之均效，鸭血亦可。

【吴氏五汁饮】【增液汤】

皆专润阳明，制方周到，均可采用。

附：张心在问达法，治隔食反胃，初起甚妙。

一、噎隔初起，食入打呛，因而不能下咽者，肺气逆，会厌不及闭，气喉为之病也，主枇杷叶饮子。枇杷叶、百合、天冬、半夏、阿胶、甘草，令肺治则顺，然必佐以干姜之开、五味之合、细辛之拨动，神机方效。按，即小建中法也，可悟[①]出咳嗽、呕吐妙方。

一、食下如刀割革勒，胸痛畏食者，此胃之上口内肿，食管为之不利也。以金银花煮膏，和米饮调下常服，或白水牛喉焙末，佐以金银花膏，极能止痛消肿，养胃阴，除郁闭。按：此二证，时及久病服热药，多有之，可参用。

一、每食必以饮，方能纳谷者，胃气不上吸也，大半夏汤主之。

一、将食必饮酒而后能食者，胃气闭也，主平胃散加香附、麦芽、半夏、干姜、白蔻、人参、川芎，共末，入羊肚内，蒸熟晒干，制三次，去羊肚为末，陈米饮下。如此制末，不伤阴气。经云：阴者，中之守也。甚合。

一、肝邪上逆，两胁时痛，食入犯小络，则不能纳谷而吐，主小柴胡加苏小梗、竹茹、橘红、当归须，如神。

一、胃火盛，食入则吐逆不已，主干姜芩连人参汤，开拒泻火，此仲景得意方也。

一、食入咽，随即吐出，是胃素[②]有热，食入两热相冲，不能停蓄也，主黄草汤，如神。

一、朝食暮吐，完谷不化，必吐尽而后快，是无火也。补有效有不效，以中下二焦无火，治宜分别也。

按，中焦无火有二：在阳明则胸满，主吴茱萸汤；在太阴则腹满，主理中丸，恐此丸过甘，宜甘草减半，恐功缓，宜加荜拨、附、吴萸、半夏、茯苓之类，勿泥成法。

下焦无火亦有二：在厥阴则吐食，兼酸腐，主吴茱萸汤，又以川椒、干姜、上桂、吴萸、当归、川楝子、人参、沙参，研末，枣肉叠丸，米饮下三钱，日二服，佐之；在少阴则吐食兼水液，主真武汤，倍生姜，或以《斗门》方峻补之，愈后，宜肾气丸倍桂、附收功。

如已上诸证，已至于槁，口内起涎，便如羊矢，津液枯竭，食全不入者，主吴茱萸汤，救之如神。

附：陈修园隔证论余

修园云：余论隔证，以“三阳结”一句为主。言大便如羊矢，为不治之证。今考《灵枢》编曰：肾脉微缓为洞，洞者食不化，下咽还出。此三句，堪

① 悟：原文作“误”。
② 素：原文作“系”。

为隔证对面诊法。骆龙吉注云：肾主二便，今肾脉少缓，则肾气虚，大便因之不能禁固，所以饮食不化，下咽旋即遗出，名之洞风，言风气洞彻五脏也。《史记》太仓公曰：迵风者，饮食下咽而辄出不留。病得之酒。又曰：迵风之状，饮食下咽辄后之，后如厕也。病得之饱食而疾走。马元台指为洞泄少误，迵与洞通，言风洞于内，下焦无火，以收纳也。杨仁斋《直指》以不换金正气散，送下安肾丸，又用二神丸，以全收效，甚验。

【不换金正气散】

仁斋云：脾气虽强，肾气不足，故饮食下咽，大肠为之渗泄。用此方，吞安肾丸，如神。

炒苍术二钱半　陈皮二钱半　厚朴二钱　炙草一钱　藿香一钱　半夏一钱半
生姜三片　大枣二枚

杵粗末煎。

【安肾丸】

主肾气不足，饭后即泄。八味丸长于利水，此方长于固肾，凡足冷面热者宜之。

川乌四两炮　辣桂四两　茯苓十二两　白术十二两土炒　石斛十二两
白蒺藜十二两炒　桃仁十二两，去皮尖　萆薢十二两　山药十二两
巴戟天十二两　故纸十二两盐炒　肉苁蓉十二两

蜜丸，每五十丸。

【二神丸】

主证如上。

生肉豆蔻四两　故纸二两炒

各细末，枣肉丸，每五七十丸，米饮下。加木香，名三神丸。加茴香，即名四神丸。

# 卷三

## 消　渴

**消渴证，津液亏。七味饮，一服滋。**

口渴不止为上消，主人参白虎法。食入即饥为中消，主调胃承气法。饮一溲二小便如膏为下消，主肾气丸。其实皆津液亏竭也。赵养葵变其法，不分上中下，但见大热大渴，用六味丸一斤，加桂一两、五味一两，水煮六七碗，恣意饮之，睡熟渴自已，神效。

**二阳证，甘寒需。少阴病，肾气宜。厥阴病，乌梅施。**

《金匮》能食而消渴者，重在二阳，以手少阴主津液，足太阳膀胱主血也。饮一溲一，重在少阴，以肾气虚，则不收摄而下趋，不蒸动而上济也。不能食而气上冲者，重在厥阴，以肝火最横，灼干津液而消渴也。以此三者为别。

二阳之病，乃劳伤营卫。渐郁而热，用炙甘草汤。清燥救肺汤，即此方变为甘寒。热气蒸胸者，人参白虎可用。《金匮》麦门冬汤，即此方变为甘润。如消渴而大便坚者，麻仁丸加当归、人参、甘草主之。妙在于滋润中攻其坚也。喻嘉言论之极精。

饮水多，小便少，名上消。食谷多，大便坚，名中消。上中二焦属胃热。唯下消一证，饮一溲一或溲三，中无火化，是肾气之寒也，故主肾气丸。七味饮，亦极妙。

乌梅丸，甘缓之，遂肝志也；辛散之，悦肝神也；苦降之，顺肝火也；酸收之，复肝性也。舍此别无治法。

**水逆渴，五苓持。吐贪饮，文蛤贻。泄泻渴，理中医。**

渴欲饮水，水入则吐，名水逆。五苓散主之，加砂、半更妙。

厥阴纵横，俱病吐之后，渴欲得水而贪饮者，文蛤散主之。

又有脾不能行其津液，肺不能调通水道而消渴者，用清润不效。岂知脾虽主燥，而肺实恶寒哉！凡泄泻必消渴，此因水精不能上输而但下注耳。治法以燥脾之药，治水液之上升，即不渴。修园每以理中汤倍白术，加花粉，服之如神。

又有胃气虚而津液不生者，人参汤主之。人参汤，即理中汤，但原方各用三两，此汤甘草用四两，助参守中州略别耳。

**胃弱渴，人参维。黄蓍[①]汤，化气奇。白术散，理须推。**

人参汤注列上。

按：人身津液，本吾身真水以生。水不自生，一由火化，一由气化。崔氏肾气丸，取火能致水之意也。黄芪六一汤，取气化为水之义也。七味白术散，方中有藿、木之香燥，而《金匮翼》谓其大能生津，与理中之生水液，其理可推也。

【麦门冬汤】

连心麦冬三钱　人参二钱　半夏二钱　粳米四钱　炙草二钱　大枣三钱

主火逆上气，咽喉不利。上逆下气神方。

按：此方于生津建中队中，加半夏一味。其神于利咽下气止渴者，非半之功，善用半之功也。高士宗常以此方代白虎，甚妙。

【文蛤散】

文蛤末

每二钱，白汤下。主渴欲饮水不止者，甚妙。

如吐后渴欲得水而贪饮者，主文蛤汤，茯苓泽泻汤亦佳。

【文蛤汤】

文蛤五钱　石膏五钱　麻黄二钱　炙草二钱　生姜二钱　杏仁四钱

枣四枚

主吐后渴而贪饮，并主微风胀紧头痛之表证。

按：此证水虽随吐而去，而热不去，故贪饮不休，与思水而不能饮者不同。麻膏并用，能深入伏热之中，顷刻透出，随汗而解。风，阳邪，主凉。

【八味饮】

六味地黄丸料一斤，加上桂一两、五味一两。浓煎六七碗，恣意饮之。主三消，一睡立已，如神。此第一神方。

【肾气丸】

即崔氏桂附八味丸，但原方系用干生地、桂枝。

① 黄蓍：黄芪的别名。《医宗金鉴》多以黄蓍称黄芪。

【理中汤】

人参三钱　白术三钱　干姜三钱　炙草三钱

再加白术三钱或五钱、花粉二钱。

主泄泻消渴如神。

【人参汤】

**人参汤即理中汤，炙草[1]微加治法详。阳复津回中守固，道消道长个中藏。**

即理中汤加炙草一钱为别。按：姜、术气厚和阳，参、草味厚和阴。加甘草使谷入于阴，长气于阳，上输华盖，下摄川都。此理中之旨也。

【黄芪六一汤】

炙黄芪六钱　炙草一钱

主气虚口渴不止如神。

【七味白术散】

人参　白术　茯苓　炙草　藿香　木香一两　干葛二两

共末。每三五钱，水煎服。

主小儿吐泻，一切口渴不止。

【姜梅四君丸】

人参　白术　茯苓　炙草一两　麦冬　生干姜　乌梅肉各五钱

弹大蜜丸噙化。

主妇人产后口渴，一半年不止。及虚人常作口渴。妙在术之苦、姜之辛，鼓胃气而升其水液也。

【还津丸】

止渴生津。

酸梅　乌梅各廿五粒　薄荷一两末　冰片一分　硼砂五分

蜜丸噙化。

赵养葵云：治消渴，唯以六味、八味加减为第一。葆心滋肾，渴必自止。白虎承气皆非法也。必用大剂，小则不效，以肝肾位远也。

---

① 原注：四钱。

## 不能食　谷劳　食亦[①]

**不能食，胃气虚。分冷热，自了如。肾胃关，论非迂。**

不能食，胃中元气虚也，然有虚冷、虚热之分。

虚冷者，面黄白，身常畏寒，所食不克化，懒不欲食，大便溏秘不常。病在上中二焦，宜用消食丸。若病在下焦，命门乏火化之气者，宜二神丸。

虚热者，面黄中带赤，身常畏热，胸鬲饱闷不欲食，间或吐酸，小便短，大便秘。病在上下二焦，轻者主资生丸，重者用凝神散，以理上焦。若病在下焦。高士宗云：肾乃胃之关，关门不利，升降息矣。关门即气交之中之枢也。故肾旺则胃阴足，胃阴足则思食。当急以六味加归、芍以养之。

若血燥肠枯，有黑粪叠积胃底，当以活血润津汤微润之。视其形体如常，气血尚足者，略加酒大黄助血药。大肠一顺利，胃自开矣。吴人顾西畴，最得此秘。其徒沈炳南刻《金匮翼》，谓尤在泾所注不敢尽信，然其方则多效云。

**若谷劳，气不舒。椒麦散，法相于。**

谷劳者，其人食已即思睡，怠惰嗜卧，肢体烦重，腹满，善饥而不能食，食已即发，谷气不行故也。《金匮翼》沉香汤。

《肘后方》云：饥食便卧名谷劳。令人四肢烦重，默默欲卧，食毕辄甚，胃虚气不前也。用大麦芽一升、川椒一两炒汗，干姜三两研末，每三钱，日三服。

**善食瘦，皆移热。甘露饮，治食亦。**

能食而消瘦名食亦。经云：大肠移热于胃，善食而瘦，谓之食亦。胃为水谷之海，化气味以调营卫。若胃受邪热，消灼谷气，不变精血，故善食而瘦也。

又胃移热于胆，亦名食亦。以胆为阳木，热气乘之，则灼土而消谷。均以甘露饮主之。

【消食丸】

麦芽　神曲　干姜炮　乌梅焙

各四两，蜜丸。每二十丸，加至四十丸。

---

① 食亦：又称“食㑊”，古病名，多食而廋。

主数年不能食，并治反胃。

【加味消食丸】

炒麦芽　炒神曲一两　乌梅焙四两　茯苓　炙草三两　木瓜五钱

蜜丸樱大，不拘时嚼服。

木瓜、乌梅灵活甚妙。

【本事消食丸】

淡豉心　炒麦芽　炒神曲　川椒　干姜

共末，拌蜜酒下方寸匕。

以上三方，并主胃虚冷，不能食，极佳。

【资生丸】

健脾开胃、消食止渴、调和脏腑、滋养营卫妙方。

蜜丸，每二钱，细嚼淡盐汤下。

白术米泔①浸再土炒三两　陈皮　山查蒸　神曲炒二两　茯苓乳蒸一两五钱　人参同三两　白蔻　桔梗炒五钱　扁豆炒　莲肉炒一两　麦芽炒　山药炒　芡实炒一两半　薏仁二两炒

【凝神散】

敛胃气，清凉肌表，主虚热妙方。

人参　白术　茯苓　山药一钱半　扁豆炒　知母　生地　粳米　炙草一钱　地骨皮　淡竹叶　麦冬五钱

共粗末。姜三片、枣二枚，煎一钟，食远服。

【沉香汤】

沉香　白术土炒　厚朴姜制三钱　人参　茯苓二钱　半夏　草蔻　炙草　陈皮　干姜炮一钱　姜三片　枣二枚

【活血润津汤】

熟地五钱　当归三钱　麻仁三钱　白芍二钱　桃仁泥二钱

酌加大黄。

【甘露饮】

主胃热善饥，不生肌肉。

---

① 泔：原文作“时”。

二地　二冬　石斛　炙草　枳壳　枇杷叶

## 怔忡附健忘、水气凌心、奔豚

**心肾亏，病怔忡。归脾法，不离宗。救逆汤，《金匮》工。**

怔忡之为病，心下跳动不安，即惊悸之类也。有触而动为惊，无触亦动为悸，此心血不足之证。心血不足，起于肾水不足，不能上升，以致心火不能下降。高士宗主大剂归脾汤去木香加麦冬、五味、枸杞。吞都气丸，甚验。杨乘六云：此证大宗，无逾于此。健忘治法亦同。

如怔忡而实，挟心包络一种有余之火兼痰者，归脾汤去木香加干生地、川贝、黄连以清之，白芍加入尤妙。

《金匮》主惊悸第一方，主桂枝去芍加蜀漆龙骨牡蛎汤，专治心君之逆。桂枝赤入心，佐以龙蛎潜阳敛浮；蜀漆通阳，阴自上合，即常山苗，今多代以苓更稳。

**水凌心，小半攻。半麻丸，具神功。真武辈，法可通。**

怔忡惊悸多由饮气冲动心包络而作。水气凌心者，轻则用小半夏汤加倍入茯苓以泄之，重则用桂苓甘枣汤以安之，再重则用真武汤以镇之。

《金匮》第二方，半夏麻黄丸，主心下悸，变麻之发越为升阳、半之降逆为和中，神化不可思议，取效如神。按：此证虽缘心血不足，亦有胃络不上通者，有脾脉不入心者，有宗气不足而虚里穴动者，有奔豚气上乘者。唯奔豚上乘，宜桂枝汤加桂主之。《金匮》奔豚汤甚妙。若小麦、生龙骨、生牡蛎亦可加入。

舒氏云：真奔豚为阴邪上逆，主四逆汤加吴萸如神。

【归脾汤】

人参　白术　黄芪　茯神　酸枣仁炒三钱　当归二钱　龙眼肉二钱

炙草五分　远志五分

加麦冬二钱、五味五分、枸杞二钱，主怔忡如神。

如兼痰火，加贝母、黄连、生地；如有肝热，加丹皮、山栀，均妙。

【都气丸】

熟地四两　山药二两　山茱二两　茯苓　丹皮　泽泻一两半　五味一两半

纳肾气如神。

【桂枝去芍加蜀漆龙骨牡蛎救逆汤】

桂枝三钱　炙草三钱　生姜二钱　蜀漆二钱　龙骨三钱　牡蛎三钱　枣三枚

以茯苓代蜀漆亦可。

【小半夏加茯苓汤】

生姜五钱　半夏八钱　茯苓四钱

【半夏麻黄丸】

半夏　麻黄

等分蜜丸小豆大，每三丸，日三服。心下悸如神。

【奔豚汤】

**气肿腹痛号奔豚，姜夏归芎葛柴芩。芍草李根肝胆治，阴阳相搏即时平。**

炙草　川芎　当归　黄芩　白芍二钱　半夏　生姜四钱　生葛根五钱

李根白皮三钱

上升下降，无论邪正之气，未有不由少阳，以少阳为阴阳之道路也。阴阳相搏则腹痛。方中归、芎、芍和阴，姜通阳，甘和中，半降逆，分理其气，腹痛自愈。气升则热，李根以降之；气降则寒，生葛以升之。升降得宜，寒热除矣。黄芩为少阳专药，善通肠胃结气。按定六经妙方。

主奔豚寒热往来气上冲者。

【桂苓甘枣汤】

茯苓八钱　桂枝四钱　甘草二钱　枣四枚

甘澜水煎。

肾气奔豚，治宜泄之制之。方中苓、桂，通阳渗泄，保心气以御水；甘、枣补土以制水；甘澜水缓中不留，入肾不着，不助水邪，则奔豚脐悸之势缓。恐生姜之升而去之，故叶天士曰生姜气温，禀天春升之木气，气味俱升阳也，不宜奔豚症，去之意深切矣。

## 心胃胸腹脐胁少腹上下诸痛附宿食、肝气

**心胃痛，有九种。痛不通，气血壅。通不痛，调和奉。**

心为君主而藏神，本不受邪。今之所谓心痛者，心之包络及胃脘[①]也。痛

① 脘：指胃腔。原文作“腕”，径改，下同。

有九种。

修园曰：胸膺痛，肺气不调；胃脘痛，胃气不和；两胁痛，肝胆之病；大腹痛，脾病；小腹痛，肝肾之病。昔人每证，均分九种。其为小家伎俩，不必泥也，但分上中下两侧主治为妥。

心胸至胃脘，为上部，主阳。

胃脘至腹，为中部，主阴阳各半。

脐至阴器，为下部，主阴。

胁肋一带为侧部，主利其转输。

凡见各痛，脉无力，喜按，虚寒之证；脉有力，拒按，或得食更痛，实也。各有轻重，宜分浅深。

痛必不通①，气血壅滞也。通则不痛，宜调和气血也。

高士宗云：通之之法，调气以和血，调血以和气。上逆降之下，中结达之旁。虚者助之，实者导之，寒者温之，热者清之，皆通法也。切不可以攻下为通。

丹溪云：凡心胃痛，气寒而不虚者，切忌补气，芪、术慎用，误妨痛厥。

九种痛：

一、虫痛

唇舌生白点，时作时止，得食则愈痛。虫为厥阴风木之化，主乌梅丸。不效，以理中去甘草，加乌梅、萸、椒、星、半、枯矾或苓、桂、黄连、当归之类，如神。

二、疰痛

入山林古庙及见非常之物，脉乍大乍小，两手如出两人，主平胃散加藿香，入麝少许。

三、气痛

七情郁怒，主香苏散加元胡，或七气汤及百合一两、乌药三钱，甚效。二陈汤加沉香、乌药、百合尤良。百合神治肺郁。

四、血痛

瘀血痛如刀锥，或有积块，脉涩便黑，主失笑散三钱醋汤下。挟热者，加栀子三钱、良姜一钱；挟寒者，加桂一钱，俱妙。

---

① 痛必不通：原文作“痛不必通”，据文意改。

五、悸痛

即虚痛。时作时止，喜按，得食即安，脉弱宜妙香散。理中汤加木香、上桂，甚效。多日不愈，归脾汤加石蒲[①]、木香，如神。

六、食痛

嗳腐吞酸，胸下有一条扛起而痛者，主平胃散加查、麦。如伤酒，再加葛花、砂仁。胀甚者，加半夏、生莱菔子一钱，研末，亦效。

七、饮痛

即痰痛。脉滑而咳，时吐清水，或胁下有水声，其痛游走不定。宜二陈加薤白五钱、瓜蒌二钱。甚者，求之痰门。

八、寒痛

即冷痛。脉细，手足冷，其痛绵绵不已，喜热手按摩。宜桂附理中加当归二钱，以济其刚；木通一钱，以通其络；呕加萸、半。

九、火痛

即热痛。脉数，口渴，面赤，身热，便闭，或作或止，宜金铃子散。火盛者，主栀子二钱，苦楝肉、黄连、良姜、泽泻、丹参一钱，香附一钱半，如神。百合汤加连、栀、丹参，饮逍遥散加丹、栀，均妥。

《外台》九痛丸，主九种心腹痛，为救急劫法。

**诸胸痹，《金匮》重。九神方，须择用。《灵枢》方，主脏痛。**

《金匮》列胸痹、心痛、短气为一门。

【瓜蒌薤白白酒汤】

主胸痹喘咳，胸背痛短气。

本方加半夏，主胸痹不得卧，心痛彻背。

本方加桂枝、枳实、厚朴，主胸痹心中痞满，胁下逆上抢心而痛之实证。

【桂枝人参汤】

主胸痹痞满，胁逆之虚证。

【茯苓杏仁甘草汤】

主胸痹短气挟饮以行水。

---

① 石蒲，即“石菖蒲”。

【橘皮枳实生姜汤】

主痹而气塞涤饮之峻剂。

【薏苡附子汤】

主胸痹缓急。与桂枝加附子汤为一表一里之温剂。

【桂枝生姜枳实汤】

主心中痞，诸逆心悬而痛之寒证。

【乌头赤石脂丸】

主心痛彻背，背痛彻心。为堵截邪气之神剂。

以上九方均神妙，如响斯应。

痹，闭也。胸为阳位，阴邪干之，则痹法主开阳。

按：《灵枢经》云：厥心痛，与背相控，善瘈。如从腰以后，触其胸，痛而伛偻者，此肾脏之气逆从背而注心，为痛也，名肾心痛。

厥心痛，腹胀胸满，心痛尤甚，胃气上逆也，名胃心痛。

厥心痛，如锥针刺其心，痛不可忍者，脾气上逆也，名脾心痛。按：脾心痛证，极重，痛极猛，抽刀散如神。

厥心痛，苍苍色如死状，终日不得太息，肝气上逆也，名肝心痛。

四证有论无方，成无已咸主术附汤。

厥心痛，卧若徒居，不思转移，心痛间，动作痛益甚而色不变者，肺气下注于心也，名肺心痛。喻嘉言以大剂姜附汤主之。

人参八钱　炙草八钱　干姜一钱半　生姜一钱半　附子一钱　白蔻一钱

此五脏气逆而作五种心痛之治法也，可补方书未备。

**手足青，真心痛。丹参饮，姑从众。**

心君主之官，本不受邪，若受邪而痛，为真心痛。手足青至节，朝发夕死，古无治法。《种福堂良方》以丹参饮主之。

丹参一两　檀香　砂仁各一钱

煎服。姑录之以备考。

按：心痛手足青，为纯阴无阳之证。宜白通汤倍干姜或舒氏回阳法方合。

**高氏法，分部观。当心痛，香苏煎。胸隔痛，百合诠。**

高士宗治心腹诸痛，分部主方，论甚详备，较古法九种主痛说为精，法亦稳。治宜细玩之。

当心之部位痛，心包络不能旁达于血脉也，宜香苏散加当归四钱、元胡一钱、木通一钱、桂枝二钱，酒水各半煎服。但紫苏须用旁枝小梗，整条不切，方能通络。

心脉之上，则为胸鬲。胸鬲痛，乃上焦失职，其气不能如雾之灌溉，则胸鬲痹而痛。主百合汤半剂，加瓜蒌皮、贝母各三钱，白蔻仁钱半，薤白钱半，最妙。按：此即胸痹证。如服之不效，宜求之《金匮》各法方妥。

**两乳间，丹参援。中脘痛，五积专。胃建里，六君谙。**

胸鬲之下，两乳之间，名膺胸。膺胸痛，肝血内虚，气不充于期门，致冲任之血，上僭为痛。宜丹参饮半剂，加归、芍、银花各三钱，红花、续断各一钱，酒水各半煎服。

膺胸之下为中脘。中脘痛，手不可近，由内外不和。外则寒凝皮毛，内则浊停中脘。须审体之虚实，虚主上加味香苏饮，实主五积散。更以灯火当痛处淬数点，则寒结去而内外通矣。姜艾灸亦可。

中脘下一寸，当阳明胃土之间，名建里穴。其痛时作时止，以手按之，其痛稍可，主香砂六君加干姜及理中汤加附加桂，均可。

**胸骨尽，逍遥堪。大腹痛，理中先。辛甘苦，逆与连。**

乳下两旁胸骨尽处痛，乃上下阴阳不和，少阳转枢不利也。伤寒病中多有此症，主逍遥散倍加柴胡。

腹乃太阴脾土之部，痛在内而缓，中土虚寒也，主理中汤倍用人参。痛兼内外而急，脾络不通也，主理中汤倍干姜。按：脾之大络，名大包。从经隧，外出于脉络。络滞不行，则内外皆痛。如上方不效，宜加当归制刚，桂化气，木通达络，自愈。

《伤寒论》云：阳脉涩，阴脉弦，法当腹中急痛，先与小建中汤。二时许，再与小柴胡汤。此先补益于内，而后转枢于外之法也。

他若通脉四逆，急于回阳。若有腹痛，必加苦寒之白芍以养阴。黄连汤重于清火。因有腹痛，不离辛热之姜、桂以和阳。此理甚微，非熟于《内经》者，不足语也。

太阴证腹痛，主四逆辈。言理中、吴茱萸均在其内。若因误下而邪陷为痛者，主桂枝加芍汤。大实痛者，主桂枝加大黄汤。二味有出入之妙。若满而实痛者，非此不治。

**脐旁痛，柴萸咽。归四逆，血寒宣。**

脐之左右痛，乃冲脉为病。冲脉为寒所凝，血不能上行外达，则当脐左右痛，当用血分药，使胞气通达肌表为上法。喻嘉言主当归四逆汤加生姜、吴萸，如神。或主小柴胡去芩加吴萸亦效。四物汤加芪、桂、柴、萸、甘草、生姜之类，以通胞气，亦妙。

**脐中痛，虚实权。虚通脉，实攻坚。**

脐中痛不可忍，脉细，喜按，便不闭，口中和者，虚寒也，主通脉四逆汤加白芍三钱，如神。

如脐痛拒按，脉沉而实，口中热燥渴，大便秘结，是有燥屎，主调胃及小承气下之。

**脐下痛，真武宽。若火遏，五苓痊。气不化，通关丸。**

脐下痛，乃少阴水脏与太阳水腑，不得阳化，阴寒凝结而成。少阴水脏虚寒者，主真武汤；太阳水腑虚寒者，主桂枝茯苓附子汤。又有火遏膀胱而痛者，状如五苓，与五苓散。

又有阳气不化，小便点滴俱无而胀痛者，主通关丸。

舒氏温化汤，尤为此证第一。

**少腹痛，责诸肝。季胁痛，法一般。归四逆，乌梅丸。**

小腹两旁名少腹。少腹痛，乃厥阴肝脏之部，又为胞中血海。盖胞中之水，主少阴；胞中之血，主厥阴。其痛者，厥阴肝气不合胞中之血而上行也。肝脏不虚者，宜香苏散加柴胡、当归、白芍各二钱，生姜三斤，疏通肝气，使之上达。

如肝脏虚者，当补益以助其下交。主乌梅丸，米饮下三钱。

又小腹两旁即季胁也。季胁痛亦肝虚也，主当归四逆汤加阿胶三钱，或四君子去白术加当归、粳米，送下乌梅丸二钱，良效。盖乌梅丸以乌梅之酸，连、柏之苦，附、桂、姜、椒之温，细辛、当归之润，亦厥阴肝经之要药也。小柴胡为少阳正药，而当归四逆为厥阴正药，加鲜橘叶四十九片，如神。

**两胁上，小柴专。精化气，是蹄筌[1]。**

两胁之上痛者，少阳之气不和也。凡肾虚羸弱之人，多胸胁间隐隐作痛。此肝肾精虚不能化气，气虚不生血使然。夫精血犹泉源也，盛则流通，衰则滞

---

① 蹄筌：语出《庄子·外物》，指捕鱼兔的工具，此引申为治病法则。

竭。不知填补气血，徒行气通经，则虚者愈虚矣。主小柴胡去参、枣加牡蛎、青皮之类。

**《金匮》法，回生丹。至切近，一帖安。详胀证，效如仙。**

《金匮》以腹满、寒疝、宿食为一门。腹满专指太阴脾部。凡腹中绞痛，统名寒疝，非若今之囊肿睾丸胀，始谓之疝气也。共立十一方，皆起死回生之剂。

凡胸腹诸痛，宜辨内之胀不胀，便之闭不闭，脉之有力无力，口之热与和，痛之久与暂，以分寒热虚实为主。

如痛而胀且闭，主厚朴三物汤，攻里。兼发热者，主厚朴七物汤，分治表里。

如腹痛连胁，脉弦紧，紧恶寒，大便闭者，为寒实，主大黄附子汤。

但胀而大便不闭者，实中有虚，主厚朴人参半夏生姜甘草汤。

腹痛甚，手不可触近，呕不能食者，主大建中汤。

雷鸣切痛，胸胁逆满呕吐者，主附子粳米汤。

腹痛下利而厥者，主通脉四逆汤。

腹痛吐泻者，主附子理中汤。

若绕脐痛，名寒疝。腹中疼痛急甚者，主当归羊肉汤。

脉沉紧而弦，绕脐痛，自汗厥逆者，阴寒内结也，主大乌头煎。赤丸亦如神。

绕脐痛逆冷，手足不仁，身疼痛，诸法不治，主乌头煎兑服桂枝汤，如神。

寒疝，贼风袭人，五脏拘急，不能转侧，发作有时，手足厥逆令人阴缩者，俗名缩阴证，主大乌头煎。

若吐泻不已，腹绞痛欲绝，手足厥逆，大汗出，脉细欲绝，俗名乌痧胀、绞肠痧、水霍乱者，主通脉四逆汤、四逆加人参汤、大建中汤，回阳化气而逐寒。若口不开，撅齿灌之，否则从鼻中灌之亦可活。

如腹满按之拒痛，心下亦满痛者，主大柴胡汤。

如服后腹满不减者，主大承气汤。

凡食积，宜先以平胃散加查、麦消之。腹痛满闭者，三物汤先行其气。心下满，大柴胡微荡其结。

潮热有燥屎，调胃承气和以荡之。

腹满具外证、阳证备，小承、大承分主之。此下法之准绳也。

【瓜蒌薤白白酒汤】

**胸为阳位似天空，阴气弥沦痹不通。薤白八钱蒌半两，煮须白酒奏奇功。**

薤白八钱　瓜蒌实一枚捣霜

白酒煮服。

主胸痹喘息，咳逆，胸背痛，短气，寸口脉沉而迟，关上脉小紧而数。

按：胸为阳之部位，气血之路。阴邪占踞，阻遏阳气，故见证如此。

本方再加半夏三钱，主胸痹不得卧、心痛彻背之证。半不止涤饮，大能和胃通阴阳。

本方加枳实、厚朴、桂枝各一钱半，主胸痹心中痞，胸满胁下逆，上于心者。此中焦气痞，阻诸气之往来，宜急通痞以散浮阴。

【人参汤】

即理中人参汤（见消渴），加桂枝二钱。（全方详伤寒）

按：上方主实，阴邪搏结，宜开以泄之。此方主虚，补心阳，则邪自消。

【茯苓杏仁甘草汤】

茯苓六钱　炙草二钱　杏仁二钱

主痹而短气，气又塞之证。行水则短气自已，利肺则气塞自顺。

【橘皮枳实生姜汤】

陈皮六钱　枳实二钱　生姜四钱

主痹痛气塞之证。

此方辛以开之，气开则结散。

【薏苡附子散】

**痹来缓急属阳微，薏苡舒筋法莫迟。炮附同研堪大补，筋资阴养得阳归。**

薏苡仁十五两　炮附子十两

共末，每一钱半。

薏苡制风主筋，附子补阳。阳气者，精则养神，柔则养筋。二味合力，则筋之缓急顺，痹自除。此旨人所罕知。《伤寒论》桂枝加附子汤，与此方相表里。

【桂枝生姜枳实汤】

**心悬而痛痞相连，痰饮上弥客气填。三两桂姜五两枳，驱寒散逆并攻坚。**

桂枝三钱　生姜三钱　枳实五钱

主心中痞，诸逆，心悬痛者。心中痞，阴邪上逆；诸逆，饮邪客气也；心悬痛，如空中悬物，摇动作痛也。

【乌头赤石脂丸】

**彻背彻胸痛不休，阳光欲熄实堪忧。乌头赤石椒姜附，堵截分行大力周。**

乌头炮一两　生附子五钱　川椒一两　干姜一两　赤石脂一两

共蜜丸，梧子大，每二丸，日三服。

前后牵痛，气血疆界俱乱，势已危殆。妙在辛辣，温经散邪。恐胸背既乱之气难安，加入赤脂之涩，俾前后之气各行，为堵邪攻冲第一法，补天手眼。

附【九痛丸】

炮附子二两　生狼芽六钱　巴豆霜三钱　干姜六钱　吴萸六钱　人参六钱

共末蜜丸，梧子大，朱砂衣，每酒吞一丸。

已上胸痹心痛。

【附子粳米汤】

**胸中切痛作雷鸣，胸胁皆膨呕已成。附子粳米半甘枣，调行中土自安宁。**

炮附子一两　粳米二两　炙草一两　半夏三钱　枣十枚

主胸中寒气，雷鸣切痛，胸胁逆满呕吐，为虚寒气逆妙方。

【厚朴七物汤】

**满而便闭脉兼浮，朴枳甘黄桂并投。再佐姜枣和表里，久而化热治优优。**

厚朴八钱　炙草三钱　酒大黄三钱　枳实二钱　桂枝二钱　生姜五钱　枣十枚

呕加半夏；下利去黄；寒多者，生姜加至八钱。

主满而便闭，寸口脉浮。

【厚朴三物汤】

**痛而便闭下无疑，大黄相佐枳朴需。枳朴先煎黄后入，小承变法更神奇。**

厚朴八钱　大黄四钱　枳实三钱

先煎枳、朴，后入大黄。

主满痛便闭。

按：承气荡实大黄多，此方行气厚朴重。

【大柴胡】见寒门

主腹满。以手按之，心下满痛者，实也。

【大承气】见寒门

主腹满不减者。

三物行气，大柴下心下满，大承气下内实。

【大建中汤】

**痛呕难食属大寒，腹冲头足触之难。干姜重用椒为佐，参入加饴一服安。**

干姜四钱　川椒二钱炒汗　人参二钱

煮成去渣，入饴糖三钱化服。分二次服后啜粥。

主心胸中大寒痛，呕不能食，腹中满，上冲皮起，有头足，手不可触近者。此证彻上彻下，纯阴之寒上逆。干姜温中去寒；川椒镇阴制逆，摄邪使下，助干姜以振胃阳；参、饴缓中，所以神椒、姜之用也。

【大黄附子汤】

**胁下偏疼脉紧弦，若非温下恐迁延。大黄附子佐辛走，阴寒凝结即时痊。**

大黄五钱　附子五钱　细辛二钱

主胁下偏痛，脉弦紧，此寒实也，宜温以下之。许叔微①温脾汤，主休息痢，即从此方套出。

【赤丸】

炮乌头二两　茯苓四两　半夏四两　细辛一两　朱砂五钱

共末蜜丸，麻子大，酒下三五丸，以知为度。

主寒痛厥逆。

【大乌头煎】

**脉沉弦紧寒绕脐，白汗厥逆冷凄凄。五个乌头煮加蜜，顷刻颠危快挈提。**

大乌头五枚，熬去皮不必咀片

水三升，煮至一升，去渣入蜜。令相得再煮。令水气尽，分五六次频服。

按：此方及上方均主阴邪内结。阴邪动，必气逆，必见喘呕不食之证。阴邪结阻，阳气不行，故肢厥、肤冷、腹中痛、自汗出矣。纯阴用事，阳气将亡，非甘温辛毒不能救也。

【当归生姜羊肉汤】

**腹疼胁痛急不堪，羊斤姜五佐归三。寒多重用生姜煮，痛呕还加枳橘添。**

---

① 微：原文作“薇”。许叔微，字知可，南宋名医。

生姜五两　当归三两　羊肉一斤

炖服，日三服。

寒多，生姜可用八两；痛多而呕，加陈皮、白术各一两。归行血滞定痛；姜行气滞定痛；羊肉味厚，入咽即与浊阴混合，少顷得归、姜之力。气血之滞俱通，通则不痛。先诱后攻之法也。

神治寒疝腹痛里急者。

【乌头桂枝汤】

**腹痛身疼肢不仁，药攻针灸治非真。桂枝汤照原方煮，蜜煮乌头合用神。**

乌头蜜煮一碗去渣，以桂枝汤原方作汤兑服。

主虚寒腹中痛，逆冷，手足不仁。若身疼痛，诸药不效者。

又主寒疝腹中绞痛，贼风入攻，五脏拘急，不得转侧，发作有时，令人阴缩，手足厥逆者，即今俗称“缩阴证”也。主大乌头煎。

【《外台》走马汤】

巴霜少　杏仁二粒

同捣绵包捶碎，熬汤热服一合。

神治中恶、心腹猝痛、胀满不通及飞尸、鬼击、痧证、霍乱。

【《外台》柴胡桂枝汤】

即小柴胡减芩一分，加桂枝二钱，主心腹猝痛如神，以柴胡能通脉血如神也。

【丹参饮】

丹参一两　白檀香一钱　砂仁一钱

主真心痛及心痹，神验。妇人尤宜。

此方主半虚半实证之妙方。

【舒氏回阳汤】

芪、术、姜、附、砂、半、蔻、萸、椒、故纸、益之类，按法加减。

【百合汤】

百合一两　乌药三钱

按：百合，百瓣合拱，极裨肺气。肺主百脉，肺治则诸气皆治。且甘敛之功，胜于酸敛也。

【香苏饮】

香附二钱　苏叶二钱　陈皮一钱　甘草一钱　姜三片

治气痛，并一切感冒。胃气痛，加元胡。

【失笑散】

五灵脂一两醋炒　蒲黄一两

共末，每三钱，醋汤下。

神治一切血气作痛。

【平胃散】

苍术一钱　陈皮一钱　厚朴一钱　炙草一钱

肉积加查，面食积加麦芽、莱菔子，酒积加砂仁、葛根。

【金铃子散】

金铃子　元胡各二两

研末，每二钱酒下。

【理中汤】

参　术　姜　草各三钱

痛甚倍参，寒多加桂、附，里急加芍。

加归济其刚，加木通达其络。主痛如神（加萸[1]）。

【小建中汤】

即桂枝汤倍芍。

【通脉四逆汤】

干姜六钱　生附子三钱　炙草四钱

腹痛加白芍三钱，黄连亦可反佐。

寒痛第一方。

【当归四逆汤】

当归三钱　桂枝三钱　白芍三钱　炙草二钱　细辛　木通各一钱半

枣八钱

寒甚，加萸三钱。

此厥阴证药如神。

① 加萸：其后似有文字脱落。

【桂枝加茯苓附子汤】

即桂枝汤原方加茯苓三钱、附子二钱。

【通关丸】

黄柏　知母各一两　上桂一钱

蜜丸。

【如神抽刀散】

川白姜五两，与巴豆一钱同炒至豆黑，去巴豆不用　糯米六两炒

良姜五两，入班毛廿五枚同炒至班毛黑，不用班毛①　石菖蒲五两半

共末，每二钱，空心酒下。

主脾痛攻刺，百药不效，如神。一人露宿取快，五更受寒，脾痛欲绝，淹淹数载，后得抽刀散而愈。方秘不传，嘉庆十八年刻《金匮翼》始传，尤在泾方也。②

【黄芪汤】

黄芪一两　当归三钱　上桂钱五分

主心、胃、腹诸痛，喜手按者。为治虚之准方。

【枳实汤】

枳实三钱　半夏四钱　生姜八钱

主心、胃、胸、胁、腹一切痛，拒按者。为治实之准方。

【丹参饮】

主半虚半实。

【黄连汤】

黄连一钱　炙草一钱半　干姜　桂枝各一钱半　人参二钱　半夏二钱

枣二枚

主胸中有热而喘，胃中有邪气而腹痛。主热证第一方。

【七气汤】

茯苓三钱　半夏　厚朴二钱　紫苏叶一钱　姜三片

神治七情气逆诸痛。

---

① 班毛，即“斑蝥”。

② 原注：脾指腹。

陈修园云：上部心胸至胃脘，属阳，宜宣其气。阳虚，宜黄芪汤；气实，宜枳实；气结，宜瓜、贝；气逆，宜半、薤；气滞，宜木香、砂仁。

胃脘至脐，为中部，主分理阴阳，宜理中、四逆、黄连等法。

自脐至阴器，为下部，宜破其阴气。《金匮》名寒疝，主椒、附辛热，扶阳破阴。若后痛彻前，前痛彻后，主加赤脂堵截之。生姜羊肉汤，破阴尤妙。

胁肋一带为侧部。小柴胡、归四逆，一主少阳，一主厥阴，均妙神品。

脉细无力，宜姜、桂、萸、附温之；脉大有力，宜金铃、连、芍清之。痛下利，主虚，与理中之类；痛而闭，主实，与三物之类。实亦有寒者，宜黄、附温通。吐虫，乌梅丸为主。食积先以平胃消之，重以承气诸法荡之。郁主七气，此大要也。

**肝气痛，虚与火。一贯煎，甚稳妥。右息积，导气可。**

肝贯隔，布胁肋。阴虚血燥，则肝脉失养而痛。其证筋急，不得太息，目昏不明，爪甲枯青，遇劳即甚，或忍饥即发是也。滑伯仁主补肝散。

按：肝燥胁痛，有连及胃脘者，木忤土也。亦有吞酸吐酸者，男女瘕疝，每多此证。若与香燥，其痛益增，主一贯煎如神。

若两胁下痛，引少腹，善怒者，火也。经云肝气实则怒，其脉当弦急数实，其口当酸，其痛必甚，或烦渴，二便不通，主龙荟丸。

若单左胁痛，主瓜蒌汤如神。以龙荟丸中，苦寒益燥，不如滑以利逆、甘以缓中之得效为捷也。

【一贯煎】

沙参　麦冬　地黄　归身　枸杞　川楝子

出入加减，效如桴鼓。

口苦略以黄连渍清汁，加一勺如神。

【补肝散】

酸枣仁四钱炒　熟地二钱二　白术二钱　当归　山茱肉　山药　川芎

木瓜各一钱半　独活三分　五味三分

肝体阴而用阳，酸甘辛神其性，独活尤妙。

【龙荟丸】

龙胆草酒洗　当归酒洗　栀子　茯苓　连柏一两　大黄　青黛

芦荟五钱　木香二钱半　麝少许

蜜丸，小豆大，姜汤下十五丸。

【瓜蒌汤】

大瓜蒌一枚重二两，炒，连皮捣烂　粉草二钱　红花五分

水煮服。

主左胁肋痛如神。

【枳壳散】

枳壳四两先煮　细辛　桔梗　防风　川芎二两　葛根一两半　甘草一两

为粗末，每四钱，加姜、枣浓煎。空心服如神。

按：胁肋痛，左肝主血，右肺主气。枳通三焦之气；细、芎、桔散之，遂其性也；甘缓之，平其急也；防、葛共用，借风药以张之，风散自愈，如神。

## 伤食　宿食

**伤食病，嗳腐酸。腹满痛，平胃安。兼寒热，疏散先。**

伤食，必有胸满、嗳腐、吞酸、腹胀痛诸状，或嗳气有烟薰味者，方为的证。初起，可与平胃散加麦芽、莱菔子之类消之。若兼头痛、恶风寒、发热者，为外感挟食，切不可误攻误消，致外邪陷入腹中，变证百出。宜先主分六经定法疏散。

**脉紧涩，宿食愆。主承气，勿迁延。**

若寸脉大，按之反涩，外见不欲食，或下利不欲食，不知饥，皆有宿食也。先以小承气探之，如转屎气，再与大承气。

按：宿食之证，或先有宿食而后病，或由病而致宿食，皆主攻之。诚以脾胃者，所以化水谷而行津气，不可或止，谷止则化绝，气止则机息。故必以承气下其停谷，而后气行化续，生机以全。若徒用平胃，反害之矣。

经云：脉紧如转索无常者，有宿食也，主大承气。又云：脉紧、头痛如风寒状者，腹中有宿食也，主大承气。用大承气法，或重加生姜，病后或加附子，或合理中，均妙。

**若积聚，脏腑沿。分新久，按经援。**

积者，五脏之病。推之不移属阴。

聚者，六腑之病。推之则移属阳。

新病为实，初起审其疏散者，主五结散以散之；可消导者，以平胃散加减消导之；可攻下者，备急丸下之；若兼有外感，必兼消外感，不可单攻。

久病属虚，必攻补兼施，不可径用峻剂。

**理中类，执中诠。麻辛类，妙转旋。肝肾着，《金匮》传。**

大积大聚，务须攻补兼施。

理中汤，为执中央以运四旁第一法。香砂六君亦可奏效。

理中汤再加桂枝、附、麻黄、细辛等药，令大气流行充满，则积聚不攻自去，第一神方。

若服攻药，大下积血，自汗不止，气溺不止，急以参附汤救之。

【平胃散】

立积聚加减法。

本方加扁蓄、瞿麦穗、麦、芎各一钱为主方。或以上八味各五钱，再加沉香、木香各一钱半，大黄（酒）二钱，共为细末，每三钱，姜汤下。忌油腻动气等物，戒房事一月，每黄昏时服，以二便下恶物为度。

肝积在左胁下，名肥气。去苍术加柴胡、鳖甲、青皮、莪术。

肺积在右胁下，名息贲。前方加白蔻、檗皮、郁京。

心积起脐上至心下，大如臂，名伏梁。前方去苍术，加上桂、黄连、石蒲、莪术。

脾之积在胃脘，腹大如盘，名痞气。主前方。

肾之积在脐下，发于小腹，上冲心而痛，名奔豚。去苍术、陈皮、扁蓄、瞿麦、大黄，加茯苓四两，桂、附、萸、归各五钱，川芎、楝子、李根白皮各一两，为丸。

热加芩、连，寒加姜、桂、附，痰加半，水加桑皮、赤小豆，血加红花、桃仁，肉加山查、阿魏，果加草蔻、木香。

【肝着汤】

**肝着之人欲蹈胸，热渴一饮觉轻松。旋覆三钱葱四寸，新绛通营肝着通。**

旋覆花三钱　葱四寸　新绛二钱

主肝着，其人常欲人蹈其胸上，先未苦时，但欲热饮为快者。

【肾着汤】

**腰冷溶溶若水然，腹中如带五千钱。术干用二姜茯四，寒湿同驱岂偶然。**

炙草二钱　白术二钱　干姜四钱　茯苓四钱

主腰痛重，如带五千钱，腰冷如坐水中，口不渴，小便自利，寒湿袭肾之外腑也。此方如神。

又有胁下痛，以手按摩，则气化略安，若饮食稍不节，则又复发，名馨气。由食积太阴，遏肝气为痛也。

此三证，皆腹中痛，不在症瘕之类，亦未必有形。天下事，皆从无中生有，缘气后阴结，结则粘着为病也。经云：喉中有积，则结阴可知，否则喉岂能容？

再按：诸积之脉，必以沉细而附骨为据。脉见寸口，积在胸中；出寸口，积在喉中；出关上，积在脐旁；上关上，积在心下；微下关，积在少腹；尺中，积在气冲，见左积左，见右积右。若两手沉细脉不起，积在中央。

三焦气竭，取之中州，言以中州主治也。理中汤加味如神。

## 胀满　蛊胀

**胀为病，辨实虚。气骤滞，七气疏。厚朴汤，实证锄。**

胀者，胀于内也。虚胀误治则坏，实胀误治必增。

七情气滞，七气散极能疏通。

若挟水湿，胃苓汤极效。

食积胀，平胃散加减亦可通治。

如腹胀拒按，《金匮》厚朴七物汤，两解表里实邪。

大便实，三物汤荡实行气，以锄病根第一。

**若虚胀，醒脾舒。执中央，责州都。温化法，最合符。**

胀满喜按，脉弱小，虚也。宜附子干姜汤理虚寒；补中益气汤升地气；六君子加干姜，治脾虚多痰；香砂六君汤，治胃弱少食之证。

若以上诸证，法不应者。喻嘉言云执中央以运四旁，千古格言，胀与蛊皆可遵治。

经云：膀胱者，州都之官，津液藏焉，气化则能出。膀胱气化，则膻中之气，旷如太空。气足下达何胀之有？唯膀胱不化，则腹已先胀，膻中气无从下达，则胀矣。然欲膀胱气化，其权在于葆肾。缘肾以膀胱为腑，肾气涣散，先注膀胱，膀胱胀满，势必连及胸鬲窒塞不通，不可言状。唯肾气收藏愈固，膀胱得以清净无为。腰中气注之不盈矣，以中下走既捷，则胸如太空矣。其论实胸腹胀满及痰饮证之金针。

舒氏云：病后胀满，俗名鼓胀。乃由脾胃气虚，不能升清降浊；肾气涣散，壅而为满。总由过服顺气克伐之品，克削真元，耗损脾胃所致。法主砂、蔻、姜、半，宣畅胸鬲，附子温经，肉桂化气，桔梗开提。俾转运有权，乃得先升而后降。若胀满过甚，上下阻隔，转运不通，升降不行，药不见效，急用纸卷艾绒，于头顶百会穴上，隔生姜一片，灸数次以降其阳而化其气，药自投矣，神效非常。甚至肾囊肿满，更于脐下淬灯火七壮，接引顶上艾火之气，药必速效。如脚肿未消，再灸涌泉穴，其肿自退。

按：病后水肿，面目俱浮，均系脾胃气虚，亦主此法。百试百验，小剂久服如神。

**单腹胀，虚大半。实来暴，虚来渐。喻三法，治虚按。**

四肢不胀，腹大如鼓，多系气虚中满，过服枳朴宽肠所致，属虚者多。

如果实证，其来必暴。方书指之为蛊，言其中有物，非血即虫也。

虚者其来必渐，方书或称为鼓。言中空无物，如鼓外坚，气虚滞而中满也。

初起服劫药不效，久服耗损增胀，硬如铁石。喻嘉言以三法治之，一培养，主术附汤，加干姜、陈皮；二招纳，主补中汤，加半夏；三攻散，主桂甘麻细附子汤。枳术丸各方，分用互用，可救十中之五。

若气喘水盛者，主真武汤、黑锡丹。

若腹大如箕，四肢消瘦，初因吐酸而起，后则吞吐皆酸，主附子理中加黄连为丸，名连理丸，甚效。

舒驰远曰：虫生于湿，法属太阴，因脾脏虚寒则停食而生虫。主补土以逐湿，则湿自下。后人咸主乌梅丸，谓虫得酸则伏，得苦则安。殊不知苦燥耗阳，酸愈助湿，是助虫也。治法务当温燥，极力杀虫方妥。方用芪、术各八钱，星、半、姜、附各三钱，扶阳驱湿。虫本由厥阴而生，仍加吴萸、川椒各三钱，镇摄使下，再加枯矾一钱以杀虫，一二帖虫自下。仍主上法去矾，数帖即可收功。治虫神方，莫过于此。可见治有物虫蛊，投无不效。明矾煅枯，性温燥杀虫。

**若实证，九痛验。治血蛊，山风玩。辛苦法，举隅见。**

实胀其来必暴，有气血、饮食、寒热、虫痰之分。辨证施治，宜求之九种心胃痛法中，九痛丸可以劫消，抽刀散亦妙。

又有血蛊证，方书以为妇人病。喻嘉言谓男子亦恒有之。面色萎黄，有蟹爪纹，脉虽虚极，步履如常，多怒健忘，口燥便秘，胸紧气促，胁胀腹痛，是其候也。迨胀既盛，腹大如箕，遂不可治。所以然者，由多食腥咸之味。性走血，血阴象，可与热合，不觉其病，久久中气变热，气热则结，血为不流而搏伏。由是气居血中，血里气外，似妇人受孕者然。至弥月，腹成抱瓮，则不治矣。凡多食厚味，成热中者，皆此类也。喻氏主以六君子汤料大剂，加干姜、川芎、防己为使，共末，陈仓米、荷叶汤作丸，每三钱，日二服，如神。此执中央以运四旁之旨也。

陈修园曰：《周易》卦象，山风为蛊，血虫为蛊。山风主气，血虫主血。卦中精气，即此证指南法。治须振肝木以开胃土，当矫之以刚果。先甲三日在辛，谓自新也；后甲三日在丁，谓丁宁也。非大辛大苦莫治。仲师未出方，恐泄天地之秘也。于心下如盘，大如旋杯，主以桂甘麻辛附子汤，散以辛也。大如旋盘，主枳术汤，泄以苦也。但微示其意，学者须精思之。

按：蛊胀之解，当以气血结聚，其毒如蛊为确义。因辛开苦泄两法，思得二方，以资扩充。

修园治阻塞气道，借用还魂汤，以通气道，如神。余谓借治中空如革之鼓胀，法甚相合。修园治室女经闭，从多汗着眼，以经内闭，宜从皮毛寻一出路。以极苦之芦荟丸，日进三服，使敛血入内而下通，自然热退经行如神。余谓借治热中致蛊之证，义亦可通。若夫振之以刚果，非重用萸、椒、砂、蔻，不足振肝木之气，而冲开胃土也。舒氏治病后胀满鼓胀，温化法亦甚合也。

【七气汤】

主实胀，七情气分之证。

一名四七汤，并治一切气郁。

茯苓三钱　半夏三钱　厚朴三钱　紫苏叶三钱　生姜三片

此方妙在苏叶一味，辛散结，香醒脾，顺气消胀乃其余事。

又【胃苓汤】

炒苍术一两　厚朴五钱　陈皮五钱　猪苓一两　茯苓五钱　泽泻五钱

白术五钱　桂枝五钱　炙草二钱

加半夏、干姜、五谷虫、木瓜各五钱，麦芽二两，浓煎打糊为丸，每三钱，日二服。因热而起者，加黄连五分。

此方统主实证初起暴发，其应如响。

【圣术煎】

**虚胀脾亏圣术煎，桂姜术橘共为丸。虚甚尤须加熟附，专温湿土效非凡。**

主虚胀第一。

白术微炒一两　陈皮二钱　干姜三钱　肉桂二钱

虚甚，加附子二钱。

术补脾善运，则食消而胀去；陈皮达结气于外；干姜去寒气于中；肉桂化太阳之气于下。下焦气化，则上中二焦之气升降有权，而胀自除。此景岳一书之第一方也。

【连理丸】

主腹胀如箕，时吐酸水者。又主久泻如神。

人参二两　白术二两　干姜二两　炙草二两①

蜜丸，每三钱，米饮下，日二。

喻氏曰：酸水时吐时生为单腹胀，及心、胸、胁、腹疼痛主此。不用八味，为柔中之刚；而用此丸，为刚中之柔。取其大辛大苦，能变胃而不为胃变也。以茅山苍术易白术，其力甚大。

【桂甘麻辛附子汤】

主气分心下坚大如盘，边如旋杯。此心肾交病，升降失职，坚如铁石。此方转其大气，结散如神。

桂枝三钱　生姜三钱　炙草二钱　麻黄二钱　细辛二钱　附子一钱　枣四枚

先煮麻去沫，日夜三服。当汗出如虫行皮肤间即愈。

【枳术汤】

主心下坚大如盘，边如旋盘，水饮所作。

按：注明水饮，所以别于气分。边如旋盘，邪尚散漫，不满痛也。

枳实二钱　白术四钱

水煎，日三服。腹中软，即当散也。

按：胃为阳土，脾为阴土，阴常不足，胃强脾弱，则阳与阴绝矣。脾不能为胃行其津液，则水饮作矣。方中术以补脾，枳以抑胃，脏腑分理，所以治水饮之源也。节庵仅知一补一消，陋矣。

【《三因》禹余粮丸】

通主十种水气。脚膝肿，上气喘逆，小便不利，悉主之。许叔微及朱丹溪皆云治肿胀神剂。

蛇含石大者三两，以新钱钮盛入瓦炭火中炼，蛇黄与钮子一般，取蛇黄入醋中，

① 本方缺黄连。

令冷取出，研细　禹余粮石二两　真硼砂五两，先以水润淘净，炒干，入余粮一处，用好醋二升，煮至醋干为度，另取炭火烧红钳出，硬①药砖上，令冷，研细末

以三物为主，其次量人虚实入下各药。

治水妙在转输三味，既非大戟、甘遂、芫花之比，又有下项药扶持，故老人、虚人无不相宜。加入羌活、木香、茯苓、川芎、牛膝、上桂、蓬术、附子、干姜（炮）、青皮、白蔻、大茴、三棱、白蒺藜、当归（酒炒）各五钱，共研细末。以汤浸蒸饼，杵万下为丸，食前白汤温酒下。

忌盐百日，丝毫入口，病即增剧。苦人用之尤神。如虚人兼以调理气血之药，间服不为峻，第一神品。

【附子干姜汤】

即理中去术加半夏。

【补中六君子】【香砂六君】均见劳

【术附汤】见中风

【舒氏温化法】详见小注

服本方，蛊胀略平。加鹿鞭大补肾气；故纸、益智，收固肾气；兔丝助肾精；芪、术建中立气，收功。本方主病后水肿。候小便略长，饮食稍进，先加芪、术以建中，后加收纳肾气之品收功。

【喻氏加减六君丸】

人参三两　茯苓三两　白术三两　炙草二两　半夏二两　陈皮二两

干姜二两　川芎二两　防己二两

如法制丸。

备用【还魂汤】

麻黄一两　杏仁五钱　炙草二钱

水煎，分三次服。神于通气道，有起死回生之妙。

【芦荟丸】见肝气

【《素问》鸡矢醴】

主蛊胀胀满不食，中空如革，并主单腹胀，如神。

① 硬：据陈修园《医学三字经》，当作“倾”。

鸡矢白一升　老酒二升

煮熟，渍鸡矢乘温以布囊绞取汁，温服一剂，腹中和，二三剂即已。

取鸡粪上之白精，即鸡之精也。鸡鸣于寅卯，鸣则先鼓其翼，为风木之象。木击金则鸣，以鸡属阳，秋金之畜，在卦为巽木。蛊胀之证，乃脾土失职，不能运化，以致胀满不食。风木制化土气，阳明燥合太阴，酒为谷之津液，得鸡矢神运中州，故一剂腹温，二剂则痛已。羽虫无肺，故无前阴。屎中之白即精也。于理极超，故用之如神。

此伊圣经方，神妙。本方主小儿疳积腹胀，肚大青筋，如神。以此观之，更悟出胀病之理也。

附陈德星《蛊胀续治方论》，言此症治无不效，录以备用。

蛊胀先辨证。朝肿暮消名阳蛊。暮肿朝消名阴蛊。腹上青筋起，气喘潮热，为气蛊。四肢不收，肚腹大，为食积蛊。遍身潮热，腿足及头面浮肿，为虾蟆蛊。房事多，是肾蛊。泄泻潮热，是脾蛊。衄血不止，小便不利，是胃蛊。

凡阳毒之蛊，先汗后下；阴毒之蛊，先下后汗。

治神效秘法主蛊第一良验方。

凡治蛊病，先主木香流气饮，加减为主。通身肿，加白蔻。头面肿，加葱头。肚腹肿，加青皮、陈皮、枳实。肿至脚，加桑白皮。

轻者三四服，重者五六服，随用后药。如虚弱者，则用后补药方；病深调理，须用沉香化气丸。

如单腹胀，四肢微肿，肚大身重，脉沉细，因内伤七情所致者，取效略迟，然无不灵验。若双腹胀，心胸肚腹胀如鼓，气满喘急，寝卧不安，四肢微肿，脉浮洪，因外感风湿所致，取效尤为神速。此证，患者切忌盐、酱、房事。七情六欲，自能珍摄，无不保全。依方分数，不可轻重，否则不验。

先主木香流气饮，轻者与香枣丸，重病用木香丸。愈后服开盐酱方，百日后方可食盐。药取真，制宜精，次序用法，无有不愈，真希世奇方也。

【木香流气饮】

水煎，空心服，日一帖，分二次。

广陈皮钱二分　木瓜钱二分　白术　麦冬　大黄　赤茯苓钱二分

半夏七分半　厚朴　炒青皮　甘草　香附　紫苏八分　木通三分

真人参二分半　枳壳二分半　草果二分二厘　官桂　大腹皮　蓬术

丁香　木香　槟榔　沉香二分二厘　白芷一分半

【香枣丸】

苦丁香去梗微炒

研细末，煮红枣，去核皮，单用枣肉，枣一斤，用苦丁香末四两，杵烂为丸，如桐子大，每服三十丸。加至四十丸，空心，再用枣汤送下。行去其水，即愈。

病重者，服《千金方》金不换木香丸，兼用沉香。虚极者，用补药。愈后调理，常服沉香化气丸。如心内烦热，用竹叶、石膏二味煎汤服。如热甚，略加黄芩。

【沉香化气丸】

茯苓　人参　木香　青皮　丁香　沉香　白蔻　白术　山药　砂仁
蓬术　三棱　石菖蒲　陈皮　槟榔各六钱　官桂一两　莱菔子二两炒
黑牵牛头末二两

水泛丸，朱砂衣，小豆大。

【金不换木香丸】《千金方》

青皮五分去肉　陈皮五分去白　胡椒一钱　木通五钱去皮节　生大黄五钱
砂仁洗去豕皮[①]　桑白皮　黑丑[②]煨　木香不见火　椒目净　苦葶苈隔纸炒
甘遂不蛀者　益智仁　泽泻　青木香　大腹皮去黑皮　大戟　尖槟榔
芫花醋炒　射干　连翘净各三钱　巴豆生熟各半各五钱

上二十二味，为极细末，醋糊为丸，如桐子大，每服五十丸。壮实者，可加至七八十丸[③]。第一次五更初用葱头汤下，消上部肿。第二次五更初用陈皮汤下，消中部肿。第三次五更初用桑白皮汤下，消下部肿。如服后，上中下看何部尚未消尽，照引再如法服。已消，随服后补药方，永保无虞。

【补药方】

上桂　干姜　青皮　肉蔻　蓬术　川芎　槟榔　桔梗

等分末。每三钱，空心白汤下。肿消后，即服此药。百日满，服开盐酱[④]方。

---

① 豕皮：外壳。
② 黑丑：为牵牛子之种皮呈灰黑色者，与白丑合称“二丑”。
③ 丸：原文作“九”，形近而误。
④ 酱：原缺，据前后文补。

【开盐酱方】

白术　茯苓　上桂　猪苓　泽泻

共分末。每五钱，用鲫鱼去鳞杂，将药入鱼腹内，加麝香少许在内，净麻扎好，用新瓦二片，上下盖合，用火上下炙焦为度，去火存性为末，枣汤空心送下。

按：方书云蛊胀有五不治：面青如黎，腹大青筋起，掌平无纹，脚肿无纹[①]，脐凸出寸许如栗。五者皆在不治之列。今此方则五症皆治，唯先下水黑色者不治，阳物不举者不治，以二者阴阳已绝也。若其水色青黄或红，直如反掌之易。

凡盐酱生冷、鲜食鸡鹅等发毒之物，服药时均切忌，百验如神。

【鸡矢醴散】

主血蛊。

大黄　桃仁去皮尖　鸡矢白

共末。每二钱，姜汤下。

【大黄䗪虫丸】

主血蛊如神。代抵当丸亦妙。

土狗末一名蝼蛄

主消水肿如神。上半消上肿，中消中肿，下消下肿，左消左肿，右消右肿。烧干为丸。方士以此为神奇。

## 水　肿

**水肿病，医家忙。肿初起，表散良。**

肿证，方书有按之窅[②]而不起者为气，起者为水。其实水气同源，不必分之。盖气滞水滞，气行水行，总以按之即起为病轻，按之不起为重病。如肾茎[③]肿满者，难治。

初起面微浮，两目下有卧蚕纹，一身觉重微喘，小便不利者，时法主香苏散。

---

① 纹：原文作“玩”。

② 窅：眼睛眍进去，喻深远。

③ 肾茎：指阴茎。

**若既肿，五皮商。便利缩，分阴阳。胀虚喘，真武汤。**

如一身皮肤肿大气喘，以华元化五皮饮为主方，以皮治皮，不伤中气最稳。

如上半身肿，宜发汗，加防风、苏叶、杏仁各二钱。

如下半身肿，宜利水，加防己、白术、地肤子各二钱。

小便多而清，口不渴，为阴水，加干姜、附子二钱，白术三钱，川椒、木香各一钱。

小尿短缩，或赤涩，为阳水，加猪苓、防己、知母各二钱。

虚人病后脉虚，合四君子，或参、术、桂、附可酌加。

体壮骤肿脉实，在表者，加麻黄、桂枝、细辛；在里者，加枳壳、莱菔子。

畏风甚，加防风、附子，倍加生黄芪。

如肿甚，小便不利，喘促脉虚者，主真武汤，安少阴之水，化以行之。间用苓桂术甘汤，化太阳之水气。十余帖后，继用导水茯苓汤，二剂必愈。今人只知用肾气丸，不知补助水邪，不可轻服也。

若初起以香苏散，加杏仁、防风各三钱，微汗之，俾阳舒则阴化。虽有肿满，必不致剧。

**小青龙，逐水长。皮肤水，麻甘强。小腹水，麻附匡。**

小青龙，行太阳之水；麻黄、甘草二味，发皮肤之水；麻附甘草汤，导小腹之水。以东引桑枝炒紫黑汤淋取汁，入小黑豆煮汤服之，甚效。

按：治水肿，以上下分消为捷。腰以上宜汗者，腰以上阳之部位风寒袭于皮肤，阳气被袭，皮风二水，势必及于上部。当开腠里①，常主小龙②，变主麻甘，经所谓开鬼门是也。

腰以下肿，宜利水属阴之部。阳衰则气郁，决渎无权，水逆横流，疏凿难缓。利小水则愈，以麻、甘二味发皮肤之水，加附导小腹之水，加桑枝煮豆法，极效。若正虚不堪疏凿者，宜真武汤加防己、川椒、木通消息之。经所谓洁净腑是也。二法尤在泾极得其秘。

又有似肿非肿，皮肤胀大，名曰气胀。骆氏主神仙九气汤，究不如舒氏温化法为的剂。

① 腠里，即“腠理”。

② 小龙：指小青龙汤。

**关元结，水源乡。龙五法，冲逆防。治衰年，幸勿忘。**

治病必求其源。关元寒结，水病之源也。小青龙五法，一字一珠，安肾水，治冲气，以防水溢，极妙。

脉沉紧微，水积，寒结在关元。始时水尚微；年盛时，邪不胜正而不觉；至中年以后，真阳衰，前此所结之邪与营卫稍忤，阳日加损，阴日加盛，所结之寒微动，遂挟肾气上冲咽喉，塞噎，胁下急痛。宜茯苓桂枝甘草汤，急伐肾邪，治其卫气，后以真武收功，神妙。

按：正水之成，有真元火虚，误治成水。因误治变生新证，胸胁苦痛，状若奔豚，气与水扬溢，咳而喘逆者，宜桂苓五味甘草汤。先抑冲气，复用各法以止其咳而防其溢，则喘自止。所以然者，病根深固，不能骤除，宜先治新病，令冲气咳逆皆去，然后以真武辈理其水，无不愈者。

再按：此证，老人最多，主此次第治之，神验。五法列痰饮，一字一珠。

**五水辨，《金匮》详。补天手，的对方。一皮水，防苓汤。**

《金匮》十二方，皆的对之剂，有补天手段。

水肿病有五：皮水、风水、石水、正水、黄汗也。证有相兼，名则止此。皮水者，外邪已去经而入皮，脉浮外证跗肿，按之没指，不恶风，内不胀而外肿如鼓，口不渴是也。主防苓汤。

**二风水，防蓍[①]汤。三石水，麻附汤。四黄汗，蓍桂汤。**

风水者，因风而病水也。脉浮身重，汗出恶风。主防己黄芪汤、越婢汤、杏子汤。

石水者，病在脐下。阴邪沉，则水坚如石。脉沉，外证小腹满，不喘。主麻黄附子汤。

黄汗者，外邪伤心，郁而成黄，汗沾衣黄色。脉沉迟，外证发热胸满，四肢、头面俱肿，病在上。主桂枝汤加黄芪，服后啜粥取微似汗。又主芪桂芍药苦酒汤。

又有病下利后，渴欲饮水多，小便不利而渴，因而成肿者，此客水也。证兼溺时疼痛如淋状者，主茯苓蛤蜊粉汤。微利其水，平衍神奇。

**五正水，圣愈汤。正水证，有兼黄。名里水，麻甘将。**

正水，水邪正伏也。脉两手浮而迟，肿在外，水属阴也。两足趺阳，脉浮

---

① 蓍：原文作“耆”。径改，下同。

而数。因水道肿满趺阳，真气止而在下。气有余即是火，火甚则小便难，水道出于小便也。外证自喘者，阴盛于下，不复与胸中之阳气相调，水气格阳而喘也。眼白窠如蚕，两胫肿大，诸证虽《金匮》未言，患者莫不俱见。《金匮》虽未主方，然提纲云：脉沉迟，外证自喘，宜以真武、小龙为正方，越婢加麻、附为变方，桂甘麻辛附子加桑皮五钱、黑豆一两为穷极之巧方。此正水提纲治法也。徐忠可论之最妙，宜玩之。

风水、皮水之外，有正水证，而兼色黄者，名里水。里水虽无黄汗法，然邪盛而正不虚者，必借麻黄之大力，深入其中，透发于外，收其捷效。麻黄发越阳气，出入于空虚之际，凡有形之气血，莫之御也。主麻黄甘草汤。

再按：里水一证，乃风水与湿深入于肌肉，非脏腑表里，乃胃热内闭，欲退除其热，宜越婢加术汤，欲迅发其汗以驱邪，必主此方。

二方略有别者，越婢加术为表里分消法，麻黄甘草为透表行皮肤之法也，记之。

**如盘训，心肾殃。审次第，治法彰。**

气分心下坚大如盘，边如旋杯，气血搏结已深，主桂甘麻辛附子汤。

心下坚大如盘，边如旋杯，水饮所作，邪尚散漫也，主枳术汤。

徐忠可曰仲景于论正水后，结出一血分，以正水由胃受邪，发于下焦，下焦以血为主，故论正水而因及于经水不调不通之证。于论黄汗后，结出一气分，以黄汗由心受邪，发于上焦，上焦以气为主，故因黄汗而推及于大气不转，唯上下之气血阴阳不同。此仲景治黄汗，以桂枝为君，取其化气。治正水以麻黄为君，取其入营。治石水以附子为君，取其破阴。审其论之次第，不益晓然于方治之旨乎。

【皮水方】

风水之湿在经络，皮水之湿在皮肤，一内一外，故方中只用苓、桂渗湿，不用姜、枣，以湿不在上，不必宣之也。

【防己茯苓汤】

**四肢聂聂动无休，皮水情形以此求。防己耆苓桂枝草，外来之湿顾中州。**

防己四钱　黄芪四钱　桂枝四钱　茯苓八钱　炙草三钱

主皮水为病。四肢肿，水气在皮肤中，四肢聂聂动者，此为的证，苓协桂，可行周身外湿。

风水者，脉浮为风水。恶风，肿在皮肤，中空如鼓，发汗即已。然有湿多风多之证，二方分治之。

【防己黄芪汤】

**脉浮身重汗恶风，湿多风袭卫阳松。术甘得芪能御表，防兼渗湿一身通。**

主湿多如神。兼腹痛，加白芍三钱、防己五钱、炙草二钱半、白术四钱、黄芪五钱。

主风水脉浮、身重、汗出恶风，此即太阳证脉浮汗出恶风之中风证。太阳为寒水之经，病则水不行，水不行则必化湿而生胀满矣。故曰风水身重脉浮，知为湿无疑，故主此方。若身重恶风，悉肿脉浮不渴，续自汗出，无大热，主越婢。

【越婢汤】

**一身悉肿属风多，热气相兼涌巨波。麻黄石膏甘姜枣，主持大气急风和。**

主风多如神。

麻黄六钱　石膏八钱　生姜三钱　炙草二钱　枣四枚

主风水恶风，一身悉肿，如上论之证。

恶风甚，加附子一钱半。注云：一身悉肿为风多，风多则气多，热亦多，非此猛将，难克大敌也。

本方加白术四钱或八钱，主里水，一身面目黄肿脉沉，小便不利，如神。

【杏子汤】

**杏子汤方原文阙，因证补法休疑惑。麻黄炙草佐杏仁，脉浮发表无差忒。**

杏仁三钱　麻黄三钱　炙草二钱

主风水脉浮。水在皮毛，当通其肺，主此方。

内无水而虚胀者，则为气，其脉必不浮。

【石水方】

经云：水之为病，其脉沉小，属少阴，即石水。石水者，气虚内胀也。宜温经，主麻附汤。

【麻黄附子汤】

**石水脉沉属少阴，驱寒温肾贵温经。麻黄附子加炙草，阴和阳化法尤精。**

麻黄三钱　附子三钱　炙草二钱

麻黄、甘草能透入以行气，附子、甘草能破阴以驱寒，经温阳和，则石水自化。

【黄汗方】

此证总由水气伤心所致。前方正治法，后方变证治法。前方止汗，所以解心热也，后方微令汗，所以开郁也。

【芪桂芍药苦酒汤】

**黄汗脉沉出汗黄，水伤心火郁为殃。芪五桂芍苦酒半，湿热交蒸悟此方。**

黄芪五钱　桂枝二钱半　白芍二钱半

加陈醋二钱半、水一杯，和煎服，服后当心烦，数日乃解，以苦酒通心去邪也。

主黄汗病。身体重，发热汗出而渴，状如风水，汗沾衣色正黄，如栀子汁。以汗出入水中浴，水从汗孔入，为湿袭热蒸之证。

按：仲师法，宜活看，此证有汗出当风所致者，虽无外水，而所出之汗，为风所闭，亦是水，即闭汗证也。凡脾胃受湿，湿久生热，湿热交蒸而成黄者，皆可主之，亦可加减。

【桂枝加黄芪汤】

**黄汗都由湿郁来，细详变证费心裁。桂枝原剂加芪等，啜粥重温令郁开。**

桂枝三钱　白芍三钱　生姜三钱　炙草三钱　黄芪三钱　枣十二枚

经云：黄汗之为病，两胫自冷。假令发热，又是历节风，另有治法。若食已汗出，又常盗汗出者，此荣气也。若汗出已反发热者，久久身必错甲。发热不止者，必生恶疮。若身重汗出已彻轻者，久久必身瞤，瞤即胸中痛。又从腰已上出汗，下身无汗，腰胫弛痛，如有物在皮肤中状，剧者不能食，身重痛烦燥，小便不利者，此为黄汗也。

按：黄本于郁热，得汗不能透彻，则郁热不能外达。桂枝汤调和营卫，恐力不及，故加黄芪之走表塞空者以助之。故前方仗苦酒之酸收，此方重姜、桂之辛发也。

再按：黄汗之证，病邪初受，未郁其热则身冷，小便利，口多涎，主麻黄桂枝各半汤兑服，发微汗。再加砂、半助胸阳，则涎止而病已。若郁久而热甚者，则必身热而渴，小便不利矣。

【桂枝麻黄各半汤】

即桂枝汤、麻黄汤二方分两减半，各煎兑服。如异道夹攻之意，为并驱风寒之轻剂。

【正水方】

此证仲师未出方。后世患此证，或死于庸医之舟车丸、疏凿饮子、实脾饮子、肾气丸、补中汤、导水茯苓等方。以挺与刃，皆不得其法。陈修园殚精研思，悟出圣愈汤，历治活人极多，足补真方之阙，真正水第一方也。

【圣愈汤】

**正水原文未主方，修园为补圣愈汤。桂甘姜枣麻辛附，知母新加妙义彰。**

桂枝二钱去皮　炮附子一钱　细辛一钱　麻黄一钱半　炙草一钱　生姜二钱　枣二枚　知母三钱去皮

主正水，两手脉浮而迟，足趺阳脉浮而数，小便难，外证自喘，两眼白窠如蚕，两胫肿大。诊脉丝毫不错，一帖即效，五帖病已，神效无比。

按：此方即桂甘姜枣麻辛附子汤。原方主气分，心下如盘，转大气之剂。加知母一味，滋阴化阳，通小便，顾母气，俾药力循环为用，故治肿如神。如水气盛，加防己三钱。

【真武汤】

主正水。目窠如蚕，面目鲜泽，脉沉而伏，消渴，稍久腹大，小便不利，其脉沉而欲绝者，水正谛也。壮人可疏凿其水，虚人不堪姑试。修园每主此方，加防己二钱、木通二钱、川椒二钱（炒），温肾制水，摄阴渗湿，守服十余帖，气化水行如神。

【茯苓蛤蜊粉汤】

主客水。病下利之后，渴欲饮水，小便不利而满，因而成肿，此客水也。证兼溺，时茎痛如淋壮者效。

茯苓四钱　蛤蜊粉三钱　灯心十四寸

利水而不伤正，气复则机自行。

【麻黄甘草汤】

**里水原来自内生，一身面目肿黄成。甘草二钱麻用四，气到须知水自行。**

麻黄四钱　炙草二钱

先煮麻去沫，后入甘草，服后慎风寒。

主里水，一身面目悉黄而肿，脉沉者。方解见注。

【越婢加术汤】

**里水脉沉面目黄，水风相搏湿为殃。专需越婢平风水，白术新加逐湿强。**[①]

【茯苓桂枝甘枣汤】

**甘澜水煮桂苓甘，大枣相需肾可安。若加附子温经用，肾气冲喉胁痛安。**

茯苓八钱　桂枝四钱　炙草二钱　枣四枚

加炮附子一钱，尤能安肾治冲气以防水溢，此预治正水之源也。

【小青龙加减五方】列入咳嗽门

主正水。真元不足之人，误治变生新证。宜先治新病，然后以真武辈收功。

【蒲灰散】

主皮水。浸淫日久渍出水者，此逆也，以此外扑之。

香蒲灰三钱　滑石三钱

共研如尘，扑[②]之。

【桂甘姜枣麻辛附子汤】

**心下如盘边若杯，病深心肾降升违。桂甘姜枣麻辛附，气病还从气转回。**

桂枝三钱　生姜三钱　麻黄二钱　细辛二钱　炙草二钱　附子二钱　枣十二枚

先煮麻去沫，后入各味，服后当汗出如虫行皮肤则愈。

主气分，心下坚大如盘，边如旋杯。

按：此为心肾交病，上不降，下不升，积久如铁石难破。方用麻、桂、姜攻上，细、附攻下，甘、枣运其气。上下交通，大气自转。

【枳术汤】见上

**心下如盘大又坚，邪之结聚验其边。有形为水宜枳术，苦泄专疗水患愆。**

治蛊胀，与上方互服，亦巧。

【五皮饮】华佗

大腹皮酒洗　桑白皮二钱　茯苓皮四钱　陈皮一钱半　生姜皮二钱

腹痛加桂枝、白芍、甘草。余详注中。第一稳方。

---

① 原注：方解见上。

② 扑：原文作“朴”，形近而误。

【加味香苏散】

香附　苏叶各三钱　陈皮二钱　炙草一钱　杏仁三钱　防风三钱
生姜三片

【神仙九气汤】

姜黄　香附炒

等分末，每五钱，空心酒调服。

主肤胀，其效如神。

【《种福堂》灯草汤】

治肿胀。

灯草二两，先煮二碗去渣，入砂仁二钱炒，研末　萝卜子二钱炒，研末

略煎二三沸，服后腹响，见矢气即消。

按：《明医指掌》云肿势太甚，内而膀胱，外而阴囊，相连紧急，阻塞道路，虽加利水之剂，苦无一线之通，病何由去？必开其大便，以泄其水，随下而随补之，则病去而脾无恙，渐加调理，庶可得生。慎毋守利水旧法，如肿未盛，则仍主利水为上策。

【本事神仙丸】

神治停饮在胸膈间，时时发，兼呕吐痰水，只能卧侧一边者，如神。借治痰饮内胀亦妙。

茅苍术二斤，去皮研　生芝麻二两，水研取汁　大枣二两，煮烂去皮核研

三味拌匀，乘热杵丸，小梧子大，每五十丸，加至百丸，忌桃李、雀蛤肉。初服微燥，以山栀一味，晒干为细末，热汤调服一次，已后即不燥。许学士服十年，灯下七十，尚能书细字，以神制肝木也。

风水恶风，皮水不恶风。肿在皮外，腹胀中空如鼓，此属气鼓。

正水，外证自喘，石水不喘。正水脉沉迟，风水、皮水脉皆浮。

风水、黄汗，病略相似。但黄汗不恶风，小便利，上焦有汗，多口涎，汗黄，脉自沉耳。

凡头面肿皆属风水，以至高，唯风可到也。

徐忠可曰：水与气须分有形无形，其源则一。肿与胀虽分在内在外，病实相因，以治胀法治水气，气行而水亦行；以治水法治胀病，往往不效，可知其旨。至腹胀而四肢不肿，名曰单腹胀。或因水病而误服攻破者有之；或因夙有瘕块，复加外感内伤而发者有之；有日积月累，初时不觉，觉而治之已不及

者。若至胀大如箕如瓮，百难救一。《内经》明胀病之旨，无治法。仲景微露其机，无专方。后人用温补攻之，反速其死，不知仲景于此证致病之由。治此二法，莫不包括其内也。

## 黄 瘅[①]

**黄疸证，湿热蒸。分阴阳，是上乘。理中辈，阴黄登。**

黄疸之证，多由病后郁蕴湿热，湿热交蒸而成。其证食已而饥，但欲眠，一身面目及小便俱黄是也。此为胃热脾寒，寒则生湿。或胃得风而热，脾因寒而化湿，湿热蒸郁，致膀胱之气化不畅。膀胱主一身肌表，不化气，则湿热无去路而成疸矣。

《金匮浅注》论之最详。宜以阴阳二证，提其大纲。

凡色暗如薰黄，短气，小便自利者，属虚，为阴黄，主理中、小建中、真武之类，加茵陈蒿主之。

如色鲜，黄如橘栀，气上逆，小水赤涩不利，属实，为阳黄，主茵陈蒿汤、栀柏汤。

**茵陈蒿，谷疸凭。女劳疸，硝矾征。膏发煎，擅其能。**

茵陈蒿汤，又主谷疸。寒热不食，食即头痛眩，心中不久安，久久发黄。

又有从房劳而得者，身黄而额上黑，微汗出，手足心热，名女劳疸，主硝矾散；或主妇人月经布烧灰，空心酒服少许，二三次即愈，如神。

舒氏以身目发黄，小便不利，不恶寒者，为阳黄，主五苓散加茵陈以利之。

身目发黄，证见腹痛厥逆，身重嗜卧者，为阴黄，主茵陈附子汤如神。

猪膏发煎，主诸黄疸，为气血有情之妙方。治诸黄腹胀，大便坚，有自还神化之巧。

**酒客疸，栀黄胜。小半类，义皆宏。**

酒客疸，心中懊侬，或热痛。以酒徒阴分素伤，不用燥药耗液、渗药竭津，以栀子大黄汤主之。

他如疸而喘，误治热致哕者，以小半夏汤救误。

---

① 黄瘅：又称“黄疸”。

小柴胡主诸黄腹痛而呕如神。

小建中主男子黄，小便自利。

大黄硝石汤，主疸而腹满，小便不利，面赤自汗出。

桂栀黄芪汤，主疸而表未解之证。

茵陈五苓散，主表里两解证。

《千金》麻黄酒，主无汗表实之黄。

麻黄连豆汤，主太阳无汗之黄。

在太阳、阳明之间，主栀子柏皮以清火。

在阳明之里，即以此方逐秽。（互详太阴门）

【茵陈蒿汤】见阳明

茵陈蒿六钱　栀子四钱　大黄二钱

先煮茵陈，后入各药。服后一宿，小便当利，如皂荚水为效。

按：食入胃，上枢下转，借脾气之能。谷疸者，食谷入胃，脾气不舒，湿与热并，久则蒸黄，致营卫流行之机不运，故见寒热不食，食即头眩，心胸不安之谷疸也。方中寒胜热，苦泄火，畅涤肠胃之热，使之屈曲下行，则谷疸之邪，悉从二便而解。

理中汤、真武汤加茵陈蒿，为中虚发黄证第一神方。四逆汤间服，土虚者，补土之母也。

小建中汤加茵陈，主男子黄，小便自利。土虚作黄，虚极者，宜补土之母，四逆辈可与间服，然单言男子者，以妇人发黄而血瘀，尚有桃仁承气等法。假如属虚，仍宜此汤加当归、益母草之类，如神。

【栀子檗皮汤】见寒

栀子七枚　檗皮三钱　炙草二钱

主身黄发热，无他证之黄。四字记清，为开郁达湿妙方。

如汗出虚烦，栀豉汤可用。若呕，加生姜。若腹满心烦，枳、朴可佐，更入茵陈，即两解妙方。若误下，大汗身热不去，加干姜导阳热下行，尤妙。

【硝矾散】

**身黄额黑足如烘，腹胀便溏晡热从。等分硝矾和麦汁，女劳疸病夺天工。**

硝石熬黄　矾石煅

等分研，大麦粥和，服方寸匕，日三服。病随二便去，小水正黄、大便黑为知。

主黄家日晡发热，反恶寒，此为女劳。得之膀胱急，少腹满，身尽黄，额上黑，足下热，腹胀如水状，大便常黑时溏，此女劳之病，非水病也，腹满者难治。

硝散郁热，轻不伤脾；矾能却水，邪不再侵。如纸既见矾，则不受水渍也。妙在下之大麦粥，益土胜水，合二味散郁热，解肾毒，于气血阴阳、汗下补泻等法，毫不相涉，妙绝。

【栀子大黄汤】

**酒疸懊侬郁蒸黄，大黄栀豉枳同当。燥渗两门均避去，分消上下顺承方。**

栀子四钱　大黄二钱　枳实二钱　淡豉二钱

主酒客疸，心中懊侬，或水疼者。凡湿热重，而兼燥发黄者准此。

【五苓散】见寒

加茵陈，主阳黄如神。

又茵陈一两（研末）、五苓散五钱，同煮二沸，分三次，日三服。此法表里兼到，为治黄第一良方。

【茵陈附子汤】

主阴黄第一方。

人参二钱　茯苓四钱　白术三钱　干姜一钱　附子二钱　北茵陈三钱

【猪膏发煎】

**诸黄腹胀大便坚，古法猪膏八两传。乱发三枚鸡子大，发消药熟始停煎。**

通主诸黄。

猪膏八两　乱发鸡子大三枚，煅

二味同煎，以发消药成，分二服。病从小便出或下燥屎瘥。

按：猪膏润燥，发灰通小水。故《神农本草经》有“自还神化”一句最妙，谓发者血余，乃水精奉心化血所生。今取以炼服，仍能入至阴之脏，助水精以上奉心藏之神，以血化也。

【大黄硝石汤】

**自汗屎难腹又满，表和里实攻休缓。硝黄栀柏等分需，热下便调病立减。**

大黄四钱　芒硝四钱　栀子四钱　黄柏四钱

煮成，去渣顿服。

主黄疸腹满，小便不利，面赤，自汗出。此表和里不解也，宜此下之。

【桂枝加黄芪汤】见上门

主黄疸，但当利其小便。假令脉浮者，病尚在肌表也，宜此方汗解之。

【小半夏汤】见上

主黄疸病。小便色不黄，欲自利，腹满而喘，不可除热，除热必哕。哕者，宜此方镇逆温中以救误。

【小柴胡汤】

主诸黄腹痛而呕，神效。

此木忤土，胃气为逆。小柴胡运中枢，则呕止黄亦退。

【《千金》麻黄酒】

麻黄三钱　酒五杯

煎去沫，至七分顿服。春时水煮。

主黄疸，表实无汗，非此不足驱肌表营卫之邪。

张路玉曰：猪膏发煎，不特治黄，主蛊胀亦效。细绎方义，自知其妙。

## 五实证附阻塞清浊道

**五实证，伤寒传。通圣散，力回天。**

伤寒五实证，邪气盛则实。实于心，则胀盛；实于肺，则皮热；实于脾，则腹满而胀；实于肾，则前后不通；实于肝，则瞀闷。为五实。

汗、吐、下诸法，皆所以攻其实。唯防风通圣散，两解表里之实，力可回天，法亦纯而不杂。

**实失治，有二端。阻清道，还魂宣。阻浊道，承气延。**

实证失治而死者，多由阻塞，有清浊二道之分。

阻塞清道者，法当救肺，吴人马元仪以瓜贝杏苏汤开之。因循不治，则天气不入，谷气不出，清道不通而死。按：此方轻微，恐力不及，修园借用还魂汤如神。

阻塞浊道者，法当救胃，近人张心在以三承气汤、四顺清凉饮、大柴胡之属下之。因循不治，则腹满实坚，二便不出，浊道不通而终矣。按：浊道不通，当细求之阳明证各法以攻之，或导法亦可通。如久病枯瘠者，以增液汤合承气法，更妥。

【还魂汤】

**元仪救肺论超超，瓜贝杏苏力未饶。借用还魂通气道，立看死证起崇朝。**

麻黄一两　杏仁五钱　炙草二钱

先煮麻去沫，入二味同煎，分三次服。此方扶阳通表，人但知麻黄为太阳发汗之药，岂知服后不温覆取汗，即为入太阴以通阳之药也。阳气通，则魂可还，真起死回生妙诀。

【防风通圣散】

**防风通圣力回天，谁道河间立法偏。表里实邪能两解，细参五实得真诠。**[①]

防风　荆芥　连翘　麻黄　薄荷　川芎　当归　白术　白芍　山栀　大黄　芒硝各一两　黄芩　石膏　桔梗各二两　滑石三两　甘草二两　生姜二两

共末，每五钱，煎服。

【瓜贝杏苏汤】吴人马元仪方

主清导阻塞，开肺行气。

瓜蒌皮　贝母　紫菀　半夏　桔梗　枳壳　杏仁各一钱　苏子八分　橘红　甘草各八分

水煎服。

【四顺清凉饮】

当归　大黄　黄芩　炙草

等分，水煎服。

通大便，不伤元气。

【三承气】【大柴胡】均见寒

【增液汤】见温证

## 五虚证

**五虚证，主调元。理中汤，圣法尊。**

伤寒五虚证，正气夺则虚。虚在心，则脉细；虚在肺，则皮寒；虚在肝，则气少；虚在肾，则泄利前后；虚在脾，则饮食不入。为五虚。治法宜调其元气。

---

① 原注：已详中风。

又云：皮聚毛落，为肺损；肉脱，为脾损；脉萎，为心损；筋骨惫，为肝肾损。

治之奈何？损肝者，主缓中。损心者，主和营卫。损脾者，调其饮食，适其寒温。损肺者，益其气。损肾者，益其精，防其邪念，节其嗜欲。温之以气，养之以味，所以救损调元。故经云：精不足，补以味。味，阴也，补精以阴求其本。形不足，温以气。温，养也，养之使气自充。理中汤丸所以补脾调和阴阳而使五脏六腑环循受中气之益也。

**附子汤，坎阳温。炙甘草，肝阴存。指南方，此三门。**

长沙附子汤，所以补肾、扶坎中之阳也。

炙甘草汤，所以补肝中之阴也。

按：肝损，缓中，炙甘草合法。心损，和营卫，小建中如神。脾损，调阴阳，理中辈必效。肺损，益气，补中汤亦合。肾损，益精，附子汤第一，近效白术散亦佳。

【理中汤丸】

**阴阳平补理中汤，参草滋阴姜术阳。统主五虚中布达，循环受益效难量。**

人参三两　炙草三两　白术三两　干姜三两

蜜丸。减一两为一钱即可汤。

寒多倍姜。腹中痛，倍参或白芍。腹满者，加附子。渴及下利，倍术。

【附子汤】

**坎卦先天始一阳，阳虚乃致五虚殃。长沙附子神方在，造化炉锤在锦囊。**

生附子二钱　人参二钱　茯苓二钱　白芍二钱　白术四钱

此方统主阳虚、阴虚诸症。

【炙甘草汤】

**东方之气在于肝，肝木敷荣五气安。仲景遗来炙甘草，滋阴真谛已开端。**

炙草四钱　桂枝一钱　生姜三钱　人参二钱　阿胶二钱　麻仁二钱

麦冬一钱　干生地二钱　枣四枚

## 房劳伤寒

**房劳证，阴火腾。竹青皮，能安经。黄连法，古前盟。**

房劳伤寒，唯脉细欲绝，四肢厥冷，腹痛，吐泻不已者，为阴证，主通脉四逆汤如神。若非阴寒，误用立死。

汪友荃云：凡人入房过度，精多妄泄。所泄之精为水为阴，当其作强之时，心火先炽，火炽则水流。水愈流，火愈炽。五内热灼，外复感冒，而病发热。两热相搏，肾水愈枯。若单烦不得卧及烦燥不已，舌黑起芒刺，势已危矣。初热烦不得安者，孙真人用鲜青竹皮一升，煮汤与服。安其经络，其热自和如神。若烦燥甚，舌黑者，唯黄连鸡子黄汤，壮水之主以制阳，救之如神。经云此先师歃[1]血而盟者，言禁方不泄也。

【黄连鸡子黄汤】

**心烦不卧睫不交，黄连鸡黄芩芍胶。邪入少阴从阳化，坎离交姤在中爻。**

黄连二钱　黄芩五分　白芍一钱　阿胶一钱半　鸡子黄一枚

浓煎。四味去渣，入鸡黄搅匀，温服。

气血有情之品，交媾水火，为回天手段。

【《千金》青竹皮汤】

鲜青竹茹一斤

浓煎与服如神。

按：此证属热者，十有八九。若外见口臭气粗、舌黑生芒者，急用干生地，煮浓汁，兑竹叶石膏汤与服，亦妙。

## 自汗盗汗

**凡自汗，属阳虚。术附汤，是权舆。阴乘阳，建中茹。**

汗为心液，心肾虚，则致汗。不因发表，不由动作，时时畏寒，略动则汗出，皆为自汗。经云：阴气有余，多汗身寒。言阳虚阴盛也。仲景云：心之阳，不能卫外而为固，则自汗出，宜术附汤三方主之。

芪附汤，主卫阳虚自汗之证。术附汤，主脾阳遏郁自汗之证。参附汤，主肾阳浮游自汗之证。凡属阳虚自汗，悉主三方。

芪附汤，可治虚风。术附汤，可治寒湿。参附汤，可壮元阳。三方亦交相为用。若用所当用，功效若神。

阳虚者，阴必乘之，故发厥自汗。主黄芪建中汤如神。

---

① 歃：原文作“插”，形近而误。径改，下同。

**阳凑阴，六黄嘘。阴格阳，真武祛。漏风汗，桂附予**[①]。

阴虚者阳必凑之，故发热自汗，主当归六黄汤。

若身冷自汗，阴燥，欲坐卧泥水中，脉浮而数，按之如无，此阴盛阳格之证，主真武汤，冷服如神。

按：此证必见心悸、头眩身瞤动、卫阳解散、四顾傍皇之状，为卫虚汗多亡阳之证，以此救之。

太阳证，误汗遂漏不止，恶风，小便难，四肢拘急者，主桂枝加附子汤。

阳虚气弱之人，饮酒伤风，汗不止，亦名漏风，主桂枝白术散。

尺脉滑，营血自涸者多汗，主当归补血汤。

促脉汗不止，主生脉散。

火气上蒸，夹湿自汗，口渴不止者，主凉膈散。

**猪心汤，奠宸居。十全汤，病后储。**

虚人汗多，或心经血不足，不能镇摄，服止汗药不效者，宜猪心汤。以猪心一个，破开带血不去，入人参、归身、茯神各五钱，以线缝合，隔汤炖熟吃心，随以醋炒艾作汤，下茯苓末二钱，如神。

别处无汗，唯心下有汗，思虑伤也，主之。

病后气血虚，主十全加味。

**若盗汗，主阴虚。六黄汤，治有余。**

盗汗之证，凡阳衰则卫虚，所虚之卫气行于阴。当目瞑之时，无气以固其表，腠里开，汗自出，醒则行阴之气复于表，则汗遂止，名曰寝汗，即盗汗也。成眠即汗，醒则倏收，名盗汗。

肾属阴，不退藏而为密，亦作盗汗。

治法，以六黄汤为主。

**互根旨，溯生初。归脾辈，效徐徐。**

自汗阳虚，盗汗阴虚，此分属之谓也。然阴阳互根，其旨甚妙。

有阳虚而治其阴者，元腑不闭，汗从肾出，赵养葵以八味、六味主之是也。

有阴虚而治其阳者（高士宗），肺虚则腠里不密，心虚则水火不济，以归脾汤加麦、味，养荣汤滋心液是也。

---

① 予：原文作“于”。

又自汗为前此伤风，医不得法所致。必常发热，宜主玉屏风散，亦可为自汗之通剂。

汗以元气为机枢，若大汗身冷，必以六味回阳饮，人参加至一两，方可挽救。

伤寒误汗，上焦液枯，必引肾液上泛外溢，如水涌出，名曰亡阳。必以真武救之，以茯苓镇水，附子回阳，加芪亦妙。

【芪附汤】

**卫阳不固汗洋洋，须用黄芪附子汤。附暖丹田元气主，得芪固脱守其乡。**

黄芪一两　熟附子五钱

行于皮毛，为卫外之气。卫气根于元阳之气，芪虽专走卫，有附子主之，则能回大汗欲脱之气也。

【参附汤】

**阴盛阳虚汗自流，肾阳脱汗参附求。若加苓术并白芍，仲景温经附子留。**

人参一两　附子五钱

加茯苓四钱、白术五钱、白芍三钱，即少阴证附子汤。主自汗，身疼，肢冷，如神，为阴虚、阳虚之总方。

【术附汤】

**脾阳遏郁汗自出，术附温中同补速。若加砂半芪纸智，回阳固脱效难说。**

白术一两　附子五钱

舒氏法，参、芪、术、附、砂仁、半夏、故纸、益智同用，为回阳止汗，固[①]脱温经神品。

【当归六黄汤】

**火炎汗出六黄汤，二地芩连柏与当。倍用黄芪偏走表，苦坚妙诀敛浮阳。**

黄芪三钱　生地　熟地　当归各一钱半　黄连炒　黄芩炒　黄柏炒，各八分

加牡蛎五钱、浮小麦五钱，更效。阴虚自汗盗汗兼主之。陈德星曰：六黄汤为盗汗圣药。虚人多加芪，减芩、连；身热，加秦艽、地骨皮；肝虚，加酸枣仁；肝实，佐胆草；右尺大，加知母，倍黄柏；心烦，加竹叶、麦冬、黄连亦妙；脾虚，去芩、连、柏，加白术、白芍、山药、白扁豆、浮麦。

李时珍加麻黄根尤效。

---

① 固：原文作“回”，形近而误。

【玉屏风散】

**玉屏风散主诸风，表汗先求漐漐通。发在防芪收在术，热除湿去固中宫。**

黄芪　防风　白术

等分末，每三钱，酒服。

按：风伤卫则自汗。黄芪得防风，相畏相使，其功愈大。同行走表，得濈濈[①]微汗，则外邪从微汗而解，卫无邪扰，其汗自止。得术以健中宫，则内无所扰。风阳邪为热，太阴为湿土，湿热交蒸，则自汗发热。此方防、芪除风则热除，白术安中则湿除，故神于止汗也。

洁古以之代桂枝汤，主春夏发热有汗，脉弱，恶风寒，良效。

【桂枝白术散】

桂枝　白术　牡蛎

等分末，每三钱送下。春夏时，用防风代桂枝亦可。

【猪心汤】

猪心一个，带心血破开，入人参、当归、茯神各五钱，或加辰砂、枣仁，去当归亦妙。隔汤炖熟去渣，吃猪心。

【十全大补汤】

**桂芪加入八珍煎，大补功宏号十全。更益志陈五味子，去芎辛窜养营专。**

参、苓、术、草、归、地、芎、芍、芪、桂，名十全。

加远志、陈皮、五味，去川芎，即人参养营汤。

十全加枣仁、远志、五味子，止汗尤良。

【桂枝附子汤】见寒

即桂枝汤加附子一钱。

【黄芪建中汤】见劳

【真武汤】见寒

【当归补血汤】见劳

【生脉散】、【凉隔散】、【六味丸】、【八味丸】、【左归饮】、【右归饮】、【归脾汤】（宜去木香加白芍、麦、味）均见上各门

---

① 濈濈：原文作“濈濈”。

【六味回阳饮】景岳

熟地五钱或八钱　干姜二钱炮　附子三钱　人参三钱至一两　炙草三钱　当归二钱

汗多亡阳，去当归，加茯苓三钱、乌梅二钱。

备用【芪豆汤】

主盗汗。

黄芪　黑豆

同煎服。或加莲子、浮麦更妙。

按：平人盗汗，与伤寒盗汗不同，伤寒阳明证传里，欲作内实，必作盗汗，主白虎汤。二阳合病、三阳合病，亦作盗汗，当以小柴胡加桂枝，和表转枢为第一。若平人及病后盗汗，多属阴虚内热之证，故宜补阴为主。

再按：阴虚内热或病久虚热未除，皆作盗汗。当作六味去山茱，加干生地、牡蛎、龙骨、白芍、枣仁、天冬、麦冬，倍丹皮以清热，加五味以敛液，一派静以潜其阳而镇其逆，为无上妙法。

## 癫狂痫

**重阳狂，重阴癫。狂多实，铁落煎。癫虚证，磁朱丸。**

经云：重阳者狂，重阴者癫。狂者骂詈，不避亲疏，其人动躁。癫者歌笑不时，语言无序，其人常静。狂为实证，主生铁落饮、白虎汤，或滚痰丸加朱砂、乌梅，当归承气汤，甚效。

癫，虚证，主磁朱丸，此证此丸，有炼石补天之效，二加龙骨汤，加铅丹、阿胶三钱，亦妙。二方如神。

《金匮》风引汤主癫狂均有神效。

防己地黄汤治癫尤神。

叶天士以狂证为肝火，非泛常可比，主当归芦荟丸如神。

《内经拾遗》以温胆汤治痫证亦妙。

二证本于厥阴，以乌梅丸为上法。

**若搐搦，名为痫。五畜状，有生连。**

手足抽掣，猝倒[1]无知，忽作忽止，时有间断，故名曰痫。

---

① 倒：原文作“到”。

五畜状，肺如犬吠，肝如羊嘶，心如马鸣，脾如牛吼，肾如猪叫。每发人事不知，抽掣不已，口角流涎。此由母腹所受，胎中带来，有生自具之证。

柯韵伯主芦荟丸。五痫丸亦佳，丹矾丸亦效。

**火气亢，导痰涎。三证本，厥阴愆。和中气，妙盘旋。**

癫狂痫证，均以“痰火迷神”四字为主，皆属厥阴。厥阴风木，与少阳相火同居。厥阴气逆，则诸气皆逆。气逆则火甚生风，挟木害土，聚液成痰。叶天士以大苦大寒直折之，主芦荟丸及丹矾丸。矾丸有穿心入胞络，导痰涎由大便出之妙也。

按：厥阴之经，其本阴，其体热。经云：伏其所生，先其所主。[①] 或攻或散，或逆或从，随所利而行之，调其中气，使之和平，其诀，唯乌梅丸一方，深合其旨。此丸本厥阴证之总方，叔和误列于吐虫条下，遂令千古不知有厥阴主方耳。修园每以乌梅、风引二法取效。

《内经》论治厥阴，全在调其中气。中气者，土也。经云：治肝不应，当取阳明，制其忤也。叶天士主以小半夏汤，加糯米如神。其言曰：冲脉，乃阳明[②]所属。阳明虚，则机阖，厥气上犯而莫遏。主以小半夏者通补入腑，取乎腑以通为补之义也，转旋之妙，全在心灵手活。

按：乌梅丸、风引汤二方之神妙，本于仲景。喻嘉言深得其秘，但引而不发。浅学者无从捉摸。至叶天士，于二方引伸触类，其立法则妙义无穷。

凡厥阴肝风与少阳相火，犯于上者，则为凌金灼液之证。以麦门冬汤及琼玉膏，为补金柔制法。

若风火犯于中为呕为胀者，以六君子去术，加木瓜、姜、芍之类，及附子粳米汤加人参，为补脾凝肝法。

若风火震动心脾，为惊悸，为中消者，用甘麦大枣汤合龙、蛎之属，为缓急镇逆法。

若相火挟肝风而乘颠摇络者，用羚角、钩藤、元参、连翘之剂，为熄风清络法。

若肝胆厥阳，化风旋逆者，用芦荟、龙胆、木通、青黛之类，为苦降直折法。

若本脏自病而体用失和者，主椒、梅、桂、芍之类为寒暄各得法。

---

① 伏其所生，先其所主：《素问·至真要大论》作“必伏其所主，而先其所因”。

② 阳明：原文作“阳”。据文意补。

若因母脏之虚，而扰及子脏之位者，用三才配合龟甲、磁朱，及复脉汤去姜、桂及鸡子黄之属，为安摄其子母法。

至于痿厥之治，尤为神奇。厥阴病，风旋阳冒神迷则作厥。阳明病，络空，四末不用，则成痿。取血肉介类，改汤为膏，谓力厚重实，填隙止厥最速，则是变侯氏黑散之填窍法为填补法矣。

凡此之类，顾不明用乌梅、风引成方，细味其旨，无一不从此二方神悟出来也。

凡痉、厥、癫、狂、痫、瘫痪之证，皆出于厥阴一源也。若用法不效，当于此中求之。

【生铁落饮】

铁落即打铁落下之屑，一两，先煮水

入石膏一两，龙齿、防风、茯苓各七钱，元参、秦艽[①]各五钱，再煎服。

【磁朱丸】

朱砂一两　磁石二两　神曲三两

共研。另以神曲煎汁，入磁朱加煅蜜丸，总治三证第一方。

【二味龙骨汤】

白芍二钱　生姜二钱　炙草一钱半　枣三枚　龙骨三钱　牡蛎四钱　白薇一钱半　附子一钱

【当归承气汤】

当归尾一两　酒大黄　芒硝　枳实　厚朴各五钱　炙草二钱

治男妇狂病如神。

【温胆汤】

即二陈汤加枳实、鲜竹叶[②]。《内经补注》谓导痰如神。

【丹矾丸】

主五痫。

黄丹一两　白矾一两

入银器内，煅红为末，加腊茶（末）、猪心血炼蜜丸，桐子大，每二十丸。

---

① 秦艽：原文作“秦芃”，形近而误。

② 鲜竹叶：《千金方》作“竹茹”。

张石顽方。

【当归芦荟丸】

叶天士云：动怒惊恐，五志阳越莫制，狂妄不避亲疏。宜苦降，此丸如神。

当归　胆草　黄柏　黄连　山栀　黄芩各一两　大黄　芦荟　青黛各五钱　木香二钱半　麝香二分

神曲糊丸，梧子大，每二十丸，姜汤下。

【滚痰丸】

青礞石三两，入硝三两，入新罐内，如法煅，水飞研　沉香二两另研　酒大黄八两　黄芩八两

水泛丸，菜子大。

主一切实痰，孕妇忌用。

【朱砂安神丸】

朱砂五钱另研　黄连五钱　生地三钱　当归二钱　炙草二钱

共研，酒泡蒸饼丸，小梧子大，朱砂衣，每三十丸。

【麦门冬汤】见肺痿

【琼玉膏】见血

【附子粳米汤】见腹满

【小半夏汤】见痰

【五痫丸】

朱砂二钱　真珠二钱　水银五分　雄黄五分　黑铅一两五钱，同水银煅结成砂

研万遍，蜜丸，麻子大，小儿三丸，大人加倍。金银花、薄荷汤下。

【甘麦大枣汤】

主厥发丑寅，为阳明、少阳震动者。并主妇人脏燥，悲哀欲哭，如神。

叶天士加味方：

生地　天冬　麦冬　阿胶　生龙骨　小麦　鸡子黄

原方只甘草、小麦、大枣三味，主脏燥。

【羚羊角汤】

叶天士主惊恐，阳升风动，宿痫遂发，吐痰呕逆不言。

羚羊角　石菖蒲　胆星　远志　连翘　勾藤[1]　天麻　橘红

水煎服。

【填补膏】

主阴络空虚，内风掀举而厥，改汤为膏，取药力味重，为填实止厥法。

鲜鳖甲　龟板　猪脊髓　羊骨髓　生地　天冬　阿胶　淡菜　黄柏

大剂熬膏，早服七钱，午服四钱。

## 厥　证

**诸暴厥，下逆上。阴阳衰，寒热仿。异伤寒，勿粗莽。**

诸暴厥，猝然昏迷，与伤寒证之厥不同，乃从下逆上之症也。

《内经》论厥多端，其大纲则曰：内夺而厥，少阴不至者厥。盖内为肾夺，为精夺，气逆则厥，遂见口哑足废之象。肾挟舌本，循阴股也。

又云：气并于上则血虚，血并于上则气虚。血气并上，则下之空虚可知。神失其根，故暴脱欲死。

又云：连经者生，连脏者死。经在肌表则证轻，脏指根本则证重。根本维何？肾中之水火是也。

若《伤寒论》之治厥，指四肢逆冷言，四肢冷为厥，冷过肘膝为逆。寒厥，初病即厥者，在表，与当归四逆汤；在里，主通脉四逆汤。热厥，则多见于传经之后。轻者，主四逆散；脉长者，主白虎汤；脉沉实者，主大承气汤。俱详于伤寒，与暴厥之治不同。近工于暴厥之证，多混认为伤寒热厥，误人不少。

凡阳气衰于下，则手足寒，亦名寒厥，宜附桂八味丸。

阴气衰于下，则手足热，亦名热厥，宜六味地黄丸。

若肾中之火虚者，主刘河间地黄饮子。

肾中之水虚，主骆龙吉接命丹。

按：暴厥即风癔之类，厥阴之病，与上门同源。

**若大厥，唯静养。治尸厥，还魂仗。治血厥，白薇仰。**

血与气并走于上，则为大厥。大厥暴死，气复还则生，不还则死。此不能

---

① 勾藤：又称"钩藤"。

用药，当徐俟其厥回，而后拟药。或以半夏末取嚏亦可。

又有气血俱乱，相薄成厥，似大厥而稍轻，病在于血，宜主蒲豆酒。

按：大厥之证，气血并上，下虚已极。如不用药，不能听其气不还而死，宜与救急回生丹。此丹神验非常，主五绝，只要心胸尚温，下咽即活。气与血并，但行其气血，则枢机转矣。第一神方。

若大厥，而见口开手撒、眼合、遗尿、声鼾、发直、面赤、油汗、目上视。但一见败象，即以附子一两、干姜五钱、炙草四钱，浓煎急救。候其气转，再加人参汁，兑前药收效。半日之内，须频频接灌，四五帖方效。即修园中风救急开关方也。

尸厥，身脉皆动，宜还魂汤如神。

血厥，似大厥稍轻，妇人多有之，主白薇汤如神。

又因怒气而厥，名气厥，主七气汤如神。

**治煎厥，白虎爽。食与痰，法甚广。类中门，亦指掌。**

煎厥者阴亏阳扰，心如火燎，不必手足冷逆也。病在热中，主白虎加人参汤。

痰厥者，痰出如涌，宜二陈加苍白术、南星、竹沥、姜汁效。食厥者，因过饱而得，主平胃散加萝卜子探吐。

又有酒后发厥者，醉证气逆也，主五苓散加芩、连、葛花。此证先从足起。

陈修园云：厥、痓、癫、狂、痫、瘫痪六证，以厥阴一经尽之。只取厥阴数方，捷如影响。风木相火之气一逆，风火挟木害土，土虚聚液成痰，及其归并于心，心气虚，莫能御之。或从阳化为狂，或从阴化为癫。如心气尚未全虚，受其所凌，则猝然昏倒，正气一复而遂瘥。其证有作有止，则为痫，皆逆行于内。因肾气之证，则为风喑、风痱之肾厥；阳亢阴亏，为煎厥；或怒上行，火郁气血，为薄厥。或凝结不通，阳气不四达，手足冷，为气厥。中风身温，中气身冷，以此为别。或阳腾络沸，为血厥；或因秽浊蒙神，乱其阴阳之气，为尸厥；或饱食后，适有感触，胃气不行，阳并于上，为食厥；时见吐蛔，为虫厥；湿痰上逆，为痰厥；或阳衰而阴凑之，令人四肢至关上皆冷，为阴厥；阴虚而阳凑之，令人足下热，为热甚，循三阴上逆，为热厥。此证之由于内也。

其发于外者，风火迅发，病起骤然。手足抽掣，角弓反张。有汗为虚化之柔痓，无汗为实化之刚痓。可验风之体段焉。土为木克，聚液成痰，痰挟风而流注，则为瘫痪。《左传》云风淫末疾，可验风之流极焉。凡此六者，证各不同，其源则一。余只以乌梅丸，益厥阴之体，以宣厥阴之用。又以风引汤，主厥阴风火痰涎变幻错杂之病，无不中肯。叶天士各法，亦超超元箸①也。

葛根汤，主刚痉。桂枝加瓜蒌根汤，主柔痉。痉之表急者，主小续命汤。痉之里急者，主承气汤。均见上。

【六物附子汤】

主寒厥。

附子　肉桂　防己各二钱　炙草一钱　白术　茯苓各一钱半

水煎服。

【六味地黄丸】

主热厥。

【蒲黄丸】

主薄厥。

生蒲黄一两　黑豆二两炒

以清酒淋下取饮。又名蒲豆酒。

【接命丹】

主水虚。

人乳一盏　梨汁一杯

银器内重汤炖熟，每日一服。以人补人，大有神效。

【还魂汤】

主尸厥。善通气道，治清道阻塞，有起死回生之效。

麻黄三钱去节　杏仁廿五枚去皮尖　炙草一钱

水煎服。如药灌不入，分病人发，左右捉提按肩引之，令服自效。

【白薇汤】

神治血厥。

凡平居无疾苦，忽如死人，气过血还，阴阳复通，移时方醒，为血厥。妇人恒有之，此方如神。

白薇二钱　当归一钱　人参一钱　炙草五分

---

① 超超元箸：应作“超超玄箸”，指文辞高妙且明切。

水二杯，煎至一杯，温服。

【八物顺气汤】

主气逆厥。

白芷　台乌　青皮　陈皮各二钱　人参七分　茯苓　白术各一钱半　炙草七分

叶氏法已详上门。

【神验回生丹】

神主跌蹼[①]金刃铳伤及五绝。不论久暂，要身体稍软，下咽即活。如牙关紧，拔一齿灌之。

活雄土鳖净末五钱　真血竭飞净二钱　自然铜净末三钱　辰砂飞净二钱　真乳香净末三钱　全归一两酒炒砂末　麝香一钱

共研极细末，用眼药瓶收贮。每瓶分五厘，称准蜡封，勿令泄气。大人一瓶，小人半瓶，酒调一气服。如伤重及破伤风变证，五绝，牙关紧闭者，打开一齿灌之，只要药能下咽，其人即可活，故名回生方。

已见各门者不列。

## 不　寐

**不寐证，因有九。少阴病，连胶守。肝虚烦，酸枣耦。**

不寐之证不一，大要有九因。伤食，邪入少阴从火化之证。欲寐不得寐，脉沉细而数，口中热，小便赤，外烦内燥，下利清谷，或咳而呕渴者，主黄连阿胶鸡子黄汤。壮水之主，以制阳光。为阳邪灼阴、亢不相入第一法。

虚劳证，虚烦不得眠，为肝魂不守其宅，《金匮》主酸枣仁汤。

按：不寐，须分阴阳。在阳明，张目不眠，其常也。然热盛则神昏，外见阳证，须急彻其热。在少阴，但欲眠，其常也。然有里阴过盛，隔拒真阳，使不得内交于阴，气随汗越，亦不得眠。外见阴证，须急回其阳。（此水化证）

**阳不交，半夏纽。阳不归，用龙牡。温胆汤，胆虚受。**

《素问》云：胃不和，则卧不安。饮以半夏汤，覆杯则卧。盖以胃居中焦，为阳气下交于阴之道路。客邪袭之，寒饮阻之，则阳盛不能交阴，目不得合。

① 蹼：通“扑”。

半夏涤饮，和胃降逆；粳米渗饮，补阳明燥金之不足。初病，覆杯则卧。汗出病已久者，三服如神。

《侣山堂辨》以胃虚之人阳不归附于阴，往往不得卧，主以龙牡汤如神。

胆虚不眠，吴氏主鳖甲丸。胆热则痰生少阳，木中之火，协热为痰，往往不寐，主二陈加竹茹、炒枳实如神。

小半夏加茯苓汤，并主痰饮阻滞。

**兼振悸，橘皮友。地枣膏，顾其母。竹叶汤，脾虚佑**①。

不得寐，而兼振悸者，水饮侵胃不安也，主橘皮汤。

虚劳之人，五志多火，阴虚内热重，终夜目不交睫，服酸枣汤等不效，此阴亏津枯，阳不得下也。宜地枣汤，大滋肝肾，以顾胃之母气。

脾虚不眠者，主竹叶汤加枣仁末如神。

【黄连阿胶鸡子黄汤】

黄连二钱　黄芩五分　白芍一钱　阿胶一钱半

煮成去渣，入鸡黄一枚，搅匀服。

【酸枣仁汤】

枣仁二钱炒　知母二钱　茯苓二钱　炙草一钱　川芎八分

先煮枣仁，后入各味。

【半夏汤】

半夏五合　粳米一升

千里外长流水八升，扬万遍，取清者五分，煮以苇薪，病深者，覆杯则卧。

【鳖甲丸】

鳖甲　枣仁　羌活　牛膝　五味　人参　黄芪

等分蜜丸。

【橘皮汤】

橘皮　竹茹　芡实　茯苓　甘草

【地枣膏】

枣仁二两炒燋　半夏二合　干地黄半斤

① 佑：原文作“右”。

熬浓煎，先煮枣、半，收浓汁，入地黄膏，再煎。时时与服，如神。

【六一散加牛黄】

主时疫烦燥不眠。

【竹叶汤】

竹叶五钱　石膏八分　麦冬三钱　甘草三钱

兼主脉促如神。

以上皆天士方。

## 腰　痛

**腰痛证，太阳寒。肾虚痛，转侧难。瘀血痛，刀锥般。**

经云太阳所至为腰，必见外感证，即以六经法主之。元阳虚者，加附子、生姜；元阴虚者，加当归、干地黄或阿胶之类，如神。时法主五积散。

独活寄生汤，大利腰膝之气尤佳。

经云腰者肾之腑，转移不动，肾将惫矣。其痛为肾虚，主六味、八味丸，均加牛膝、杜仲、鹿茸、补骨脂之类。

火虚之甚者，主还少丹，近效白术散加味亦可入。

水虚之甚者，接命丹可间服。

瘀血腰痛，如刀锥所刺。轻者，以鹿角炒研末，酒下三钱，一二服即效；重者，以三一承气汤去枳、朴，加桂枝、附子、桃仁泥，节次下之，如神。

又督脉为病，寸尺两部皆沉，中部略浮，直上直下。以鹿茸一两、上桂一钱，水煎服，神效。并主腰痛，属肾虚者，如神。

肾虚腰痛，左右归饮亦妙。

猪腰一个割开，入故纸、益智、茴香、青盐共末一钱，烧熟，酒下如神。

**如坐水，溶溶然。肾着汤，带脉完。白术散，诸痛安。**

带脉为病，腰溶溶如坐水中，主肾着汤如神。

修园白术散，治一切腰痛，诸药不效，一服即安。以白术一味，补脾即以驱湿，而补脾即所以输精及肾，且大利腰膝之气，故治带脉腰痛，更见神效也。

近效白术散亦佳。

**归四逆，肝病餐。取阳明，薏苡婀。按证施，俱神丹。**

腰痛，又不单肾病，肝、脾、胃、督脉、带脉皆有之，须细心分别。

经云：肝者，足厥阴也。动则病腰痛，不可俯仰，主当归四逆汤。方中细辛遂肝性，木通能通络，以痛久络必病也。

又云：从腰以下，足太阴、阳明主之。病在腰者，取腘中，主薏苡汤。白术、薏苡二方，一取太阴，一取阳明。人第知二味利湿，湿去重着自已。殊不知白术运行土气于肌肉，外通皮肤，内通经脉，风、寒、湿三气，一药可以兼治也。薏仁为阳明正药，阳明主润宗筋，宗筋主束骨利机关，故二味分用合用，或加一二味引经，每收奇效。

又外损伤内，闪失瘀血，凝着不去，痛止又作者，主桃仁承气加附子、穿山甲，取效如神。

【当归四逆汤】

主腰痛久，诸药不效，不能俯仰者。见厥阴篇。

【接命丹】见上厥门

【桂枝加附术汤】

主腰痛，属太阳表证未已，兼重痛者。

【五积散】见前

二方均见寒。

【独活寄生汤】

独活　桑寄生　防风　秦艽　灵仙　牛膝　茯苓各一钱　上桂八分　细辛　炙草五分　当归二钱

官桂更好。

【肾着汤】

炙草二钱　白术　干姜　茯苓四钱

不用桂、附，治带病腰痛如神。

【新定白术汤】

白术一两　杜仲五钱　附子二钱　当归一钱半　桂一钱

主火虚腰痛。

白术一两　牛膝三钱　淫羊藿[1]五钱

主水虚腰痛。

二证以尺脉大小分之。

加干姜一钱，主寒湿。加车前仁三钱，主湿热。其效如神。

主腰重痛，诸药不效者。

【新定薏苡汤】

主腰痛，筋挛，难以屈伸者。

薏仁一两　附子一钱半　木瓜一钱半　牛膝三钱

如脉洪，口中热，均去附子，上方加酒炒黄柏八分。

本方加白术，生用五钱，如神。

【青娥丸】

主肾虚感寒湿腰痛。

胡桃三十枚　故纸六两酒炒　杜仲一斤姜汁炒　蒜四两焙

共末蜜丸。酒下三十丸。

【必效散】

胡桃肉二钱　故纸一钱，二味同炒　杜仲一钱半盐炒

共粗末，酒或水煎均可。

外治法

主三气外邪凝滞。

生川乌二枚

捣末，加食盐少许，贴患处如神。各方已见上各门者不录。

## 疟

**疟为病，属少阳。寒与热，应时张。三日发，势猖狂。**

少阳为半表半里。暑湿温热之邪，居其界中，出与阳争则热，入与阴争则寒。争时病作，息时病止。凡寒热往来，俱应时止发，止后，其邪仍归少阳本经。邪浅者，一日一作；邪深者，间日一作。若三日一作，俗名三阴疟。非也，但流连难愈。经云一月而已，指此。

---

① 藿：原文作“霍”。

**小柴胡，是主方。热偏胜，加清凉。寒偏胜，加桂姜。**

小柴胡汤为治疟主方。初起邪盛，去人参，加桂枝二三钱，服后，食粥取微汗，至多五剂必愈。柴胡少则四钱，多八钱，有利无弊，切勿悚于别书伪说。热甚，加石膏、知母、花粉之类。寒甚，加干姜、桂枝；甚者，再加附子。

仍察其兼证。

**常山入，力倍强。口渴甚，嚼姜糖。病正作，食勿尝。**

常山一味，从阴化阳，为驱邪外出上品。三发之后，加一二钱，以火酒炒过，则不作呕，俗谓截疟，非是。

草果去独胜之邪，亦可加入，但气臭作丸吞妙。

热时渴甚，如多饮茶水，止后必胀。防成水结，以红糖炒生姜煎汤，极止渴。

作时食物必增剧。

**单寒牡，理中匡。单热瘅[1]，白虎良。食积致，平胃攘。**

单寒无热，名牡疟。主理中汤，加柴胡、桂枝、附子。单热无寒，名瘅疟；先热后寒，名热疟。均主白虎汤加柴胡、桂枝。

凡寒重者，倍生姜、桂枝，再加吴萸、附子，去黄芩。

热疟一证，如热多无汗，加香薷以代麻黄，或以防风、杏仁、苏叶代之亦妥。

热多有汗，阳盛者，再加知母、花粉。

大热渴，加石膏、粳米、麦冬，或小柴胡合白虎汤作复方，各煎兑服，亦妙。

食积疟，初起以平胃散合小柴胡，各煎兑服，再佐以导痰之品尤佳。东垣云：无食无痰不成疟，脾主信，故按时而作也。

**若劳疟，补中汤。久不愈，分阴阳。阳虚人，六君将。**

劳疟，主补中益气汤。口渴，去半夏，加瓜蒌，甚效。

已上皆正法。若久疟不愈，须察其阴虚、阳虚主治，不必顾疟。

若其真阳素虚，惯服椒、姜，大便常溏者，当以六君子汤为主，加归、芍和阴，乌梅平木忤，佐常山、草果少许，守服必效。

---

① 瘅：指热症或湿热症。

**阴虚人，滋阴商。热不已，介潜藏。理脾阴，最擅长。**

若其人真阴素虚，平日喜服生冷，大便常结者，宜六味地黄去山茱，加理脾诸药主之。

按：阴虚之人，虚阳易上僭。或病久致虚，或虚人患疟，常有大热不退，延二三日之外者。热久则津液愈涸，真阴益亏，必有衄血、齿血、自汗、盗汗诸虚证。用药之法，宜甘寒平补，略佐辛凉之品，柔以制刚。切忌温燥上升之药及苦寒化燥之味，如甘露饮，六味去山茱加石斛、参、麦之类，皆可选用，更加鳖甲、龟板、龙骨、牡蛎、淡菜。气血有损，介以潜阳，元参、白芍启水阴降火逆以镇之。他如连、芩、胆、柏之类，大苦大寒，悉宜屏绝，恐苦从火化，反动其燥也。服数帖后，热止，衄止，汗及盗汗略平，再加莲米、淮药、薏米、芡实、北沙参、五味、石斛，佐入地、麦、丹皮、苓、泻之间，加减出入，只宜诸药理脾阴，久服多服，阴气复，疟自止如神。

**八六味，太仆详。消阴翳，制阳光。**

王太仆云：热之不热，是无火也，宜八味丸，益火之源，以消阴翳；寒之不寒，是无水也，宜六味丸，壮水之主，以制阳光。赵养葵遵之，以治久疟，多以此法收功。

陈松崖主壮水丸，主水虚尤效，即六味地黄汤加麦冬、五味是也。凡人参、白芍、龙骨、牡蛎加入尤效。

**温病辨，理蕴彰。脾胃疟，是典常。顺时令，非滥觞。**

孙真人云：温暑流连，不疟则痢，不痢则疟，以雄黄丸主之。可见疟痢之源，多由温暑伏邪内陷也。

吴鞠通《温病条辨》[①]，分类详明，极有理蕴。其云：温邪郁久，骨节烦痛，时欲呕，脉如平，但热不寒，名曰温疟。主白虎加桂枝汤。白虎保肺清金，化阳明独胜之热，加桂枝尤能和营解肌。

但热不寒，或微寒多热，舌燥口渴，此阴气先伤，阳气独发，名瘅疟，主五汁饮，甘寒存阴。

舌胎白口渴，引饮咳嗽，寒从背起，名肺疟。伏暑留邪所致，主杏仁汤。

热盛昏狂，谵语烦渴，舌赤中黄，脉弱而数，名心疟，加减银翘散主之。

如舌浊，口臭，兼秽与伏火，与牛黄丸，以清宫汤下之。

---

① 《温病条辨》：原文作《温证条辨》。

疮家湿疟，忌辛温升发，以苍术白虎汤主之。

背寒，胸满，疟来日晏[①]邪渐入阴，草果知母汤主之。

疟久心下痞，舌白口渴，烦躁，自利，初身痛，继而心下亦痛，此疟结心下气分也，泻心汤主之。

疟伤胃，胃气不降，劫热伤胃液，味变酸浊，加减人参泻心汤主之。

伤胃气，不饥不饱，不便，但潮热，得食愈烦愈热，津液不复者，麦冬麻仁丸汤主之。

脾疟，寒起四肢，不渴多呕，热聚胸中，黄连白芍汤主之。

脾疟，脉濡，来势日迟，四肢不暖，露姜饮主之。

脾疟，脉弦缓，寒战，甚则呕吐，嗳气，腹鸣溏泻，加味露姜饮主之。

寒热久不止，气虚留邪，补中益气汤主之。

此以时令为治法。

**三阴疟，认微茫。治疟母，《金匮》章。宜审辨，勿荒唐。**

太阴三疟，腹胀满，不渴，时呕水，主温脾汤。

少阴三疟，久不已，形寒嗜卧，舌淡，脉小，发时不渴，气血两虚，扶阳汤主之。

厥阴三疟，久不已，劳则发热，或有痞结，气逆欲呕，减味乌梅丸主之。

久疟成劳，络虚而痛，阳虚而胀，胁有疟母，邪留正伤，加味异功散主之。

疟久不已，胁下有块，谓之疟母，鳖甲煎丸主之。

其脉左弦，早凉暮热，汗解后，渴欲饮水，青蒿鳖甲汤主之。

舌白脘闷，寒起四肢，渴喜饮热，邪陷太阴，厚朴草叶汤主之。

【鳖甲煎丸】

主疟病。以一月一日发，当十五日愈。设不瘥，当一月尽乃解。久则结瘕，名疟母，宜此丸急治之，效如桴鼓。

鳖甲炙十二两　射干烧三两　黄芩三两　柴胡六两　鼠妇炮三两　干姜　大黄　桂枝　石苇去毛　紫葳　半夏　阿胶　白芍　丹皮各五两　葶苈　人参各一两　瞿麦二两　蜂窝四两炙　芒硝十二两　䗪虫五两　蜣螂六两炙　桃仁一两去皮尖

---

① 晏：原文作“宴”。

共末。灶心土一斗，清酒浸，候干至一半，入鳖甲于内，煮如胶漆，绞取汁，纳各药煎为丸，梧子大，空心七次，日三服。《千金方》有海藻六两、大戟一两，无鼠妇、芒硝。

【白虎加桂枝汤】

主温疟。其脉如平，身无寒，但热，骨节烦疼，时呕者。

石膏八钱、知母三钱、粳米四钱、炙草一钱半，加桂枝三钱。

白虎，清营热，加桂枝，引知、石上入肺，从卫分泄热，使心营肺卫调和，则邪之郁表者，顷刻致和而后已。至《内经》温瘅二疟，虽未出方，然同是少阳伏邪，在手太阴肺经者为实邪，在足少阴肾经者为虚邪。实邪尚不可表，而主清降，何况虚邪。何可不顾三阴耶？

【蜀漆散】

**阳为痰阻伏心间，牡疟阴邪自往还。蜀漆云母同龙骨，先时浆服不逾闲。**

主寒多牡疟。

蜀漆即常山苗，酒炒　云母煅二日夜　龙骨

等分末。未发前，以浆水服半钱匕。

按：邪气结伏心下，心阳郁遏不舒。疟发寒多热少，不可认为阴寒。此方通心经之阳，开发伏气，使营卫调和。常山逐伏邪，云母入营逐邪外出，龙骨镇心安神。极效。

附【《外台秘要》牡蛎汤】

牡蛎四钱　麻黄一钱　炙草二钱　蜀漆二钱酒炒

主牡疟。

按：疟之多寒，乃寒饮阻塞胸中，致心阳不得外通。牡蛎软坚消结，麻黄不独散寒，尤能发越阳气，使通于外络，结散阳通，其病已愈。

【《外台秘要》柴胡瓜蒌根汤】

柴胡八钱　人参三钱　黄芩三钱　炙草三钱　瓜蒌根四钱　生姜三钱　枣十二枚

主疟病作渴，并主劳疟。

按：疟脉弦，弦数者风发，以凄怆[1]之寒，久伏于腠里皮肤之间，营气先伤，风又伤卫而病作，病而发渴者，又风火内淫，劫夺津液，故仲景主以此

① 怆：原文作“沧”，形近而误。

方，不用半之走滑，易以花粉润燥，极妙。此与伤寒用半，和半表里不同。盖彼由阴邪侵少阳，此由阳邪侵少阴也。法可类推。

【《外台》桂姜汤】

柴胡八钱　桂枝三钱　干姜二钱　花粉四钱　黄芩二钱　牡蛎二钱　炙草二钱

主疟，寒多微有热，或但寒不热，如神。

初服微烦，再服汗出自已。

按：夏月暑邪，先伤在内之伏阴，至秋感凉风，复伤卫阳而作疟。其证寒多热少，显然阴阳无争，故邪念五度，卫气行阴，尚无捍格之状，是营卫俱病矣[1]。故和其阳，即和其阴。柴和阳，即以芩和阴；桂和太阳之阳，即以牡蛎和里；干姜和阳明之阳，即以花粉和里。再以炙草调济之。柴胡重用，以疟不离少阳；花粉重用，以阴亏之证，以救津液为急也。和之得法，故一帖如神。

再按：内为阴，外为阳。先寒者，以疟邪欲出，其气感太阳，冲动寒水之经气而作也。后热者，以胃为燥土，脾为湿土，湿从燥化，则木亦从其化，故为热为汗也。汗后木邪仍伏于阳明之中，应期而作，脾主信也，故病人得补则愈。真阳素虚者，主六君子加桂、芍；真阴不足者，主六味去山茱，加平淡补脾阴之类，无不神效。

再按：经云阴气孤绝，阳气独发。热而少气烦冤，手足热而欲呕，名瘅疟。若欲知其但热不寒之故，由邪气内藏于心，外舍分肉之间，令人销灼肌肉，此阴亏之极也。仲景未出方，宜以生地、丹、泽、淮山、麦冬、五味，滋其津液之源；龙骨、牡蛎辈，介以潜阳，如神。

【小柴胡汤】

柴胡四钱或八钱　人参　黄芩　炙草　生姜各一钱半　半夏一钱半　枣二枚

煎八分去渣，再煎六分，二次服。（诀详寒门）

按：此方为和解少阳正法，伤寒证用之，尤具转枢之妙。若疟疾用之初起，宜去人参，照上注加减。

方中半夏宜审证用。半夏主半里，其性辛温。伤寒是阴邪侵少阳，于法极合；疟疾是阳邪侵少阳，于法究不合。舒氏代以白蔻，甚妥。

---

① 故邪念五度，卫气行阴，尚无捍格之状，是营卫俱病矣：《绛雪园古方选注》作“故疟邪从卫气行阴二十五度，内无捍格之状，是营卫俱病矣”。

【六君子汤】

参、术、苓[①]甘调和胃脾，功滋燥湿二土，陈、半涤痰化气，加归、芎以理中焦阴阳之血分，为双和气血第一法。

【六味地黄汤】

干生地八钱　淮山三钱　山茱肉二钱　茯苓三钱　泽泻一钱半　丹皮一钱半

山萸性温，气动宜去。熟地粘滞，初起不用。如人参、五味子、北沙参、元参、石斛皆可加。

热盛者，丹皮倍用。

再加龙骨、牡蛎、龟板、鳖甲、淡菜之属，为介以潜阳法。

有外感，加炒薄荷、炒连翘、桑叶、竹叶心之类。

火盛，加麦冬、银花[②]、荷叶、炒栀之类。

胸鬲闷，加藿梗、瓜蒌皮之类。

内热盛，舌黄神昏，加荷叶、银花如神。

本方加麦、味，即名壮水丸；单加五味，名都气丸，气喘能纳。

一切辛苦不用。

【雄黄丸】

主疟痢并作或单见。

雄黄一两　滑石五钱　酒大黄三钱

共末，水泛丸。

主伏暑甚效。

【五汁饮】

梨汁　蔗汁　荸荠汁　鲜苇根汁　麦冬汁

如缺一，以藕汁代之。

以下皆天士方。

【杏仁汤】

杏仁三钱　黄芩一钱　连翘一钱半　滑石三钱　桑叶一钱半　茯苓三钱

蔻壳八分　梨皮二钱

主肺疟极神验。

---

① 苓：原文作“芩”。

② 银花：原文作“银”。

【加减银翘散】

连翘一两　银花八钱　元参五钱　麦冬五钱　犀角五钱　竹叶三钱

共末。每四钱，煎服。

【草果知母汤】

草果一钱半　知母二钱　半夏二钱　厚朴二钱　黄芩一钱半　乌梅肉一钱半　花粉一钱

姜汁冲。

【泻心汤】

人参一钱　黄芩七分　黄连五分　干姜八分　炙草一钱　枣二枚

【麦冬麻仁汤】

麦冬五钱　麻仁四钱　白芍四钱　知母二钱　连翘二钱　乌梅肉二钱

【黄连白芍汤】

黄连　白芍　黄芩　半夏　枳实　姜汁

【温脾汤】

草果二钱　桂枝三钱　姜三钱　茯苓五钱　常山二钱炒　厚朴三钱

【青蒿鳖甲汤】

青蒿三钱　知母二钱　桑叶二钱　鳖甲五钱　丹皮二钱　花粉二钱

【厚朴草果汤】

厚朴一钱半姜炒　杏仁一钱半　草果一钱　半夏二钱　茯苓二钱　陈皮一钱

【露姜饮】

人参一钱　生姜一钱

煎成，露一宿，重汤温服。

加半夏一钱、草果一钱、陈皮一钱（醋炒）、青皮一钱，即名加味。

【加味异功散】

人参三钱　白术三钱　茯苓三钱　炙草二钱　陈皮一钱半　当归一钱半　上桂一钱半　生姜二钱　枣三枚

【扶阳汤】

鹿茸五钱酒制　附子三钱　人参二钱　桂枝三钱　当归二钱　常山二钱炒

【减味乌梅丸】

半夏　黄连　吴茰　干姜　茯苓　桂枝　川椒　白芍　乌梅

## 泄　泻

**泄泻证，主胃苓。湿郁兼，加减行。**

经云：湿成五泻，虽兼风、寒、湿三气，无湿则不泻。以胃苓汤为主方，分利水谷第一。

湿兼热，加芩、连。热多，去桂枝。

湿兼冷，加吴茰、附子。腹痛甚，再加肉桂、木香。

湿兼食积，加山查、麦芽炒黑，或加神曲。

伤酒积，加砂仁、葛花。

虚而挟湿泻，加人参。虚甚者，再加炮姜、熟附，减猪苓。

若口燥尿赤，湿热重也，热必挟风，去桂枝加防风、姜炒黄连。

食少便频，面色皖白，为脾虚，去猪苓、厚朴、泽泻，加人参、干姜。盖猪苓、泽泻之通利，厚朴之宣荡，皆于脾虚不宜也。兼呕逆，加半夏、吴茰。

凡泄泻，禁用枳实、枳壳，以其宽肠也。

**脾肾泻，近天明。四神服，勿纷更。大汗泻，理中平。**

若五更以后，依时必泻，为脾肾泻。脾主信，故依时作泻；肾气虚，故火不制水。主二神丸、四神丸，加参、苓、术、附、干姜，久服方效。

忽然大泻不止，大汗呕喘，须防气脱。夏月伏阴在内，此证最多，主大剂理中汤加附子，或附子粳米汤加吴茰、龙骨。

**肠脏说，《内经》精。泻心外，乌梅名。**

经云：脐以上皮热，肠中热则出黄如糜。张石顽主半夏泻心汤。脐以下皮寒，胃中寒则腹胀，肠中寒则腹鸣飧泻，主生姜泻心汤。胃中寒，肠中热，则胀而且泻，主甘草泻心汤。

乌梅丸，上消痞，下止泻。肠热胃寒，能分走，各擅其妙。

下利饥而不思食，为肝逆，主乌梅丸如神。若不饥而不思食，为脾虚，须主理中。若脉弦，为肝邪，痛必甚，先与小建中汤，服二时许，更与小柴胡汤去黄芩加白芍，如神。此先补益于内，而复转输于外之诀也。

【通脉四逆汤】【白通汤】

均主暴泻欲脱之证，如神。

**补中汤，飧泻衡。鼓胃气，注下清。协热泻，芩芍烹。**

经云：清气在下，生飧泻。言胃气下陷，清阳不升，即渗泻，主升、柴、羌、葛之类，鼓其胃气，补中汤去当归加木香、葛根，如神。夹热者，加炒连翘尤效。

钱氏白术散亦佳。

经云久风生飧泻，言泻久则地气淖泽，得风则干，故风药多燥。木可胜土，风能胜湿，故久泻风客干胃者，加防风、稿本之类即愈。

腹痛水泻，肠鸣痛一阵，紧泻一阵，协热自利，为有火也，主黄芩芍药汤主之。

久泻愈而又作，泻时腹痛，诸药不效，此锢冷在肠间。先必取去，不可畏虚，致养贼为害，主许叔微温脾汤。

**完谷泻，升降程。暑水泻，六一评。**

水谷不化而完出者，风邪干胃木忤土，清气不升也。主升阳除湿，宜神术散加葛根，四苓加葛根亦佳。

如水泻甚而转筋者，再加川椒、桂枝、苡仁、防己。

暑月白水泻，腹痛小便涩，口渴，此伏暑也，主六一散。

暑月伏阴在内，大汗大泻不止，若脱者，主通脉四逆汤。

**紫参汤，主肺疼。变通妙，可滋营。求安肾，是前盟。**

紫参汤，《金匮》以主下利肺疼如神。肺与大肠相表里，下泻甚，肠中浊气上干，有作肺疼者，非此莫治。

喻嘉言曰：泄泻恒法之外，有受秋燥，始而咳嗽，久则寒热泄泻无度，服温补愈甚。或完谷不化，有似虚寒，不知肺中蓄热，无处可宣，急奔大肠，食入则不待传化而遂出。食不入则肠垢亦随气急奔而下，故泻不止。宜以芩、杏、地骨、阿胶、甘草之类，润肺兼润其肠，则源流俱清，寒热、咳嗽、泄泻一时俱止。

又有久泻亡阴，过服香燥，发热口渴，微喘汗出，烦燥阴气枯，阳气不交。宜急养其阴，以阿、地、二冬之类，熬膏三四斤，日服十余次，半月药尽而安。另以甘淡补脾法，收功如神。

《金匮》论要，列呕、吐、哕、下利于一门。在上吐呕，以安胃为第一义；

在下泻利，以安肾为第一义，以安肾为人身关隘[1]。故四逆、白通，主利甚神，各法均妙也。

【胃苓汤】

即平胃、五苓二方合用法。主五种湿泻要方，分利水谷第一。

苍术一钱　炙草一钱　陈皮一钱　厚朴一钱　白术一钱　茯苓一钱

猪苓一钱　泽泻一钱　桂枝八分

共末。每四五钱煎服亦可。

平胃荡积燥脾，五苓双解表里。利水胜湿，脾健湿利，泄泻自除。然中气不足者，宜以补中为主。

如兼外感，苏叶、杏仁、川芎、防风可加。兼伤食饱胀，嗳腐吞酸，加焦查、炒麦芽、神曲。

如脉细，手足冷，腹痛甚，寒中加干姜一钱、吴萸一钱、上桂八分。

如脉洪大，口中热，舌红腹痛，时作时止，小便短涩，加木通、葛根，升阳以泻火。

如痛一阵泻一阵，水泻肠鸣协热，去桂枝，加芩、芍。

如兼肠垢，里急后重，加黄连一钱、吴萸八分、白芍三钱，去白术、苓、泻。

如暑月水泻口渴，小便不利，加六一散五钱。如服前药不效，稍久者，是脾肾虚寒，宜加故纸、益智纳肾气，桔梗提肺气，干姜、吴萸、附子温三阴之气，再加白术、扁豆和脾，去猪苓、厚朴、泽泻。

如滑脱不止，再加诃子肉、豆蔻、罂粟壳[2]以涩之。

【二神丸】

主脾肾虚，五更后按时作泻，如神。

故纸盐水炒　肉豆蔻

等分，枣肉丸。

再加五味、吴萸，名四神丸，主治同。

再加白术八两、粟壳一两、桂一两，醋炒研同锅焦末为丸，名六神丸，五更泻久者尤效。

再加杜仲四两、茯苓四两，名固肾启脾丸，主脾肾泻，诸药不效，如神。

---

① 隘：原文作“溢”，形近而误。

② 罂粟壳：原文作“鹦粟壳”。

此近人林祖成法也。自注云：久服此丸，俾肾元足而营卫运。斯分消之力旺，肾元足而开合神，斯固摄之权行。

【钱氏白术散】主脾虚泄泻第一方。中气不足者，以此为主方。

人参三钱　白术五钱　茯苓三钱　炙草二钱　煨木香一钱　藿香二钱　葛根一钱

按证亦可加味。

【《局方》益黄散】

主胃寒泄泻。

丁香　木香　青皮　陈皮　诃子肉

【车前子独圣散】

车前子炒

研细末，每三钱，米汤调服。

主泄泻如神。欧阳文忠公，患暴下久不愈，服此即止。

按：车前子主气癃止痛，利水通小便除湿痹。震为雷，子多脂，固精益肾宜男，诗名“芣苢”是也。性动属阳，泻湿安肾兼赅。

【神术散】《心悟》

苍术四两　陈皮二两　厚朴二两　藿香二两　砂仁二两　甘草一两

加乌药、檀香更妙。

主一切泄泻如神。

【黄芩芍药汤】

黄芩一钱半炒　白芍五钱　木香八分　白术二钱　茯苓二钱　泽泻一钱半

【温脾汤】

附子　干姜　葛根　上桂　厚朴各二钱　酒大黄六分

妙在大黄，少用行温药，邪无可留，颇合《内经》以温药下之之法。

【圣济附子丸】

治洞泄寒中，注下水谷，或利，食已即出，或食物不消化。

附子一两　乌梅一两炒　黄连一两炒　干姜一两炮

蜜丸。

【乳豆丸】《金匮翼》

肉豆蔻生研末　通明乳香酒浸透

等分研膏，合蔻末丸。每五十丸，米汤下。

主滑泄不止，诸药不效第一方。

【《金匮》紫参汤】

紫参八钱　生甘草三钱

主下利肺痛者。

按：肺为清脏，不能受浊，下利、肠胃浊气上干，故肺痛。然肠中积气，非肺气下陷，即肺气不行于大肠。紫参主心腹寒热积气，甘草安中解毒，相合为用，清肃令出，利必自止。主毒痢更妙。

【生姜泻心汤】

主心下痞，干噫食臭，水气雷鸣，下利。借治肠鸣飧泄。

生姜二钱　炙草一钱半　人参一钱半　半夏一钱　干姜五分　黄连五分　枣二枚

【半夏泻心汤】

主呕而发热，心下满不痛者。借治肠热，出黄如糜。

半夏三钱　干姜　黄芩①　人参　炙草一钱半　黄连五分　枣二枚

【甘草泻心汤】主下后痞益甚，日十数行，完谷不化。借治胀且泻。

炙草二钱　干姜　黄芩②各一钱半　半夏一钱　黄连五分　枣二枚

【黄连汤】

即半夏泻心去黄芩加桂枝，以和表里。主胸中热，胃中有邪气，腹中痛，欲呕者，如神。

【干姜芩连人参汤】

四味各一钱

主呕家夹热，不利于香、砂、橘、半者，如神。石顽借治脾胃虚寒，肠有积热而泄者，如神。治黄糜亦妙。

---

① 黄芩：原文作“茯苓”，据《伤寒论》改。

② 黄芩：原文作“茯苓”，据《伤寒论》改。

【厚朴生姜甘草人参半夏汤】

五味各一钱

借治泻后腹胀之证，如神。

【葛根芩连汤】

仲景主桂枝症。医反下之利遂不止，脉促，喘而汗出之证。借治表不罢，肠胃俱热之泻，如神。

【《外台》黄芩汤】

主干呕泻。

黄芩三钱　人参三钱　干姜三钱　桂枝一钱　半夏一钱　枣五枚

此太阳、阳明递传之证，即小柴胡变法，以桂易柴，以干姜易生姜，去甘草之缓，所以速转枢也。太阳不能并入阳明，阴阳相错，故下呕泻利。寒温合用，俾入胃中，各分阴阳，如神。

【通脉四逆汤】【白通汤】

主泻利清谷，里寒外热证，汗出而厥。

主下利时有微热而渴，脉弱者。亦主下利，脉数有微热汗出，或脉紧者。

主下泻，脉沉迟，其人面赤身有微热者。

主下利后，脉绝，手足厥冷者。

凡泻利但发热，必圊脓血①。

【吴茱萸汤】

主下泻胸满及干呕吐涎沫，如神。

【理中加附子汤】

主泻要方。

治忽然大泻不止，大汗喘呕俱作。防气脱，须以此方大剂急温之。

主泄泻误服凉攻之品，咽痛，语言无序者。

主虚寒挟湿而泻者，方中可加木香、吴萸之类。

【温补脾肾元气主方】

此方治脾肾虚寒不足第一法。

杜仲二钱　人参一钱半　白术一钱半　茯苓一钱　肉豆蔻去油一钱

---

① 圊脓血：病症名，即便脓血。

故纸炒五分　砂仁五分　五味二分

空心午前服。

少腹隐痛加桂五分，便赤加泽一钱。

【胃关煎】景岳

主大泻欲脱及久泄不止，极效。

熟地七分　白术三钱　干姜二钱炮　吴萸七分　炙草一钱　山药四钱炒　炒扁豆研二三钱

【六君子汤】

加木香、肉豆蔻，主腹痛吐痰，泻黄糜，甚效。

按：泻黄糜一证，由肝木忤土，相火下迫，脾湿不支，故泻黄如糜。脉必兼弦，半夏泻心及干姜芩连人参汤甚妙。

此方为补母法。经曰：治肝不应，取之阳明。补中、四神、八味丸均妙。

按：一人每日早起，即须大泻一度，或时腹痛，或不痛，空心服温补热药不效，有明医令于晚食前更进热药遂安。盖暖药早晨服，至晚药力已过，一夜阴气，何以敌之。晚服则一夜暖气在腹，可胜阴气也。凡治寒冷之病，以此例推。

## 痢　证

**痢为病，分四门。寒凑湿，热夹温。主伏邪，得其源。**

痢疾，《内经》谓之肠澼，又名滞下。王省庵专主湿热；叶氏主温邪；张心在主伏邪，其论极通，其法亦极有理蕴，顾未分眉目，尚不足尽病之情形；舒驰远分为四大纲，曰陷邪，曰秋燥，曰时毒，曰滑脱。各家聚讼，悉括其中，最切临症。

按：痢之为病，里急后重，腹痛下利如刀割。热胜湿，伤胃之血分，则为赤痢。湿胜热，伤胃之气分，则为白痢。赤白相间，气血两伤。仲景芍药汤[①]，荡涤大肠伏热，令邪行则正气自充，血行则脓[②]血自理，气调则后重自已。法极超妙。

---

① 芍药汤：出刘完素《素问·病机气宜保命集》。原文作“仲景芍药汤”。

② 脓：原文作“浓”。

**一陷邪，主六经。败毒散，外邪屏。洗肠丹，调行灵。**

凡痢初起，必挟外邪，不先驱邪，痢必增剧。但邪有久伏新受之分，如寒热温湿之邪，先作疟作泻不已，酿而成痢，则为久伏之邪，须分其来路以清之。

若感受风寒外邪陷入作痢，及伏邪作痢，而又兼受风寒者，必外见发热。六经形证，须按经依法治之，邪清痢自止。

败毒散加陈仓米，名仓廪汤，主初痢发热如神。面面周到，足补经方之未备，喻嘉言极重之。

如发热而仍恶寒者，当归四逆汤如神。

如发热而兼胸胁满呕吐者，小柴胡利其经络，再与洗肠丹必效。

如发热、头痛、恶寒、自汗者，桂枝汤调和营卫极佳。

如发热、无汗、恶寒者，葛根汤鼓舞胃气尤妙。

又有太阴陷邪，单下白痢，如清涕者，其证极重，主理中汤加附子以温之，胃中伏寒自去。若略带赤丝者，再加大黄、白芍以泻大肠伏热。一方两扼其要。如恐人参助阴气之邪，竟用洗肠丹，调行气血为第一法。

三阴证重，宜单温其里，小建中汤加木香、地榆甚效。洗肠丹加入干姜、吴萸亦妙。

调气行血，主初痢格言。洗肠丹，重用归、芍理血分之阴阳，佐木香行气化滞，黄连、干姜尤有开格通拒之功。凡痢初起，表邪轻，痢势重，一日数十行，腹痛里急欲死者，一帖立可除病，痢门第一方也。

总之初痢发热，外感多者，以仓廪汤为第一神方。

初起不甚热，外感轻痢极重者，以洗肠丹为第一神方。

**二秋燥，重养阴。燥与火，虚实寻。**

秋燥者，秋分后，燥金主气，大火流行，人感之而为燥病。其燥上侵于鬲，则干咳失音，咽痛心烦，腹无润泽，心烦脉短，身烦燥而神气衰。主玉竹、蒌仁、二冬、鸡子白以解上燥，加桔梗开提肺气，必愈。

其燥下侵于腹，则腹燔疼痛，里急后重，皮毛焦枯，索泽[①]无汗而下脓血，主鲜生地、阿胶、桔梗、黄连、二冬、鸡子黄，其痢自已。

按：燥与火不同，火为实证，热盛阳亢，身热多汗而烦燥，口渴溺赤而

---

① 索泽：出自《素问·阴阳别论》"三阳为病，发寒热，下为痈肿及为痿厥腨痛。其传为索泽，其传为颓疝"，指皮肤枯涩失去润泽。

热，主洗肠丹去二姜加苦参夺其实，或加大黄行其热。

燥为虚证，津亏失润，阴液枯涩，主甘寒以养其阴而润其燥。又与陷邪脾虚不同，芪、术、砂、半之类，皆不可用。

自秋分至小雪，燥金主令；自大暑至白露，湿土主令。故病痢者，多于此时患之。

按：燥气化火，上行主清道不利，宜辛凉；下行则二便滞澼，宜甘润。

**三时毒，多天行。开提法，救内焚。**

时毒者，天行疫疠，时气流行，人触之而为痢。其证外见心烦恶热，口臭气粗，渴欲饮冷，腹满搅痛，鼻如烟煤，肛口似烙，或肿如樱桃，乃热毒内壅脏腑，有立坏之势。急宜三黄陡进，以救内焚，加桔梗开提肺气，再加苦参夺其实而泻，胸满腹痛自止，热毒去而痢自止。此证腹痛，乃肺气为热毒，邪气所逼，陷入腹中而痛。壅满过甚，则为搅痛，与虚寒大不相同。虚寒之证喜热，手按摸，此证拒[①]按。甚则腹胀欲硬，气闭欲绝，温药毫不可犯，即木香、陈皮、厚朴之类，若妄投之，立杀之矣。唯重用桔梗开提一法，宣其壅而举其陷。佐苦参、三黄夺实泻满，转旋之妙，有起死回生之功。

此证痢势稍剧，肛门红肿，腹不甚满者，洗肠丹倍白芍，去二姜，加苦参、桔梗，如神。败毒散加苦参亦妙。

按：苦参大苦性寒，主心腹结气，功专去小肠之火。肾主二便，效如神。

**四滑脱，补涩遵。桃花辈，效如神。**

滑脱一证，由脾胃虚弱，病后肾气亦乏，中气下陷所致。主大补元气，扶阳固肾，理脾健胃，更加涩以固脱。舒氏补元汤主之。俾阳回阴消，大剂多服。元气足，痢自已。如见滞象，间佐香连丸以坚之。

如水谷不化，直肠无度，主真人养脏汤，以涩涩之，佐香连丸以坚之。

仲景桃花汤，主滑脱。服理中不效者，为炉底填虚法，如神。

诃黎散，主气利，食随气出，肠胃俱寒之证，如神。

理中汤，主下利滑脱，色黯黑，夹虚寒者，如神。

乌梅丸，主滑脱，苦饥而不思食者，为肝逆，如神。

吴茱萸汤，主滑脱兼胸满呕吐涎沫之证，如神。

阴虚，下利不止，发热，脓血稠粘，及休息痢，主驻车丸如神。

---

① 拒：原文作“讵”，形近而误。

叶氏地黄余粮丸，主久痢，阴阳气陷，肛坠尻酸之证。

三神丸，主久痢伤肾，下焦不固，肠腻滑脱，纳谷化迟之证。

**救逆法，归柴清。温与凉，求病情。**

方书云：脉大难疗，发热不休者死。其实非外感甚，即经络不和。唯审其发热仍恶寒者，主当归四逆汤。发热胸满而呕吐者，主小柴胡汤。和其经络，桂枝汤、葛根汤，按证可主。

方书云：腹痛不休者死。修园以消渴、腹中拒按、痞满坚鞕为实证，主三承气分浅深下之。如不渴脉小，或手足冷喜按，主四逆汤。重滞者，加白芍如神。

如脉弦，痛甚者，为肝邪，主小建中汤，服二时许，更以小柴胡去芩加白芍进之。此先补益后转枢法也，如神。

下利纯血者死，如屋漏者死。修园云：审是火证，脉左大右小，主白头翁汤，一日两服。虚人及产后，加阿胶、甘草如神。若红而黯者，或黑者，主理中汤加芍，或黄土汤加减法。

又咽痛语言无序，由误服攻破所致者，半日死，主理中汤冷饮，或白通汤，救之如神。

凡治诸逆阴阳混杂者，主仓廪汤如神。

**噤口痢，葛连芩。夺生关，是大承。**

方书云：凡痢不能食，重绝食者死，发呕者死。

按：不食、不能食，须分辨主治。凡有宿食及食滞者，宜以平胃散之类，加入仓廪汤主之。若脾胃虚弱，禀气素薄者，久病不食者，主四君、六君、补中、理中之类，煎送香连丸，甚效。此薛立斋法。然又有辨于其微者，不饥而不思食，是脾虚，宜上法。若饥而不能食，为肝逆，主乌梅丸。

至于绝食燥呕，即是噤口，喻氏主仓廪汤，挽逆法，为升邪救本之治。

丹溪以藕汁煮热，稍加糖霜，兼进陈米汤，调其胃气，功与石莲子相埒。

若噤口垂危之证，唯大承气汤急下，兼用芩连[①]葛草汤以开拒，药得下咽即活。有夺生关在片时之神妙，急救其阴，缓则不治也。

凡痞满作呕，尚未至噤口者，主诸泻心汤如神。有宿食佐以查炭[②]、木香汁如神。

---

① 连：指黄连，原文作“莲”。

② 查炭，即焦山楂。

若食入即吐，不利于香、砂、橘、半者，主干姜芩连人参汤。

胸满吐涎沫，主吴茱萸汤，温镇土木。

吴鞠通治热气上冲，肠中阻逆似闭，腹痛在下尤甚者，主白头翁汤如神。

胃关不开，由肾气不足者，主肉苁蓉汤，凡邪少虚多者例此。

**奇恒痢，阳并阴。大承气，是金针。**

奇恒痢，言痢势重于寻常也。三阳并至，三阴莫当。积并则惊，病起如疾风，九窍阻塞，阳气旁溢，以嗌干喉塞微痛为征。阳并于阴则上下无常，如见鬼物。下利滞极，其脉缓小迟涩，血温身热者死，热见七日者死。盖因阳气偏剧，阴气受伤，故脉小沉涩也。急宜大承气汤大剂急服，泻阳救阴，缓则不治。若医者病家不知奇恒之因，见其脉势缓小而用平易之剂，何异毒药乎？

按：此证可与阳明悍热之证、少阴从火化三证均主急下者参看，可得彼此之真病情。

**休息痢，驻车驯。复亨类，可回春。各附方，取精纯。**

休息痢愈而又作，缠绵不已，多由误治。阴虚脓血稠粘者，主驻车丸。

锢冷在肠间，不可畏虚，必先取去，主温脾汤，以温药下之为妥。

休息痢经年不愈，下焦阴阳皆虚，不能收摄，少腹气结，有似症瘕者，连芍汤。

由秋燥者，复亨丹亦佳。

滑伯仁云：噤口痢，乃邪滞胃中，须清肝火。用人参、石莲[1]肉、黄连、石菖蒲、粳米煎汤，细细与呷，任其吐出，仍与饮之，至不吐可得生矣，最妙。

石莲肉，神主噤口痢。香连丸，神主噤口痢。紫金锭亦妙。

【芍药汤】

**初痢多宗芍药汤，芩连槟草桂归香。须知调气兼行血，后重便脓得此良。**

白芍三钱　黄芩八分　黄连八分　当归八分　桂三分　甘草一钱半

槟榔一钱半　木香一钱半

主初痢腹痛，里急后重。

小水短涩，加滑石二钱、泽泻一钱半。腹痛，加砂仁一钱。滞塞难出，加当归、白芍一钱；甚者，加大黄一钱。食积，加焦查三枚。白痢，加陈皮、砂

① 莲：原文作“连”。径改，下同。

仁、茯苓各一钱。红痢，加川芎、桃仁各一钱。赤白相间，芎、桃、滑、橘、苍术并加。如呕吐，食不下，加黑栀、石莲子三钱，入姜汁，或再加苍术二钱，缓缓呷之，以泻胃口之积热。

【洗肠丹】

**痢名肠澼伏邪伤，升降调行号洗肠。归芍八钱双理血，木香行气佐连姜。**

当归八钱　白芍八钱　广木香一钱，黄连水炒　吴萸五分，黄连水炒

黄连五分，姜汁炒　炮姜六分　干姜六分　生姜六分

赤痢火重者，去姜加酒大黄、桃仁、红花。白痢寒重者，减连加桂枝。里急后重者，加归、芍、木香。肛门热，加苦参。余同上。

按：此方，归理滞血能升，芍理滞血能降，木香行滞气，吴萸制木邪，连、姜合佐，尤有开拒之妙。主一切痢如神。

【活人败毒散】

**羌独柴前芎枳苓，桔甘姜佐令阳升。再加陈米名仓廪，噤口新邪一例平。**

羌活一钱　独活一钱　柴胡一钱　前胡一钱　川芎一钱　枳壳一钱

茯苓一钱　桔梗一钱　炙草五分　人参一钱　姜一钱

加陈仓米二钱，名仓廪汤，如神。

【当归四逆汤】

当归三钱　白芍三钱　桂枝三钱　木通一钱　细辛一钱　炙草一钱

寒重加吴萸、生姜。

主发热恶寒者。

【小柴胡汤】

主痢而发热，胸胁满呕逆者。

按：痢证总由温邪，方中半夏易以瓜蒌根，神妙。

【葛根汤】鼓舞胃气妙方。

葛根　桂枝　香薷　白芍　生姜

或以杏仁、苏叶、防风代麻黄，去香薷，亦妥。

【左金香连丸】

**茱连同制左金丸，肝郁胁疼吞吐酸。木香加入主久痢，香连丸法去萸餐。**

黄连六两　吴茱萸一两炮

共丸，名左金丸，主肝脏实火。

黄连廿两，以吴萸十两同泡一宿，同炒干去萸　木香四两八钱五分

共丸，名香连丸。以醋糊丸，主久痢。

按：肝木实，则郁痛，唯金能平之。黄连泻心火，不使刑金，则肺有权可制肝木。且心为肝之子，又实泻其子也。吴茱入肝，苦辛大热，苦引热下行，同气相求，辛开郁散结，通则不痛，名曰“木从左而制从金”也。加木香更行气滞，取连之苦以除湿、寒以除热，制以吴萸，用温镇而行苦坚之妙也。薛立斋治虚痢，每以四君、补中、四物之类，随宜送下，如神。

【理中加大黄汤】

即参、术、姜、草各三钱，加大黄三钱，温胃中伏寒，泻大肠伏热，一方两扼其要。赤痢可加地榆；白痢可加木香；赤白兼见，榆、香并加。倘久不已，即以理中原方补之，真人养脏汤涩之，间用香连丸以坚之。此定法，亦活法也。

【真人养脏汤】

**真人养脏直肠需，间用香连止下趋。仲圣桃花春有脚，个中须要反三隅。**

人参　白术　白芍　桂　诃子煨　粟壳炙　肉蔻煨　木香　甘草

等分水丸。每三钱，米饮下。脏寒甚，加附子、当归。

主下痢，赤白已尽，虚寒脱肛之证，如尚有余滞者，间服香连丸。

【桃花汤】

**少阴下痢便脓血，粳米干姜石脂啜。阳明截住肾亦安，腹疼尿短痢如彻。**

赤石脂一两六钱，杵留一两，研细　干姜一钱　粳米四钱

浓煎去渣，入留出赤脂末一钱，搅匀，煎一沸服，分二次，如神。

原法，主手足阳明感少阴君火之化太过，闭藏失职，开合尽彻，而下痢脓血。缓则亡阴，故只涩阳明之道路，痢止而肾亦安，以主直肠下痢、水谷不化者神合。

【大承气救噤口垂绝方】

**噤口垂危亦可医，大承神妙少人知。芩连葛草相需用，夺出生关在片时。**

大黄二钱酒洗　厚朴四钱　枳实二钱半　芒硝二钱

水三杯，先煮枳、朴至半杯去渣，入大黄再煮至一杯去渣，再入硝煮二沸，分二次得下，勿再服。

【葛根芩连甘草汤】

**噤口绝食痢不止，外邪内陷热伏里。葛根炙草并芩连，提出生阳胃气启。**

葛根四钱　炙草一钱　黄连一钱　黄芩一钱

先煮葛根，后入三味。

主噤口，先服此法，如势急，间服神妙。

【大承气救奇恒痢方】

**奇恒痢疾最堪惊，阳并于阴势莫惊①。喉塞嗌干君切记，大承急下可回生。**

**救逆要诀**

**发热如焚痢可愁，当归四逆推源流。小柴治呕兼寒热，仓廪神方再讲求。**

【驻车丸】

**《千金》传下驻车丸，两半归连重一般。三两阿胶姜一两，阴虚下痢得神方。**

主阴虚下痢休息痢。

阿胶三两　黄连　当归各一两半　干姜一两炒

醋煮丸，阿胶同煮，每四五十丸，日夜三服，米饮下。

三车运精气神，分治三焦，所以调适阴阳。阳热太过而痢，则阴精受伤。连以挽鹿车之骤，姜以策牛车之疲，胶以驻羊车之陷，归以和精气神之散乱。

【白头翁汤】

白头翁一钱　黄连一钱　黄柏②一钱　秦皮一钱半

主热痢下重者。虚人及产后，加阿胶、甘草神效。

【三黄泻实汤】

桔梗六钱　苦参一钱　大黄一钱半　黄连一钱半　黄芩一钱半

主毒痢腹胀搅痛，鼻如烟煤，阳证具者。

【紫参汤】【诸泻心汤】【黄连汤】【干姜芩连人参汤】【《外台》黄芩汤】【四逆汤】【白通汤】【吴茱萸汤】均见泄泻

【温脾汤】同见

【舒氏参茸补元汤】

主滑脱。

---

① 惊：原文作“京”。

② 黄柏：原文作“黄芩”，据《伤寒论》改。

参、茸、姜、桂、砂、半、椒、故纸、益智、淮山、莲米、芡实作大剂，多服。

【舒氏开阴拒法】

参、术、姜、附、半夏、草果大剂浓煎，外以黄连清汁兑服，如神。

【叶天士肉苁蓉汤】

肉苁蓉一两　附子二钱　人参二钱　干姜炭二钱　当归二钱　白芍三钱

桂煎汤，浸透。

【叶天士参芍汤】

人参　白芍　附子　茯苓　五味　炙草

【三奇散】

休息痢，服补中，反下鲜血者，此久风成飧泄也。风气通于肝木，肝不藏血也，此方主之如神。一切利水破气药，均禁用。

黄芪二两　防风一两　枳壳五钱生　羌活三钱　葛根三钱　升麻一钱

共末，每二钱，米饮下，如神。

【伏龙肝汤】

张石顽云：下痢血鲜紫浓厚者属热，若瘀晦稀淡，为阳虚不制阴，宜理气则血清，正如分金之炉法最捷。若不知此，概行疏利，五液随寒降而下，安能止之？

灶心土二两，煎汤代水煮，四君加桂、姜之类，取效如神。

【姜附萸芍汤】

主畏热贪凉，过服生冷，伏阴内助，应时下痢。凡属阴脏多寒之人，初起脉迟小，手足冷，腹痛里急后重者，宜此方。

干姜二钱　附子一钱　吴萸一钱　当归三钱　炙草一钱　大黄一钱

白芍一钱半

止痛已，痢后用八味、补中收功，此东垣心法也。

【《千金》羊脂白蜡丸】

主久痢不止甚效。羊脂滑利，《千金》专取之，以通虚中留滞也。治痢久者，补中寓泻，是《内经》秘旨。

羊脂三钱　白蜡六钱　黄连末六钱　蜜八钱　乌梅肉一两　血余炭六钱

共末蜜丸。每三十丸。主流连不已者。

陈修园曰：发汗、利水、温补为时法三禁，殊不尽然。凡痢初起发热不休，非外邪，即经络不和，治痢方中必加表药，邪罢络和，痢势自松。喻嘉言谓失于表者，陷邪必久。痢虽百日之久，仍主逆流挽舟法，引邪外出，则死证可活，危证可安，败毒散第一。

若热邪后重奔迫于大肠者，必小便短赤，膀胱气化结热也。宜从小便利之。然水出高原，尤宜主辛凉清肺之化源，亦不可用逆挽。《金匮》紫参汤，通因通用，所以下涎液，消宿滞，破结气也。气利主诃黎勒散，涩以固脱，均如神。

至于温补一法，景岳胃关煎、佐关煎，亦有义蕴。时法所禁，亦不能泥，总以病之虚实施治为上耳。

喻嘉言曰：小柴胡去半夏加花粉汤，义详《金匮》。主痢疾，胸胁满闷喜呕，如神。盖花粉之性，长于清里，退而从阴即是进而从阳，不必更求他药，增柴胡一二倍用之，即是进法，转枢和里，何致噤口诸逆。

【《金匮》紫参汤】

**紫参八钱甘草三，下痢肺痛是指南。里急尿赤气不化，高原导水妙宜参。**

【《金匮》诃子散】

诃子十枚去油

研末，粥调顿服。

诃子温胃涩肠，其脱可固；粥能转气，其痢自止。

【《斗门》秘传方】

**《斗门》原有秘传方，黑豆干姜白芍良。甘草地榆罂粟壳，痢门逆证俱堪尝。**

极有功效。

黑豆一两五钱，炒去皮　干姜四钱　粟壳五钱炙　地榆六钱　甘草六钱　白芍三钱

煎八分，五次服。

主毒痢，脏腑痛甚，日夜无度，及噤口，他药不效，如神。

【通圣散】

治血痢腹痛，日夜无度。

大枣三枚　乌梅三枚　干姜一钱半　炙草三钱

《圣济》神方。

【和中散】

治冷痢腹痛里急。

附子一钱四分　川连一钱四分　乳香一分五厘　青皮三分

共末，米汤下，如神。

赤多，附减半；白，减连。

【黑豆汤】

治赤白痢服药不止。

黑豆炒去皮，四两　甘草一两

水煎服，如神。

均《圣济》方。

【附子丸】见泄泻

【人参石莲汤】

主噤口痢。

人参　石莲子

等分煎，缓缓服之，但得一口下咽，虚热即开。古今第一简要方。

【温六丸】

滑石六两　甘草一两　干姜五钱

生姜自然汁和丸，豆大，每二三十丸，白水下。主白水泻及白痢如神。

【芩芍汤】

黄芩二钱　白芍三钱　甘草一钱

主血痢初起腹痛，后重，如神。

伤食加查、枳、桔、曲，或莱菔子（炒研），甚加大黄。

按：痢初起，主芍药汤。如证轻无他证，单见赤痢者，主此白芍、甘草，戊己化土。黄芩极清脏腑之热，性泄而寒，痢必自止。白痢后重，即气痢也。芍药汤中，木香、槟榔、枳壳，均宜加入，香连丸尤效。

喻嘉言治直肠无度之痢，用四君子调赤石脂、禹余粮末，频频与服，腹大痛不可忍而愈，取痛则不通之意，可谓善师古人。

【银花汤】

主五色痢。

银花酒炒五钱　木香一钱　黄连一钱　白芍五钱　乳香一钱

此证乃五脏蓄毒，宜清热解毒第一。

舒氏治痢，按六经定法，应手奏效。一经见证，即用一经之药，经腑兼见，表里两治。

曾治一人心中烦热，属阳明腑，主石膏；口苦咽干，属少阳腑，主黄芩；食不下，属太阴，主芪、术、砂、半；身热多汗，属少阴亡阳，主姜、附、故纸；厥逆腹痛，为厥阴里，主生附、吴萸；外热不退，太阳，主桂枝。一经而六经兼见，各药并用，一剂而愈。

又曰：凡痢外见阴证，夙有寒饮，腹痛心烦，此太少二阴陷邪，主姜附六君加丁香之类。若腹胀，勿用槟、枳，肾气涣散也，加故纸自已。

凡身烦燥，声音重浊，腹痛，心烦口涩无味，秋燥也。以地、胶各四两，桔、草各一两煎，不时服，自已。

有治一人寒热往来，口苦食不下，少阳证；红白兼绿冻清水，绿冻属少阳，清水属太阴。投黄连病必加剧，以小柴胡汤加苓[①]术姜附，一贴如失。

### 产后痢

凡产后痢虽重，不可用大黄，伤胃不救，宜人参、归、芍、陈皮、木香、升麻、益母草、阿胶、醋炒红曲、炙草，如神。

如在胎前，宜芩、连、芍、草、枳、橘、红曲、莲子、升麻、滑石为末服。未满七月，滑石勿用。

白头翁加阿胶，主产后痢如神。

### 疟痢相传

疟后痢者，邪由下趋，其势顺衰，其未已之疟痢自止。痢后疟者，阴阳两虚，气血交搏，往来寒热，此似疟非真疟，经络不和所致。概作虚治，宜补中益气汤加温补之品如神。

### 痢后鹤膝风

主五积散效。

久者三阴虚，主十全大补汤加牛膝、杜仲、羌活、防风，自效。

### 小儿痘后痢不止

痘后痢，总由元气伤，服凉药太过所致。宜六君子、理中汤，加固脱药主之。

---

① 苓：原文作“芩”。

# 五淋癃闭赤白浊遗精

**五淋证，皆热结。五淋[1]汤，是总诀。**

淋者，小便痛涩淋沥，欲出不出，欲止不止是也。结热膀胱，气化滞则成淋，其证有五。膏，下脂膏，小便赤，如米泔，或如鼻涕，由精滞尿道而淋；石，下砂仁，蓄热积滞而淋；劳，由脾肾两虚，劳碌思虑伤于脾，入房太过伤于肾而淋；气，为气滞不通，肺不利则胞胀，少腹满，溺有余沥，肾气不化，则脐下闷痛而淋；血淋[2]，瘀血停蓄，茎中割痛非常。均以五淋汤为总方。

又有清火法，心与小肠相表里，宜导赤散。

又有清肝法，相火旺，则热多，宜清燥汤。

如败精成淋，忍欲所致者，宜五淋散。

如下如胶粘，疼痛异常者，为火邪，主分清饮。正虚者，主清心饮。

清心饮，并主劳淋。

又有冷淋，恶冷喜热，主肾气丸。

久淋虚寒之证，主鹿茸丸。

血淋，乃心遗热于小肠，搏于血分。血入胞中，与溲俱下，有血瘀、血虚、血冷、血热之分。小腹硬满，茎中作痛欲死，瘀血也，以牛膝为主，清热为佐。血色鲜，脉浮数无力，血虚也，主琥珀散。色黯面白脉迟，血冷也，宜温补。血热者宜清，主三生益元散。

石苇散，主通气分之结。

**点滴无，名癃闭。上窍[3]开，下自利。**

小便点滴俱无，胀闷欲死，名癃闭。因气化伤，分利太过者，多以温化汤为第一方。详太阳腑证。

因寒骤闭者，主八味丸倍桂、附，蒸动肾气自通。

麻黄、杏仁加入五淋汤，取微汗，气升则陷举，外疏则内降，亦是妙诀。夏月代以苏叶尤妥。

---

① 淋：原文作“苓”，据《医学三字经》改。下同。

② 血淋：原文作“心淋”，据《医学三字经》改。

③ 窍：原文作“核（覈）”，与其繁体“竅”形近而误。

**二浊证，窍道别。分清饮，理脾秘。心肾方，随补缀。**

浊固肾病，实由脾亏，脾湿下注则为浑浊。赤属热胜湿，白属湿胜热。湿热去则浊自清。

按：便出尿窍，浊出精窍，不可利水，只宜渗湿。初起宜二陈汤，白加苍术，赤加丹参。

稍久宜固精道，兼清热，主分清饮。

中气虚，挟湿变浊，主四君、补中之类。

命门火衰，每致败精为浊，主八味丸，加车前、兔丝以导败精。

凡病稍久宜固肾，勿利水，此浊家要诀也。瑞莲丸、小远志丸、锁精丸，俱可择用。

按：男子浊与妇人带下，均系湿热下注。别方支离，均宜以渗湿为主，棉花子炒去壳，研米饮下妙。

**若遗精，心之脉。有梦遗，龙胆折。无梦遗，十全摄。**

遗精与浊证，又自不同。精之蓄泄，听命于心，威喜丸平淡而神奇；四君子加远志，亦补理得法。

有梦遗，相火炽也，初起可与泻肝汤送下五倍子丸极效。封髓丹、妙香散尤良。

肝热火淫，魂不内守，主二加龙骨牡蛎汤。

肝热胆寒，主温胆汤。

无梦遗，气虚不能摄精也，主十全大补汤加龙、牡、五味、莲须、黄柏为丸，久服自愈。

心为君火，肝胆为相火。未有心火动相火不随之者，主黄连清心饮，此丹溪法也。有用心过度而遗者，宜补心。有色欲不遂而遗者，宜制火。

色欲过度，虚滑而遗者，主茯神汤。

【五淋汤】

赤苓三钱　白芍二钱　炒栀一钱　当归一钱四分　细甘草一钱四分
灯心十四寸

膏淋合分清饮各半兑服；石淋加六一散四钱；气淋加荆芥、香附、生麦芽；血淋加牛膝、桃仁①；劳淋合补中益气汤间服；血淋加牛膝、桃仁、红

① “血淋加牛膝、桃仁”，疑衍。

花、生地，入麝少许更佳。

如误服助阴金石药，及老人阳痿，思色以败精者，加萆薢[①]、兔丝子、石菖蒲。

【导赤散】

生地凉心血　竹叶清心气　木通泻手足少阴火　甘草梢[②]一钱五分

【萆薢分清饮】

萆薢四钱　益智一钱二分　乌药一钱三分　石菖蒲一钱　茯苓二钱
甘草梢一钱五分

【龙胆泻肝汤】

胆草三分　栀子　柴胡　黄芩　泽泻各一钱　车前子五分　木通五分
生地五分　当归五分　甘草五分

【清心莲子饮】

主心虚有热，致成劳淋，并主二浊。此方清心热，通心气，补心血，安心神，得车前分利，地骨凉血，极妙。

黄芩　麦冬　地骨皮　车前子　甘草　茯苓　人参　黄芪　石莲肉
石菖蒲　远志

【内补鹿茸[③]丸】

主赤白二浊及久淋不已者。此方久病虚寒，淋浊不止，有补元养血，清神中之火，而收其滑之功。

鹿茸　兔丝　沙蒺藜　肉苁蓉　紫菀　柏子仁　天冬　麦冬　远志
莲肉　枣仁　龙骨　上桂　附子

方中佐使尽善。

【琥珀散】

滑石二钱　木通　当归　木香　郁金炒　扁蓄　琥珀一钱

主气、膏、砂、石四证如神。

---

① 萆薢：原文作“苹薢”。径改，下同。

② 甘草梢：原文作“甘草稍”。径改，下同。

③ 鹿茸：原文作“鹿葺”。径改，下同。

【石苇散】

石苇去毛　冬葵子各一两　蘧麦一两　滑石五两　车前子三两

共末，每三钱，日三服。

主砂淋痛盛者如神，但服药必断盐方效。

【三生益元散】

生柏叶　生藕节　生车前子各取汁一杯　益元散三钱

调服。

主血淋。丹溪曰淋不外热，此方统治如神。

【杜牛膝汤】

杜牛膝二两

洗净煎浓去渣，入麝香五厘、乳香末五厘，研匀和服。

主诸淋痛楚如神。

【瑞莲丸】

主思虑伤心，赤白二浊。此方益心肾，可主劳淋。

茯苓　石莲肉　龙骨　柏子仁炒　龙齿　酸枣仁　天冬　麦冬

远志去心　紫石英煅研　当归一两　乳香五钱另①研

蜜丸朱衣，每七十丸。

【小远志丸】

远志八两去心　茯神　益智

共末酒煮，面糊为丸，梧子大，每五十丸，枣汤下。

主赤浊如神。

【威喜丸】

茯苓四两　猪苓二钱半

同煮三十沸，去猪苓，晒干末，黄蜡四两溶化和丸，弹大，每空心一丸。

主遗精如神。

【五倍子丸】

五倍子二两，青盐煮干焙　茯苓二两

蜜丸。为遗精固脱神方。

---

① 另：原文作“零”。

【黄连清心饮】

黄连三分　生地一钱　甘草一钱　当归八分　人参八分　茯神一钱
远志五分　枣仁五分　石莲肉一钱。

【封髓丹】

砂仁一两　黄柏七钱　炙草七钱

蜜丸，每三钱，淡盐汤下。一本有肉苁蓉五钱（酒洗）。

【妙香散①】

淮山二两　茯苓　茯神　龙骨　远志　人参一两　桔梗五钱　木香三钱
甘草一两　麝少　砂仁二钱

蜜丸朱衣，莲子汤下，四五十丸。

按，方书云：少阴脉数，妇人则阴中生疮，男子则气淋。凡脉大易治，脉小难治。此大不然，脉小正气虚也，脉数虚夹热也，主琥珀散，与四君、六君、六味、八味间服自效。

旱莲草一味煎汤，主血淋甚捷。

## 大小便不通小水不禁

**大便秘，主润肠。虚理血，实行阳。**

少阴肾，开窍于二阴。津液干枯，则主结秘。亦有胃虚、胃实，风秘、气秘、热秘、冷秘之不同，宜分治之。

若老人津枯、产后大便难，为血亡液枯及误汗伤津，或汗后误利小便，又病后气血未复，皆能秘结。皆宜补养滋培，俾津液生则自通，切不可妄下。

凡胃热、风秘、血秘，主润肠丸。

诸秘，气血两虚者，主益血润肠丸。

老人、虚人冷秘，主半硫丸。

燥结便坚黑，主润燥汤。增液汤尤妙。

燥结腹痛，主通幽丸。

燥结睡中口渴，主一味黄柏炒焦蜜丸，名大补丸，神妙。以黄柏为阴中之阴，滋肾补水，添化源如神。

---

① 妙香散：原文作“砂香散”，据《医学三字经》改。

血热秘，主元明粉散。

六味地黄丸料一斤、白蜜一两，煮和恣意服，主二便秘如神。

热邪秘，主田螺腌脐法。

寒结，主半硫丸、八味丸。

胃实正气不足，主猪胆汁及蜜煎导法。

**小水结，气化伤。兼呕吐，黄连汤。**

小水不通，有气结、热结之分。倒换散，主内热不通。八正散，主湿热下注。炒盐熨脐法，为外治良方，可主气闭。田螺腌脐法，可主热结。

若过一二日，兼呕吐，名关格证，主进退黄连汤。

如胀满不通，为癃闭，主舒氏温化法。通关丸亦佳。

**小水滑，肺肾虚。缩泉丸，是一隅。**

小水不禁，膀胱虚也。肺主气，气降生水，水不禁，膀胱无气化也。肺虚宜补气，四君子加桔梗、砂、蔻以开提之。膀胱虚，宜固涩，缩泉丸、白茯苓散主之。

又有心火下遗膀胱，小便下坠不已，时时欲溺，溺而不多，不溺不能，此正气亦伤也。宜导赤散加生姜莲子饮主之。

**夜遗尿，责肾虚。固脬丸，取合宜。**

睡熟遗尿当责之虚，小儿为脬气未固，老人为元气不足。小儿多由挟热，老人总主挟虚。固脬丸可主老人，鸡肠散可主小儿，均妙。

桑螵蛸散治阳气虚弱，小水不禁，甚效。韭子丸甚佳。

产妇伤脬，小便时漏，主补中汤加故纸、益智如神。

【润肠丸】

桃仁四钱　麻仁四钱　羌活二钱　归尾二钱　大黄一钱酒洗

加重为丸，每三钱，空心合煎服。

【益血润肠丸】

熟地　肉苁蓉四两　当归　麻仁　杏仁　阿胶二两　枳壳一两　苏子

橘红　荆芥一两

蜜丸。

【半硫丸】

姜半夏　制硫黄研，用柳木槌打过

姜汁丸，梧子大，每十五丸或二十丸。

【增液汤】

生地八钱　麦冬八钱　元参一两

细读《本草经》，各极其妙。

【通幽丸】

生地　熟地　当归梢一钱　酒军　桃仁泥　红花五分　升麻二分

加甘草、麻仁，即名清燥汤。

【元明粉散】

元明粉三钱　归尾五钱

以上各方主大便秘，已见上各门者不列。

【倒换散】

大黄二两　荆芥二两

共末，每二钱。主内热，小便不通。小便由气化乃出，欲出化气，莫妙于升降法。荆芥升天阳，大黄降地气。清阳得出上窍，则浊阴自归下窍矣。小便不通倍荆芥，大便不通倍大黄。颠倒互用，取效正捷，故名倒换散。

【八正散】

车前子　瞿麦[①]　扁蓄　滑石　黑栀　大黄　木香　甘草梢

【通关丸】

又名滋肾丸。

知母　黄柏炒各一两　上桂一钱

共末，水泛丸。治小便点滴俱无及冲脉上逆、喘促等证，如神。

【固脬丸】

兔丝二两　茴香一两　附子五钱　桑螵蛸五钱　青盐二钱半

酒糊丸。

【鸡肠散】

鸡肠大者四具，切洗炙黄　黄连　莲须　肉苁蓉　赤石脂　白石脂　苦参

每七分，共末。

---

① 瞿麦：也称“蘧麦”。

【补脬饮】

生丝黄绢尺翦碎　千叶白牡丹根皮　白芨各二钱，研末

水大碗，煮绢烂如饴，空心服。

主产妇损脬小水漏如神。

按：肾气虚寒，则泄便长，或遗尿，主参、芪、术、附、砂、蔻、姜、半、故纸、益智、鹿鞭、桑螵蛸，第一神方。

## 疝气附肾囊风、阴头赤肿

**疝任病，归厥阴。名有七，不必分。辨气血，是准绳。**

经云：任脉病外结七疝，女子则带下症瘕。丹溪专主厥阴，以肝主筋主痛也。

有寒、筋、水、气、血、狐、颓七种，初起不必分，陈修园统以二陈汤加猪苓、泽泻、桂枝、白术、小茴、木通、金铃子主之，屡效。此方化膀胱之气，则诸气皆调。与胀门参看，主气分①，以二陈为调气妙品也。五苓散加川楝肉、橘核、木通、木香，功力亦同。

三层茴香丸，主久病三十年之久，大如栲栳②者亦效。

凡疝寒则多痛，热则多纵，温则多肿，湿则多虚坠。在气分者多移，在血分者不动。左睾丸属水，统肝木心火而司血；右睾丸属火，统脾土肺金而司气。故寒气所引，血凝归肝，则下注于左睾丸；诸气湿郁，气归于肺，则下注于右睾丸。患左者痛必多，患右者肿必大，此大略也。在血分者必兼用气药，血行必借气行；在气分者勿用血药，以阴长而阳消也。

**痛牵引，寒之征。冷与硬，湿气侵。应腮发，风热淫。**

宗筋短缩，少腹急痛，牵引睾丸，上升入腹，或时肿胀者，寒也，吴萸附子汤主之。

一丸渐大，一丸渐小，其小者渐消归并于一丸，大如鹅卵，硬如石，冷如冰，沉沉而痛，牵引坐卧不安者，湿也，主升阳除湿汤，茴香丸亦佳。

有身体发热，耳后忽生痄腮红肿，痄腮将退，而睾丸忽胀大，类偏坠之状。此证极多，乃少阳胆经感受风热，少阳与厥阴肝胆相连，少阳风热上升则

① 气分：原文作“分气”。

② 栲栳：笆斗。

痄腮，遗热于厥阴而下陷，则偏胀睾丸也。痄腮者，主普济消毒饮，去升、柴加芩、连。睾丸坠者，主当归四逆汤。

**胀茎缩，肾邪平。燥搏血，乌药行。症瘕证，主回生。**

有阴囊胀大如斗，阴茎反缩而便闭者，此为膀胱邪秘，非疝也。小肠气与小水渗结而大，主直伐肾邪，仲景桂苓甘枣汤主之。桂苓五味甘草汤治冲气，亦如神。

回生丹、复亨丹，主男子疝、女子症瘕如神，皆燥搏血分也。天台乌药散，主疝痛甚捷。

如诸疝痛不已，《千金翼》有洗法及灸法，均效。

橘核丸主四种颓疝。

荔香散主睾丸肿大痛不可忍。

导气汤主寒疝。

乌头栀子汤，主内有郁热、外有寒束之疝。

补中加知、柏，主久疝。

【木香楝子散】

主久疝。

小儿偏坠，总以食夹湿为主。

按：《金匮》以阴寒腹痛，牵引阴筋，证均谓之寒疝。后人单以睾丸肿大及偏坠为疝，是合膀胱小肠气为一例也。如治疝不效，宜求之腹满寒疝门。又蜘蛛散主狐疝，列之转筋狐疝门。二证，指肝经阴邪，后人指睾丸偏肿为疝，本此。

【三层茴香丸】

大茴五钱盐炒　川楝子一两炒去核　沙参一两　木香一两

酒糊丸，每二钱，空心服，日三次。主一切疝，服完便接二料。

【天台乌药散】

乌药　木香　茴香炒　良姜炒　青皮五钱　槟榔二枚　川楝肉十枚　巴豆十枚

打破，加麸同炒焦，去巴豆，共末，酒下。第一方。

【吴萸附子汤】

吴萸三钱　生姜三钱　附子二钱　人参一钱　枣二枚

【乌头栀子汤】

大川乌三钱炒　栀子三钱

水煮，空心服。

主绕脐连睾丸痛，寒束内热，如神。《金匮》乌头桂枝汤，主寒疝如神。

【升阳除湿汤】

柴　羌　独　升　防　苍术　黄芪　当归　稿本　蔓京　甘草

并主泄泻，水谷不化，转筋，如神。

【木香楝子散】

石菖蒲一两炒　青木香一两　萆薢五钱　荔核廿枚　川楝子三十枚

巴豆十枚，制同上

共末，每二钱。入麝香少许、茴香少许，甚效。

【导气汤】

川楝子四枚制　木香三钱　茴香二钱　吴萸一钱

长流水煎。

【荔核散】

荔核煅　吴萸　枳壳　炒栀　山查炒

等分末，空心服，每二钱，白汤下。

【橘核丸】

橘核　川楝　海藻　海带　桃仁二两　厚朴　延胡索　枳实　木通

上桂　木香

等分酒丸，盐汤下，每三钱。

【荔香散】

荔核十四枚[①]煅　大茴炒　沉香　木香　青盐　食盐一钱　川楝肉

小茴二钱

共末，酒下。

【鸡屎白散】

**转筋入腹木忤土，臂强脚直肝风主。鸡屎白末用水煎，和脾致木效桴鼓。**

鸡屎白晒干为末

① 十四枚：原文作“十四”，据文意补。

每一二钱，水煎服，或冲亦可。

主转筋，其人臂脚直，脉上下行，微强，转筋入腹者，如神。并主小儿疳积。

【蜘蛛散】

**阴狐疝气本难医，大小分偏上下时。蜘蛛定风泄下结，入桂散化恰相宜。**

蜘蛛花者不用，十四枚熬焦　上桂一钱半

共末蜜丸，每分三次服。

如阴狐疝偏有大小，时时上下者。按：疝者阴病，其气如狐之臭，偏有大小，或左大右小，右大左小也；时时上下，病气下结则大，气息即小也。蜘蛛性阴厉，隐见不测①，能定幽暗之风，破下焦结气，其功在壳，熬焦无毒。桂入肝，专散沉阴结疝。阴狐疝气，是阴邪挟肝风而上下无时也。治以蜘蛛，如披郤导窾。

小儿疝气，以山查为君，青陈皮、紫苏、枳壳佐之。有寒加吴萸、赤苓，甚效。蜘蛛散如神。

妇女症瘕均宜温通，厥阴门各方均可选用。吴氏回生丹、复亨丹，可分主虚实。

**肾囊风**

即阴囊湿痒，愈搔愈不可忍。

儿茶　血竭　五倍子　冰片

等分搽。外宜花椒、银花煎洗。

按：此证为阳明燥气下行，故为湿痒。杜仲一味，及小便余沥并主之，服药方中必加此味捷效。为末敷撫均妙。

按：嗜酒之人最多寒闭，二便不通而作呕吐之关格证，宜急温之。外见肚腹急痛，呕吐痰水，水药不得入口，二便不通，宜四逆汤加丁、叩、砂、萸、参、连、桂枝，频频与咽。外用炒糠熨之止痛，俟呕定痛缓，再服前药自愈。

酒中有热有湿，烧酒尤甚。本气虚寒之人，不患热而患湿。其湿日积则阳神日衰，一旦协水而动，阴邪横发，闭痛呕逆，上下交剧，则为寒闭，俗称酒病是也，宜上法。

真阳素虚者，不患湿而患热。热遗后阴，则便血生痔；热遗前阴，则茎生

① 测：原文作“侧”，形近而误。

诸疳。宜解热清毒。

一人阴头赤肿，碎裂如丝，其苦异常，乃阳旺嗜酒，乘醉入房，热并前阴，随欲火而下注。服葛花解酒毒，大黄泻结热，栀子引三焦屈曲之火下行，车前子引导前阴而愈。凡治下疳诸证，皆以此例推。

此证有染秽毒者，往往阴头破断，宜大黄主之。

## 痔附脱肛

**内外痔，热遗肠。苦参汤，第一方。分名目，加减商。**

痔之为病，或由醉饱入房，酒湿流注，或忍精不泄，热蓄膀胱，流注后阴，皆为热遗大肠所致。又每挟湿与风燥之因而成，方书治法尽多，中肯者少，唯苦参汤一方，独走肛门，治之如神。苦参，苦燥脾，浊趋下寒，解热结，味厚归后阴为主方。

【苦参汤】戌无己方

苦参八分　秦艽一钱　槐花三钱　郁李仁二钱　桔梗二钱半

苦参味苦，或一味作丸亦妙。

肛边生鼠乳，时出脓血，名牡痔，加生地、芩、连、栋树根、防风、山甲珠。

肛边肿痔，在内名牝痔，加槟榔、防己、滑石、稿本、陈皮。

肛边生疮，痒而后痛，名肠痔，加皂荚肉（炙黄）、贯仲、黄芪、桃仁、川芎、薏仁、白芷、桑皮。

因便而出清血，名血痔，加生地、黄芩、地榆、白芷、椿皮。

伤酒者，名酒痔，加葛花、枳壳、半夏、茯苓、杏仁、生地、白梅、黑豆、黄芩、甘草。

又有气痔，加陈皮、枳壳、川芎、木香、紫苏、香附、炙草，此痔怒郁即发。

肛门肠口，颗颗发瘟，且痒且痛，名脉痔，加刺猬皮、艾叶、白芍、枳壳、地榆、川芎、枯矾、皂荚、当归。如痛甚，主能消丸。痒甚，主秦艽羌活汤。下血不止，槐葛枳壳汤。气滞，宜荆枳散。血瘀痛，宜逐瘀汤。

有大便则肛门肛出半日则收，此正虚热坠也。单服补剂不效，宜苦参、槐花作丸，用补中益气汤吞丸久服。

内痔脱出不收，宜点枯痔散，外用薰法薰之。枯痔散，系林屋山人方，主内痔翻出如菌，袭风不收，痛苦难忍者，如神。

**穿溃漏，调元良。漏成管，消管将。**

痔未溃，为疮，主清热解毒以消之。已溃，即名漏，宜兼调气血，如象皮丸、胎元七味丸[①]之类可主。外宜枯痔散。

如溃久不愈，有穿臀穿阴穿肠之害。

薛立斋云：凡痔掀痛，二便秘者，宜清热凉血，润燥疏风。

若寒凉损中者，调脾滋阴。

若漏久成管者，主消管丸如神。

如漏而穿肠等证，宜养元补精；大便秘者，润燥养血；肛门坠下作痛，为实火，宜清火除湿；作痒，祛风胜湿；肿痛小水涩，宜泻肝导湿；若痔与疝俱作者，宜地黄汤与补中并进。总不外虚实二诀也。

【神效象皮丸】

真象皮二两，人乳浸一宿瓦上焙脆存性；荔枝核廿八粒，焙末；猪肝四具，白酒洗过，去油，入砂锅内同煮，大约用酒一斤许，加糯米一撮，煮烂为度，同前药打糊丸。每三钱。虚弱人，人参汤下。

【消管丸】

苦参四两　川连二两酒炒　当归一两　槐花一两　白胡椒一两　五倍子五钱

研细末，小鳖鱼二尾约八九两重者、柿饼四两，二味共煮溶，去骨捣烂，入药再捣丸。每空心服四钱，滚水下，其管自出。此林屋山人神方。

【秦艽汤】

秦艽　归尾　桃仁　皂角　地榆　枳实　泽泻　白术　苍术　大黄

亦可丸。诸痔皆效。

【郁李仁汤】

郁李仁　槐角　黄芩　秦艽　羌活　人参　皂角仁　黄连　生地　当归　麻黄　柴胡

主血痔、肠痔。

① 胎元七味丸：原文作“胆元成味丸”。

【黑地黄丸】

苍术一斤四两　干生地一斤制　五味六两　干姜七钱

枣肉丸，米汤下。

主久痔血虚，脾肾两虚，面目青黄无力，验方。

【能消丸】

灵仙四两　卷柏　猬皮存性　防风　阿胶五钱

米粥和丸，止痛捷效。

【皂刺丸】

皂刺二两　防风七钱　槐花七钱五分　蛇床　枯矾　枳壳　白蒺藜

羌活五钱　蜂房炒　五倍子各二钱半

醋调绿豆粉丸，服三钱。止痒。外用热童便入白矾末，淋洗肛门，甚效。

【槐角枳壳汤】

槐角　枳壳　黄连　当归　白芍　赤苓　乌梅　生地　甘草

主下血不止。

【荆枳散】

荆芥　枳壳　槐花　紫苏　香附　甘草

等分末，米汤下二钱。

主气滞。

【逐瘀汤】

川芎　赤芍　生地　枳壳　阿胶　茯苓　灵脂　蓬术　茯神　木通

甘草一钱　桃仁　大黄一钱半

【胎元七味丸】

男孩脐带三寸瓦焙　陈棕灰五钱　牛黄三钱　槐子五钱焙　猬皮存性三钱

象皮四钱炙　地榆三钱

共末，米汤丸，芥子大。每七分，空心白汤下。三日化管止痛，七日血清脓止，十日除根。专主痔漏成管如神。

【枯痔散】

红砒煅烟净一钱　枯矾二钱　乌梅肉煅二钱　朱砂飞三分

共研细末。以唾蘸[1]末于痔上，周围涂之。初不肿，五六日出臭水，十日愈。

【薰法】

无花果叶煮水，乘热薰洗甚佳。

皂矾煮贝母，葱煮水，入瓶内，以痔坐瓶口良。

【外敷法】

鸡内金　蒲黄　血竭

等分末。

茄蒂　首乌　文蛤　姜汁　蜜　鸡子白

调敷均妙。

【洗法】

荆、防、朴硝、五倍子煎汤洗甚良。

凡痔，外治法可以已痛止痒，断不可少。

【烟薰法】

血竭　乳没　黄丹　银朱　茄蒂　麝　冰片[2]　白矾

等分末，以纸搓作粗撚，蘸香油点燃吹息，以烟薰之，如神。

**脱肛**

由久泻虚寒者，主补中益气汤，举肛丸亦佳。

由肺热传入大肠，因痔或泄不止而脱者，主收肛散。

【举肛丸】

南星　枯矾五钱　鸡冠花去子炒　红矾枯　白附子五两　诃子肉煅

黑附子生　枳壳一两　猬皮煅　瓜蒌各一枚烧　胡桃十五枚

共为末，醋糊丸。每三十丸，酒下。

按：脱肛多由久泄气血两虚，总以补中汤为第一。

【收肛散】

熊胆　孩儿茶　冰片

共末，乳调涂肛门，热汁下自收。

紫背浮萍瓦压干为末，香油调涂，如神。

---

① 蘸：原文作“醮”。径改，下同。

② 冰片：原文作“片”，据文意补。

# 痿　躄

**痿躄证，主阳明。虎潜丸，加四筋。如气虚，用六君。**

痿者，痿而不痛，两足痿弱不能行也。独取阳明一经，以阳明为脏腑之海，润宗筋，利机关。若阳明虚不能布化水谷，宗筋失养，则痿躄作矣。若妄用破气辛热风药及针灸，立危。经云：诸痿皆属热，主虎潜丸。

《三因方》以肾为筋骨之总，主加减四筋丸，即虎潜丸加四筋。

若服前二方，气虚多痰者，间服六君子加黄柏、苍术、紫菀即效。黄柏于清热之中，兼燥湿之妙；苍术去湿走腰膝气可利；紫菀善治痿躄，见于《本草经》，不但止嗽。

**黑瘦人，宜滋阴。肥白人，痰须行。清燥法，数东垣。**

黑瘦人血虚多火，宜间服六味加苍术、黄柏。

肥白人气虚多痰，宜间服当归补血汤加竹沥、姜汁行痰，或间服上六君加味法，即效。

误服刚燥肺热叶焦而致痿躄者，李东垣清燥汤甚效。经云：诸痿始于肺热，痿而常汗。肺气燥，阳明之热亦伏，法须独取阳明，而兼清肺燥，此方甚合。

色白毛败，肺热，主清肺汤。

口苦色青，爪枯筋膜挛急，肝热，主清肝汤。

腰脊不举，骨枯髓减，肾热，主六味加知、柏。

房劳太过，阴痿，主肾气丸。

【虎潜丸主方】

黄柏　知母　熟地三两　龟板四两　当归　牛膝三两　虎胫骨　琐阳[①]
陈皮一两五钱　干姜五钱

酒煮羊肉捣丸，梧子大，每五十丸。

本方加人参、黄芪、杜仲、兔丝、茯苓、故纸、山药、枸杞，去羊肉、干姜，以猪脊髓蒸，捣蜜丸，名加味虎潜丸。主诸虚不足，腰腿疼痛，行步无力，壮元阳资肾水甚效。

---

① 琐阳，即“锁阳”。

喻氏曰凡痿皆属火，苦寒培生气，所以投无不效也。

【加四筋丸】《三因》

肉苁蓉　牛夕　木瓜　鹿茸　熟地　五味　兔丝

等分蜜丸。

【清燥汤】东垣

黄芪一钱半　苍术一分　白术　陈皮　泽泻五分　人参　茯苓　升麻四分　门冬　炙草　生地　麦冬　神曲　焦柏　猪苓三分　黄芩一分　黄连一分　五味九个　柴胡一分

伤气分多汗，肺痿，神效。此痿门第一巧方。

【上清汤】

人参二钱　黄芪一钱　白术　云苓　生地　麦冬一钱　当归八分　知柏七分　甘草四分

痿躄火炎面肿。

【舒氏救痿丸】

参　苓　术　附　星　半　草蔻　姜黄　虎掌骨

大剂作丸。

主伤寒吐汗后，心痞胁痛眩冒，经脉动惕，久而成痿，如神。

## 痛风行痹着痹鹤膝风

**痛风证，走肢节。新受邪，宜五积。先治血，风自灭。**

痛风，肢节走痛，经称贼风，方书为白虎历节，《金匮》方如神。已列中风门，宜参看。

新受之邪，脉浮紧，头痛，恶寒发热，主五积散正妥。

如外邪少弱体人，主四物汤加黄芪、秦艽、防风、桂枝、红花、桑枝、炙草。此治风先治血，血行风自灭[①]诀也。

**久不愈，加补益。痛不通，患在络。辛无功，柔润熄。**

如久不愈，宜补气血以为胜邪之本，勿徒用风药耗元，宜十全大补汤。每

① 灭：原文作“减”，与其繁体“滅”形近而误。

味二钱，加桑寄生为君，再加附子、防风、竹沥、姜汁为佐，甚效。

如痛必入络，诸方中宜加金银花藤、红花、木通、勾藤、刺蒺藜之类通络。

凡痛久必生痰，因郁热蒸痰也，加南星、瓜蒌根、知母、黄柏、竹沥、姜汁之类。

凡一切痛风，桑寄生、虎骨为必须之品，桑箕之精，风从虎也。

如久服辛温不效，主玉竹、僵蚕、黑芝麻、生芪、归须、白菊花、二冬、阿胶、炙草之类，为柔润熄风诀。

愈风酒可常服。

**三痹证，由阴受。寒湿攻，风为凑。清隧法，舒氏授。**

痹，闭也，与痛风相似，而实不同。痹由阴分受邪，痛风为阳邪伤正。经云：风气盛为行痹，寒气盛为痛痹，湿气盛为着痹。然寒湿不即发，每假风而凑合。见病初起，脉实证实者，与五积散；虚人证虚，主黄芪五物汤。

血痹，凡怔忡失血，脉阴阳俱微，寸关小尺略紧，外证身体不仁，如风痹状是也，主黄芪五物汤。

舒氏云：痛在一处为着痹，流走无定为行痹，皆由火旺阴亏热结经隧所致，其证赤热肿痛，手不可近，主清隧汤，人参、玉竹、生地、阿胶、天冬、麦冬、桔梗，在手加桑枝，在脚加桑根，良效。

按：太阴脾经有溢饮之证，又与二痹证不同，乃饮邪溢出，四肢痹软痿痛，主理中汤加虎骨、灵仙之类。

搜痰逐饮，切不可妄用风药。溢饮不赤不热，与痹证之赤热肿痛悬殊，伤寒证往往误治，令人筋①急成废。

**膝头肿，名鹤膝。仿痛风，治相埒。**

胫腿枯细而膝头肿大，此风、寒、湿三气着于膝而成，名鹤膝风。

初起头肿发热，表证重者，主五积散。若痢后变鹤膝者，亦主之神效。

久不愈，病属三阴，宜十全大补汤加附子、牛膝、杜仲、羌、防温通之。若痛甚者，主赶痛散，史国公药酒亦可服。如不用酒者，以猪脊髓②为丸，名换骨丹，驱风逐湿良效。

按：脚气证，多湿热；鹤膝风，多虚寒。如鹤膝而湿热肿痛，手不可近

---

① 筋：原文作“笳”，形近而误。

② 猪脊髓：原文作“猪瘠髓”。

者，此阴亏火旺，寒湿均化热，热结经隧，消灼津液而痛也，二妙散主之。

**若脚气，主湿热。防攻心，鸡鸣辑。干脚气，与四物。**

脚肿大，名脚气。东垣云：南方卑湿，湿由外袭；北方食腥，湿由内生，久则流注，酒客尤多患之。南方湿多热亦多，北方热多湿少。初起发热恶寒似伤寒，若上气喘逆，少腹不仁，须防攻心不救。患久不治，即成锢疾，此证又名壅疾，切不可骤用补剂，初起主鸡鸣散如神。如见上气喘逆，少腹不仁，主八味丸。如服鸡鸣散，愈后亦宜以此调理，可收全功。

如肿大，名湿脚气；若两胫不肿，或麻木，或挛急，或缓纵者，名干脚气，主加味四物汤。已列风门，宜参看。

【愈风酒】

草乌一两，姜汁炒　当归　贝母一两　灵脂五钱　川芎　山甲炒

全蝎炙三钱　干姜一钱炒　粟壳去筋炒

共末绢包，以酒隔炖服取汗，即愈。

【黄芪五物汤】【鸡鸣散】见风

【五积散】见寒

【独活寄生汤】见腰

【赶痛散】

制乳没　地龙　香附　桃仁　灵脂　红花　牛膝　当归　羌活　甘草

等分末，每三钱，酒下。

【换骨丹】

闹杨花九钱　当归一钱半　木香一两八钱　灵仙四两　牛膝一两二钱

丹参三两

共末，猪脊髓蒸熟捣丸，每三钱，酒下。

【二妙散】

知母四钱　桂枝二钱

共末。

桂枝白芍知母汤尤妙。

【蠲痹汤】

黄芪　当归　赤芍　防风　羌活　姜黄炒　炙草　姜枣

主中风肿痛，手足冷，腰膝沉重不仁。

【五痹汤】

丹溪云：气不足则邪害正，血不足则络不和。为五脏痹，主此方。

八珍汤加五味子一钱，如神。

【血余丸】

主行痹，俗名流火。

贯仲　血余

等分末，糊丸，空心酒下二三次，如神。

【鸡鸣散】

槟榔　橘皮　木香一两　吴萸　苏叶三钱　桔梗　姜五钱

漫火熬，取头二煎兑均，五更冷服，主脚气如神。

按：酒客脚气，俗名痰火脚是也。尿桶上白砂，调陈小粉敷，有夺命之功。溏鸡粪糊亦妙。

# 卷四

# 女科口诀

## 女　科

**妇女证，主月信。脾胃和，经自定。**

人身血海，胞也。居膀胱之外，而为膀胱之室。冲任二脉皆起胞中，此男女天癸之总根，但男则运而行之，女则停而蓄之。运行者，无积不满，故阳气应日而一举。停蓄者，有积始满，故阴气应月而一下，不失其期，故名月信。月信不调，必由病阻。先正云：治病即是调经，真格言也。

按：五行之土，即五常之信。脾阴土，胃阳土，而皆主信。虽心生血，肝藏血，冲、任、督三脉均为血海，而为月信之原统，大莫过于脾胃。脾胃和则血自生，以血生于水谷之精气也。不调者，土太过生阜①，宜平胃散平之；土不及，则卑湿②，宜六君补之。

**阳乘阴，先期论。阴乘阳，后期讯。四物汤，新加正。温经汤，如响应。**

阳气乘阴，则血溢而在月前，或一月数下，或崩漏。阴气乘阳，则胞寒气冷，血不运而迟，或断闭不行，修园新加四物汤，甚效。先期后期，按方加减，变浅近为神奇，然总不如温经汤。不论阴阳、虚实、闭塞、崩漏、老少等证，善用之无不如响斯应。

---

① 生阜：生长。
② 卑湿：潮湿。

**不调病，先通经。病不调，先治病。**

妇人有因经不调而致病者，当先通经。经调，则病自去。

方氏曰：不调中，趱前为热，退后为虚；不通中，有血枯，有血滞。血枯宜滋补，血滞宜攻破。疼痛中，常时作痛与经前作痛，为积血，经后作痛为血虚。发热中，常时发热为血虚、有积，经时发热为血虚、有热。盖人之气血周流，忽有忧思忿怒，则郁而不行。经前产后，遇饮冷形寒，恶露不尽。此不调不通作痛发热所由来也。大抵气行血行，气滞血滞，气上血上，故理血以行气为先，香附之类是也。热则流通，寒则凝滞，故治热病以热药为佐，肉桂之类是也。

妇人又有因病而致经不调者，当先治病。病去，则经亦自调。

李氏曰：月水循环，宜子之经。若兼潮热、咳嗽、腹痛，重则咳嗽、汗、呕而泄，有潮热则血愈消耗，有汗、咳嗽则气往上行，泻则经偏于后，痛则积结于中。是必先去其病，而后可以滋血调经。就中潮热疼痛，尤为妇人常病。盖血积滞入骨髓，则为骨蒸。血滞积成瘀，与日生之新血相搏，则为疼痛。血枯不能蒸养百骸，则为蒸热于内。血枯胞络火盛，或挟痰饮食积寒凝，则为疼痛。凡此诸病，皆致经候不调，先去其病，则经自通。

舒氏云：忧郁痞结者，主芪、术、苓、志、砂、蔻、桔、半、故纸、兔丝，更视本气加减。

痰饮隔膈，主六君加草果、炮姜。

食积伤脾，主参、曲、砂、术之类。

火邪迫血妄行，主生地、丹、栀活血之类，更加参、芪补气，以统摄之。

本气虚寒者，宜芪、术、姜、桂、附之类。

本质阴枯血燥者，主归、地、阿、知之类。

脾胃虚弱，不能统摄而为血崩者，主参、芪、术、山药、芡实、故纸、鹿茸之类。

有妄行于后阴者，三阴之寒阻遏于前也，主芪、术、桂、附、砂、姜、萸、椒、山药、芡实、香附之类。

**发心脾，二阳证。隐曲重，归脾进。传风消，丹栀顺。传息奔，麦门俊。**

二阳，足阳明胃脉也。胃纳水谷，乃不能受纳，此正心脾所发耳。女子有不得隐曲之事，郁之于心，故心不能生血，血不能养脾。始焉胃有所受，脾不能运化，继则渐不能受纳，故胃病发于心脾。由是水谷衰少，无以化精微之气，而血脉遂枯，月事不以时下，主归脾汤加鹿茸、麦冬，守服如神。

武叔卿曰：人有隐曲，则意气郁而不畅。不畅则心气不开，脾气不化，水谷日少，不能变化气血，以入二阳之血海。血海无余，所以不月。主归脾汤加柴、芍如神。

其传为风消者，风之名，火之化也；消即消瘦也。发汗消瘦，胃主肌肉，主归脾汤加丹、栀、地骨、白芍如神。

其传为息奔者，喘息上奔，胃气上逆，主麦门冬汤如神。

人无胃气则死，故经云：二阳病，发心脾，有不得隐曲，女子不月，其传为风消、息奔者，死不治。此经血本原之旨。唯归脾汤一方，面面周到，不卑不亢，用无不神。

高鼓峰云：男妇怯弱，不论何证，只以此方，去木香加白芍、麦冬、五味子，守服月余，无不愈者。

陈修园云：方中全赖木香，灵活非常，宜少用之。若有别证，随宜皆可加入，不必拘成法。

**室女闭，治宜慎。补血汤，干枯润。麦门汤，经逆运。瘦多汗，补不听。芦荟丸，极奇蕴。逍遥散，瘰疬胜。**

室女经闭，或不行，其因有二，尤须详慎。

一为血海干枯，主当归补血汤加麦冬、生白芍各五钱，炙草二钱，虚极者，再加附子一钱以助之，神效。倘或失治，则内热咳嗽，肌肉错甲，毛发焦落，而成怯证。

一为经脉逆转，主《金匮》麦门冬汤、芍药甘草汤加牛膝、茜草之类。倘或失治，则为吐衄、咳嗽、骨蒸而成劳瘵。尤必以四乌贼骨一芦茹丸兼服以调之，此丸有雀卵之化气，较他方神奇。若今之白凤丸，又不效也。

以上二证，若肝火盛，左胁刺痛，颈生瘰疬，主逍遥散加瓜蒌仁、川贝母、生牡蛎、青皮之类。若肝脉弦，上寸口鱼际，非药可治，急与婚配，自愈。或以加味逍遥散直折之。

若体常怯寒，食少腹痛，主六君子加干姜之类，又以归脾、八珍出入加减培养之，亦妙。

室女经闭，如发热食少，肌廋多汗，用归脾汤加生鹿茸治之。如不效，或反剧，宜从多汗着眼，盖经血内闭，止从皮毛间透出一路，以汗亦血也。主极苦之味，敛血内入，而下通于冲脉。先令汗止，然后热退经行，宜芦荟丸，日进三服。一月后，日进一服，甚效。此因补养太过所致，故治法如神。

又有室女经闭，服行药太多，食少泄泻不止，骨瘦如柴，主黄土汤，以赤石脂易黄土，以干姜易附子。每剂加生鹿茸五钱，十剂经通泻止而愈，如无鹿茸，以鹿角胶代之。

降香、香附，有升转胞气之妙，阴阳两虚，皆可加入，应手取效。

**详本气，主六经。阴虚者，归地宁。阳虚者，桂附辨。精积病，破积灵。痰踞胞，六君行。**

凡治女病经阻等证，须问明本气，以六经定法，辨其寒热虚实，按法治之，为要诀。

若阴亏火旺，经血短少，渐至干枯，而经不行者，主归、地、阿胶滋阴养血，丹皮泻血热，降香行血中之气，香附转胞气，而经自行。

若阳虚阴盛[①]，冷积胞门，而血不归经者，主桂、附、香、砂逐冷积，参、芪、苓、术补元阳，使阴退阳回，而经自行。

积精证，乃因经信当行，强与男交，精与污血互积胞中，以致阻塞不通，状如有孕，即俗所谓撞红证也，主破积丸。若用之不早，延至牢不可破，不治。

又湿痰占踞胞胎，其腹渐大，白带常来。由脾胃素虚，生化之原，为留饮窒塞，是以经血不行，兼之肾气不足，不能化气，此痰也，主六君子汤加砂仁、草果、干姜、上桂、南星、香附等药。俾其痰随白带，长驱而下。痰饮去，则经自行。

【新定加味四物汤】

**归地芎芍名四物，再加炙草仿脉服。茯神香附交感神，相需共剂调经速。**

干地黄二钱　当归二钱　白芍二钱　川芎一钱　炙草四钱　茯神二钱
制香附二钱

此方变浅近为神奇，调经如神。

先期加芩、连、知、柏。后期加姜、桂、陈艾。

胃实加陈皮、枳壳。体虚加人参、白术。

大实而闭者，加大黄、枳实、桃仁、牛膝，更佐以桃仁承气，亦佳。大虚而枯者，加参、术、鹿胶，更佐以人参养荣，尤效。

经行腹痛拒按者，加元胡、木香。经已行而腹痛者，加人参、白术、干姜。经水不行，逆行而吐衄者，加牛膝、泽兰、韭汁、童便之类。火邪盛，再

① 阳虚阴盛：原文作“阳盛阴虚”，据文意改。

加生地、丹、栀。

若腹中素有宿食痞满者，去地黄，加枳实、半夏。

经血色紫，风也，加荆、防、白芷。黑者，热也，加芩、连、地骨、丹皮。淡白者挟虚，又有挟痰停水以混之，加参、芪、橘、半。色如烟煤，如屋漏水，郁也，加防风、秦艽、苍术。如豆汁者，加芩、连；或带黄混浊者，湿痰也；或成块作片，血不变者，气滞也，加元胡、枳壳、陈皮。色紫黑，有属热，有属寒者，宜察脉审证以辨之。

如兼外感，按经加味。

【平胃散】

苍术　朴　橘　炙草

主经血不调，土气太过之证，加芒硝二钱。能下死胎如神。

【六君子汤】

方用参、术、草、苓主脾，橘、半和胃，血生于脾胃，加归、芍以理血分之阴阳。即是调经第一方。

【八珍汤】

四君、四物合剂，姜枣佐之，气血双补。虽板，实却平稳。加桂、芪即十全大补汤。

【人参养荣方】

参　芪　苓　术　归　芍　桂枝　炙草二钱　远志一钱　五味十四粒　熟地钱半　姜　枣

五脏皆补，较八珍、十全高一格。

【四乌鲗[①]骨一芦茹丸】见血证

经可调，血可理，又能种子，并治男子阳痿。

【归脾汤】

参　芪　术　茯神　枣仁　归身　龙眼二钱　远志　炙草一钱　木香五分

二阳病发心脾，此方极合。寒热往来，加柴、芍；潮热骨蒸，加地骨、丹皮、炒栀；若起于佛郁[②]，加贝母、黄连；若腹痛经闭，加桃仁、红花。

---

① 乌鲗：同“乌贼”。

② 佛郁：原文作“拂郁”，形近而误。

【逍遥散】

女子善怀，此方解肝郁，诸郁皆解，以五郁皆属肝也。从小柴胡套出。

柴　归　术　芍　苓一钱　薄荷　炙草五分

加丹、栀尤妙。

【越鞠丸】

香附　山栀　川芎　神曲　山查炒　苍术

解郁总方。总治寒热虚实，一切杂病甚良。

【《金匮》温经汤】

**温经芎芍草归参，丹麦胶半萸桂陈。再入生姜共十二，统主带下调诸经。**

川芎三钱　白芍三钱　甘草三钱　当归三钱　人参三钱　丹皮三钱

麦冬四钱　半夏三钱　阿胶三钱　吴萸三钱　桂枝三钱　生姜三钱

主妇人年五十，病下利，数十日不止。暮即发热，少腹里急腹满，手掌烦热，唇口干燥。此属带下，曾经半产有瘀血在少腹，以唇口干燥知之。亦主虚寒不受胎。总治三十六种带下。

【麦门冬汤】

麦冬四钱连心　半夏二钱　人参二钱　炙草二钱　粳米四钱　大枣四枚

主火逆上气，咽喉不利，止逆下气妙品。

又主治妇女倒经上逆、吐衄等证。冲、任二脉，丽于阳明之经而主血，此为正治法。去粳米，加白蜜，以补既亡之津液、胃阴尤妙。然阳明因虚火上逆者，固宜此方。阳明之因虚寒而逆者，舍吴茱萸之温镇，断不奏效也，二方可为对峙神品。

【当归补血汤】

黄芪一两　当归二钱

主血虚发热，证类白虎，但脉不洪长者如神。

【吴茱萸汤】

吴茱萸三钱　人参钱半　生姜一钱　枣四枚

【蚕砂酒】

主月经久闭较抵当承气平稳。

晚蚕砂四两炒黑，无灰酒煮，温饮一杯，即通如神。

抵当汤为通瘀猛剂，桃仁承气汤为通瘀缓剂。二方均见伤寒。

六味丸壮水制火，八味丸益火消阴。

主妇人经病无子，加童便、制香附、川贝、当归各三两，醋制陈艾二两，极效。

【舒氏破积丸】

此丸药力极足行瘀，若本气虚寒者，加干姜、附子。

本气火旺者，去桂加大黄、香附各五钱，糯米一两、斑蝥[①]十五枚同炒黄去斑蝥，花蕊石、硫黄各五钱同煅，烟尽取一两研，真山羊血五钱，山甲珠五钱，制硫黄五钱，无名子五钱，巴豆霜三钱，红花三钱，桃仁三钱，降真香三钱，朱砂一两，上桂五钱，黄芪五钱，白术五钱，人参五钱。共末，神曲糊丸，每三钱，白水下，攻通坚结自安。

赤、白带下主湿热。薛立斋曰：妇人赤、白带下，与男子赤、白浊同，俱主湿热，宜二陈汤加苍术、白术各二钱，黄柏一钱，牡蛎粉三钱，臭椿树皮醋炒，乌梅肉二枚，如神。

赤，加醋炒当归。白，加盐制黄芪各二三钱，尤妙。

亦有虚者，主补中汤，六、八味神效。

【棉花子散】

棉花子，炒去壳，研末。每一二钱，米饮调服，不过三服，即效如神。

加陈棕灰酒下，神治血崩不止。

带脉总束诸脉，如人束带然。冲、任、督三脉，同起分岐[②]，而皆络于带脉。因经络之热，郁于其间，血积不流，从金化为白物，乘少腹冤热[③]，绵绵而下，是为白带。冤者屈抑也，言少腹之热，皆他经冤郁而成，并非本经自病。若下赤、白带而少腹不痛，血郁而气不结也，丹溪以苦温主之。若下赤、白带而少腹痛者，血郁而气亦郁也，方约之主辛温开之，均妙。

东垣云：妇人无病容而作带下者，责之湿热下注；妇人因久病而带下者，责之气血下陷。

二陈法主湿热，痢门芍药汤加引导前阴药如神。吴梅坡十六味保元汤、六龙固本丸，主气血陷下，均效，然总不若温经汤之元妙[④]也。

---

① 斑蝥：原文作“班蝥”。

② 岐：同“歧”。

③ 冤热：语出《素问·玉机真脏论》。

④ 元妙：奥秘，玄妙。

【十六味保元汤】

骨碎补三钱　贯仲[1]去毛三钱　杜仲　小茴盐酒炒钱半　人参　巴戟二钱　黄芪　当归　山药　独活　莲须一钱　石斛　升麻　茯苓七分　黄柏八分　炙草六分　桂圆肉二枚

水煎，分二服，甚效。

【六龙固本丸】

山药　巴戟肉　山萸肉各四两　川楝子　补骨脂盐炒二两　小茴　川芎　木瓜一两

蜜丸，如神。

**血崩心痛**

妇人血崩心痛，名杀心痛，由心脾血虚也。若小产去血过多而心痛者，亦虚也。用乌贼骨炒研五钱，淡醋汤调服失笑散，如神。

【失笑散】

炒蒲黄　炒灵脂

等分末，每二钱。

【鹿茸丸】

主经候过多，其色瘀黑甚者。崩下，呼吸少气，脐腹冷极，则汗下如雨，尺脉微细，此冲任虚，风冷客于胞中也。

鹿茸　附子　陈艾　赤石脂　禹余粮　柏叶　当归　干地黄　续断

蜜丸，再灸关元穴百壮，如神。

【抽刀散】

五灵脂炒令烟尽研末

童便冲服三四钱。主血崩不止及产后恶血冲心、心腹疼痛如神。兼主一切虫咬，急救第一方。

【理中汤】

主妇人寸脉微迟，上焦有寒而吐衄；尺脉微迟，下焦虚寒而血崩、便血，如神。

---

① 贯仲：又名“贯众”。

# 种　子

**经既调，宜种子。若不育，求妙旨。肥脂满，启宫以。瘦血枯，育麟与。生女多，责男子。鹿兔丸，是观止。**

妇人无子，皆由经病。若经既调，身无他病而不育者，其故有二：一则身体过于肥盛，子宫脂满，不能纳精，宜启宫丸主之；一则身体过于羸瘦，子宫无血，精不抟聚，宜景岳育麟珠主之。二法皆极效验。

其有生女多而不生男者，此男子督脉不足，阳不胜阴也，主鹿兔丸。借有情之妙味，以合二气之不足，法为第一。所谓片言得要，他书皆归无当也。

《内经补遗》种子论一首，方三首，卓然不凡。其略云：一择地，二养种，三乘时。地则母之血也，种则父之精也，时则精血交感之会也。此时宜投虚而得。虚者，去旧生新之初。凡女不受胎，气盛血衰，阴失其道也；男不种子，气虚精弱，阳失其道也。故腴地不发瘠种，大粒不生硗地。调养精血之道，所宜急讲。精血既盛，又必待时而动，乘虚而投。如月经一来，既记其时，算至三十时辰，两日半之期，则秽血涤净，新血初萌，虚之时也，乘而投之即得。如恐其妇情窦未开，阴阳背弛，则有奇砭纳之户内，以动其欲，庶子宫必开，两情美满，真元媾合，如鱼得水。虽素不孕者，亦孕矣。此法历历皆验，百发百中。人定胜天，诚修德以要之，生子寿考。

【启宫丸】

制半夏　制香附　苍术四两　神曲炒　茯苓生　陈皮盐炒各二两

酒川芎三两

蒸饼丸，每三钱酒下，肥白人主之。

【育麟珠】

鹿角霜　川芎　白术　白芍　茯苓　人参　杜仲各二两　川椒　炙草一两

当归　兔丝子　地黄各四两

蜜丸，每三钱。

【如神鹿兔丸】

鹿茸四两　人参一斤　兔丝子一斤　炙远志肉四两

醇酒丸，每早晚空心服三钱，极有奇效第一方。

【广嗣丸】

沉香　丁香　吴萸　官桂　白芨各一钱　蛇床子　木鳖子　杏仁　砂仁　细辛各钱半

蜜丸，绿豆大，恐女子情窦未开，以纳户内。

【养精丸】

养精、调经、种子和平之剂，男子可双服，尤妙。

附片　上桂　龙齿　当归　台乌　益智仁　杜仲酒炒　石菖蒲　山萸肉　牛膝　秦艽　细辛　桔梗　半夏　防风　川椒　茯苓　白芍各三钱　干姜　人参各一两

米饭碾丸，朱衣。

【增损地黄丸】

全归二两　熟地八两　黄连一两

酒浸焙干研末，蜜丸梧子大，酒下。

主月经不调，久而无子，如神。

【五子衍宗丸】

兔丝子　枸杞子　覆盆子各四两　五味子　车前子各三两

主男子精虚、阳事不举、久而无子。加人参、鹿茸、桑螵蛸各四两，黄芪一两，熬膏和炼蜜为丸，得效更速。

左尺虚为水衰，宜合六味；右尺虚为火衰，宜合八味。两尺俱虚，宜合十补丸。

【十补丸】

此丸主气血俱虚，先天水火俱衰，少年而有老态者。此方从水火根本着眼，补先天无形之体，较十全更高。

鹿茸　泽泻　附子　上桂　山萸　茯神　人参　当归　白术

等分蜜丸，亦可主佐。

【修园加味交感丸】

制香附八两　兔丝一斤酒制　当归童便炒　茯神生研各四两

蜜丸，米汤下。主治妇人不育。

【寄生酒】

桑寄生五钱　扁柏二钱　龙眼七枚

常泡酒，夫妇并服，神验。

**练精法**

**五更披衣坐起，两手搓热，以一手握外肾，一手扪脐凝神。内视脐中，听其自然，以至于静，久久精旺如神。**

## 胎　前

**初妊娠，届两月。微不食，无寒热。桂枝汤，数第一。**

妊娠初起，六十日内外，口渴不欲食，外无寒热往来之表证，此因子宫凝气，上下相溢故也，主桂枝汤。因阴和阳，和其胃气，胃气充，则有以御相侵之阴气。不治病，正深于治病也。且此方，外证得之解肌和营，内证得之化气调阴阳，安胎第一方。

**若有瘕，三月满。或常堕，应其候。桂苓丸，去瘕垢。所载丸，如神佑。**

妇人夙有瘕痞，成胎后三月得漏下，或三月应期而下，无前后参差。动在脐上，不在脐下，可以验其为胎。盖有胎而仍漏下者，新血不能入胞以养胎。下其瘕，即安其胎，主桂苓丸如神。

又妇人惯于半产，或三月，或五月，按期不移，或胎常不安不长，主所以载丸如神。按：方中白术为补土正药，土为万物母，故以为君；茯苓为松精，得土之全气；寄生为桑精，得先天土之全气，而根不着土。一则潜抱土中，居然子居母腹之象；一则寄于桑上，居然胎系母胞之象。二品具天地造化之神功，故资始资生，培气血胜于他药。杜仲补先天之水火而多丝，足以维系胞门。人参具三才之位育而多液，足以涵濡胎气。此女科门安胎第一妙方也。若曾经小产者，再受胎即以此丸主之，万无一失。多服久服，生子寿而康强。

**烦而呕，多恶阻。半参丸，神治吐。腹常痛，名胞阻。胶艾汤，皆可主。小便难，苦参与。**

妊娠二三月，心烦恶食，呕吐，医名恶阻。受胎后，腹常痛，又名胞阻，桂枝汤主胞阻第一。恶阻、呕吐不止者，《金匮》干姜半夏人参丸如神。若胃热上冲而呕吐，《千金》守此方，以生姜易干姜，加茯苓、麦冬、鲜竹茹极效。半夏降逆通阻，薛立斋谓为主恶阻第一。高鼓峰谓与参、术同用，不唯无碍胎元，且大有安胎健脾之功。修园每以六君子汤及《金匮》胶艾汤主二证，皆丝丝入扣。胶艾汤方中，芎、归理血滞，芍、地清血热，胶补血，令阴阳相抱，甘草得艾培真阴，暖中气尤神。主此证，方又第一。

**若疠[1]痛，势绵绵。归芎散，妙盘旋。**

疠痛者，妊娠后，病腹中微痛，绵绵不已，乃脾虚气弱，反受木郁忤土不伸，故绵绵作痛不休也，主当归芍药散，兼渗其湿。与胞阻腹痛之证，治法又自不同。

按：妊娠腹中诸痛，方书谓之子痛。脾虚者，六君加归、地。气虚补中汤。血虚四物汤。

**安胎法，别两般。肥白人，白术先。黑瘦人，当归诠。**

胎动不安，安胎之法有二：肥白人，外盛内虚，虚则生寒，而胎不长，宜白术散；黑瘦人多火，火盛则耗血而伤胎，宜当归散。

四物汤加鹿角胶、补骨脂、盐杜仲、续断各二钱，一帖可安，其效如神。盖温补命门，子宫得暖，则胎元自足，为第一法。

**少阴动，真胎娠。两尺旺，与寸别。见流利，六七月。**

手少阴心脉动，为孕子。心主血，血旺则孕子。又阴搏阳别为有子，言两尺脉旺，与两寸迥别，亦为孕脉。两关见代脉亦准。三者得一皆为孕脉，分而占之可也。若脉流利如雀啄，已七八月之胎息矣。又云寸大主生男，尺大主生女，良验。

赵养葵治三五月，胎必应期而堕者，专主肾虚。左尺弱者，主以六味；右尺弱者，主以八味。方中俱加阿胶、陈艾叶、续断、五味之类，随手取效。

张石顽云：世以黄芩、白术为安胎要药，半夏、桂、附为陨胎峻药，岂知反有安胎妙用哉？盖子气安危，系乎母气之有偏胜与否。若母气多火，得芩、连则安，得桂、附则危；母气多痰，得苓、半则安，与归、地则危；母气多寒，宜姜、桂，又不宜苦寒。务在调其偏胜，适其寒温为主。未有母气逆而胎得安者，亦未有母气安而胎反堕者。所以《金匮》法有怀孕六七月，胎胀腹痛恶寒少腹如扇之证，必主仲景附子汤以温其脏，方可。保胎之法，不可不知。

又妊娠咳嗽肿胀及一切杂证，俱以杂证正治法主之。不必疑某药动胎、某药堕胎，不用。经云有故无陨，又曰有病病受，即此旨也。洁古以四物汤为主，以护其胎，应用之药，按证加入，则药直中病，绝无妨碍，其法名六合四物汤。凡硝黄之类，无所不用。可见古人有识有胆，其方备于《医方集解》，

---

① 疠：原文作“疠”。

宜熟读之。

妊娠必禁之药，如麝香、水银、巴豆、皂角、瞿麦、硇砂、干漆、大戟、芫花、牛膝、薏仁，均宜避之。

**附子汤，温脏推。按期堕，主火衰。遵古训，有化裁。**

附子汤注见上。

若五七月应期而堕之证，专主火衰。扁鹊云：命门为男子藏精、女子系胞之所。胎孕系于命门，命门之火即是元气，以此养胎，故有日长之妙。譬之果实，生于春，实于夏。若遇非时寒凉之气，则果必多黄陨是也。唯服大温大补之剂，令子宫常得暖气，则胎日长而有成。若非惯患，按期半产，或曾经半产，而本气虚寒不足者，亦不必小题大做，只以修园所以载丸温养而调护之，为第一法。若惯患半产者，宜胶艾汤合新加四物，多服八味亦佳。

**若临产，保产方。浆行迟，十全良。开交骨，归芎将。血大下，补血尝。胞来迟，亦不妨。先收婴，补血匡。**

凡腰腹大痛，一阵较一阵更紧，此为的候。如腹痛腰不痛，腰痛腹不痛，皆名试痛，宜服保产无忧散二三帖，撑开道路则易产。此方主临盆太早，一切逆经皆效，为千百年经验良方。

胎犹舟也，血犹水也，水满则舟自行。血下太早，则干涸而胎阻，主当归补血汤加附子三钱。欲气旺则血满，推送有力。加附子者，助元气取性急以速归、芪之用也。此方主浆水已行而过多不产者。加味归芎汤，主交骨不开者。保产无忧散，主浆水未行者。三方鼎峙，临产必需。

浆水已行，迟滞不产，劳倦神疲者，宜十全大补汤。如浆水过多，血下而胎不灵活者，急与当归补血汤，或加桂加附，均妙。此高氏心法也。

交骨不开，加味归芎，力如不逮，宜再加人参汁兑冲。

小儿手先出，名横生；足先出，名立生。皆由临盆太早之故。如服药不下，以艾火如豆大，灼产妇右脚小指头，即下如神。

胞衣不下，以淡醋汤送下失笑散二钱即下。牛膝散亦经验良方。既产，阴门不闭者，十全大补倍参、桂，补以敛之。

子宫不收者，补中汤加酒芍炭一钱、上桂五分，补而举之。

至催生方之顺生丹、如神散均妙。花蕊石散尤神验。

胞衣来迟，或不下，急宜先将小儿捡[1]起，免儿吃亏。用灯心先将脐带剪处烧热，用麻线两节扎紧，然后剪断，一面洗儿上床，照常包好，一面用旧鞋一只，系于产母胞衣带上，再打一折，紧紧扎好，用补血汤浓煎频服，候产母正气略充，其胞衣自下。万勿惊惶疑虑，要晓得儿已生下，胞衣在产母腹中已是无根之物。气既不贯，血何能入？俟其汗干亦必自下，方书所谓迟则血贯胞胀之说，断不可信。盖胞已系胎，儿临产门，其根先脱，儿既生下，而胞衣不下者，非产妇疼甚，有伤气分，不能传运，即临盆太早，母力已尽，及至儿生，元气欲脱，胞衣是呆物，不比婴儿往外奔，故正气一复即下，屡验。

【桂枝汤】

**初娠两月是凝胎，口渴脉平胃不开。化气双调谁第一，桂枝姜枣芍甘推。**

和胎气安胎第一方。

桂枝三钱　白芍三钱　炙草三钱　生姜三钱　大枣五枚

此方毓阴扶阳，调和胃气。胃气充，足以胜上凌之阴气。一切恶阻胞阻，均已如神。时工以姜、附碍胎不敢用，唯以滋阴为事，不知仲景之妙法也。

按：初妊娠以炒糯米汤代茶，主恶阻呕吐如神。

【桂枝茯苓丸】

**瘕症不去恐碍胎，胎安瘕去悟心裁。桂苓甘芍桃仁等，气血阴阳本末赅。**

桂枝二两　茯苓二两　丹皮二两　桃仁二两去皮尖炒　白芍二两

蜜丸，兔屎大，食前服一丸，日三服。加至三丸，以瘕平为度。

主妇人夙有症瘕，三月漏下，动在脐上者。

按：此为症瘕害妊娠，六月动者，胎之常胎在脐下。今三月漏，又动在脐上，固知是瘕，方如神。

【所以载丸】

**中土原为万物根，术偕苓寄补真精。杜滋水火参滋液，半产曾经此法珍。**

白术一斤饭上蒸勿泄气晒干末　桑寄生六两　杜仲炒八两　人参八两

茯苓八两生研　大枣一斤去皮核

熬汁叠丸，每三钱，米饮下，日二服。

【干姜半夏人参丸】

**呕吐迁延恶阻名，胃中寒饮苦相萦。参姜为君半夏佐，姜汁糊丸古法精。**

---

① 捡：原文作“检”。

干姜一两　人参一两　半夏二两

共末，生姜自然汁糊丸，桐子大，每十丸，三日服。

主妊娠呕吐不止，名恶阻。

参补中气，半和胃，干姜暖土，有利无弊，放胆用之。

再按：阳明之脉，顺而下行，有寒则逆，有热亦逆。逆则呕吐作矣，寒逆主此方如神，如热逆主《千金》竹茹汤。

【《千金》竹茹汤】

青竹茹三钱炒　陈皮三钱　半夏三钱　生姜二钱　茯苓二钱　麦冬钱半　人参钱半

治胎气不安，胃热上冲而呕吐，与上法异曲同工。

【归贝苦参丸】

**饮食如常小便难，妊娠郁热液因干。苦参四两同归贝，饮服三丸至十丸。**

当归　贝母　苦参各四两

蜜丸，绿豆大，米饮下，三丸。不知，至十丸，以通为度。

主妊娠小便难，饮食如常者。

【胶艾汤】

**妊娠腹满阻胞胎，归地芎芍甘艾胶。厥少二阴阳明治，更教冲任脉兼调。**

干地黄六钱　川芎二钱　阿胶二钱　炙草二钱　艾叶三钱醋炒　当归三钱　白芍三钱

加无灰酒少许。主妊娠漏下者，有半产后续下血不止者，有经不调而漏下者。假令妊娠腹中痛为胞阻，此方如神。通主调经胎前产后第一良方，加钱为两，或加倍均可。

按：归、地、芎、芍，补血良剂，然血不自生，生于阳明之水谷，故以炙草佐之。胶滋血海，为胎产百病要药，艾暖子宫，为调经安胎专品。合之为厥阴、少阴、阳明及冲任二脉兼治之神方，后人去胶、艾、甘，名四物汤，则板实欠灵矣。

【当归芍药散】

**妊娠疠痛势绵绵，三两归芎润且宣。芍药一斤泽减半，术苓四两妙盘旋。**

当归三两　川芎三两　白芍一斤　泽泻八两　茯苓四两生　白术四两生

共末，每三钱，日三服。

主妊娠疠痛，腹中微痛，绵绵不已者。

【当归散】

**万物由来自土生，土中涵湿遂生生。一斤归芍芎滋血，术八芩同妙化成。**

当归一斤　白芍一斤　川芎一斤　白术八两　黄芩八两

共末，酒调二钱，日二服。

妊娠常服，保胎易产。兼主产后百病，宜黑瘦人。

【白术散】

**胎由土载术之功，养血相滋妙不穷。阴气上凌椒摄下，蛎潜龙性得其宗。**

白术三两　川芎三两　川椒三两去油　牡蛎三两

共末，酒下二钱，日二服。

苦痛加白芍。心下痛者加川芎一倍。心烦呕痛吐不能食加细辛一两、半夏一两，服后进浆水少许。呕甚加醋浆。服不已，以小麦粥服之。服药后如渴者以大麦粥服之。按：大麦粥调中补脾，妊娠常服极佳。

此方主肥白人，常服养胎。

【附子汤】

**附子汤即少阴方，益火消阴力最长。七月胎胀腹[①]如扇，温其子脏勿惊惶。**

附子二钱　泡人参二钱　茯苓二钱　白芍三钱　白术四钱

主妊娠六七月脉弦、发热，其胎愈胀，少腹如扇，腹痛恶寒，子脏开故也，此温之。此方如神。

【葵子茯苓散】

**头眩恶寒水气干，胎前身重小便难。一升葵子苓三两，米饮调和病即安。**

葵子一升　茯苓三两

末，米饮下二钱。小便利，自已。

主妊娠有水气，身重，小便不利，淅淅恶寒，起即头眩者。

按：此方葵子性最滑胎，近人多不用。修园治此证，每以华佗五皮饮加紫苏，取效。

【安胎第一新加四物汤】

干地黄六钱　川芎二钱　当归三钱　白芍四钱　鹿角胶二钱　补骨脂二钱

杜仲二钱　川续断二钱

此方极稳如神。

---

① 原文于“腹”前注一“少”字。

【保产无忧散】

《古今集验》良方。妇人临产，先服一二帖易生，或横生倒产，连日不下，亦甚效。

当归钱半酒洗　贝母一钱　黄芪一钱　芥穗八分　白芍八分

兔丝饼一钱四分　姜朴七分　艾叶七分　枳壳六分　川芎一钱二分

羌活五分　炙草五分　生姜三片

【华佗顺生丹】

朱砂五钱飞　明乳香一两制

共末，午日猪心血丸，如黄豆大，每一丸用当归五钱、川芎三钱，煎汤送下，勿经女人手，如神。

【加味归芎汤】

当归五钱　川芎三钱　炙龟板三钱　血余炭三钱

主横生倒产、交骨不开、子死腹中等证，大剂连服即下。加人参良。

【当归补血汤】

黄芪一两　当归二钱　附子钱半

主浆水已行，迟而难产，或下血多者，加味归芎尤妙。

【失笑散】

炒蒲黄　炒灵脂

共末醋丸，每二三钱，淡醋汤下。

主瘀血胀胞不下，并治儿枕痛神验。

【花蕊石散】

主血迷血晕，胞衣不下，胀急不省人事，但心温者，以一帖灌下，血即化水而出，其人即醒。

花蕊石一斤　硫黄四两

共末和匀，先用纸泥封固，入瓦罐内，仍以泥封固晒干，炭火煅两炷香久，次日取出，研细末，每用一二钱或三四钱，童便和热酒下。

兼主损伤垂绝。

【牛膝散】

牛膝　川芎　蒲黄　丹皮各二两　桂心四钱　当归一两半

共末，每五钱，煎服。

主胞衣不下、胀急，以此腐化下之，迟则不救。

【生化汤】

当归七钱　川芎四钱炒　干姜五分　桃仁泥四分炒　甘草五分

加童便，煎以益母草二两，水煮更妙。

主产后腹痛，恶露不行。

## 产　后

**新产妇，有三证。大便难，郁冒痉。小柴胡，法如圣。**

《金匮·妊娠》以桂枝汤为第一方，产后以小柴胡汤为第一方，即是此法。

新产妇人有三证：一曰病痉，二曰病郁冒，三曰大便难。

新产妇，血虚多汗，腠里开，易于中风，血不养筋，风又动火，故令病痉。

亡血过多，若复汗，则血气两虚，而汗自内生为寒多。阴虚失守，阳虚上厥，故头眩目瞢，不省人事，而病郁冒。

二者，伤津液，胃干肠燥，为大便难。

均主小柴胡汤，此方为损阳就阴法，产后三证之神剂。

产后胃虚脉微弱，呕不能食，大便坚，但头出汗者，主小柴胡汤。

产后中风作痉、郁冒、大便难，三证病象不同，其为亡血伤津则一。病剧者，甚至不省人事，口噤不开，已成不救，以剪撬开其齿，用小柴胡全方，大剂浓煎急灌之，但得下咽，其人即活，但柴胡多则一两六钱，至少亦要八钱，有起死回生之妙。

**竹叶汤，风痉益。阳旦汤，功与匹。**

产后中风作热，面正赤，喘而头痛，此风痉也，竹叶汤主之如神。

按：此证，庸医每以生化汤加姜、桂、荆芥、益母之类杀人，不异操刀，不可不知。

病痉者，风乘火势，火借风威，灼筋而成痉也，宜竹叶汤。若数日之久，恶寒证尚在者，则为寒风矣，宜阳旦汤主之。二方为一凉一温之对子。

师云：产后中风，续续数十日不解，头微痛恶寒，时时有热，心下闷，干呕汗出，虽久，阳旦证仍在者，仍与阳旦汤主之。此方调和阴阳，驱风镇水如神，即桂枝汤倍桂枝加附子。

**若腹痛，分虚实。缓痛虚，羊肉却。痛烦满，主枳芍。**

产后腹痛，有虚实之不同，用方各异。

缓痛绵绵不已，虚也，主当归羊肉汤极妙。

痛而烦满拒按，口舌干燥，不得卧，里实也，主枳实芍药散。二味无奇，妙在用麦粥下之一法。麦能调中益脾，与枳芍相需并济，各行其是也。

**着脐痛，下瘀血。结烦谵，承气抑。**

腹中有瘀血，着于脐下而痛者，下瘀血汤主之。

小腹痛虽为停瘀，而至于大便结，日晡烦燥谵语，又非停瘀血。因里热不行，非血自结于下，但攻其瘀而已。故攻里热，则瘀亦并去，主大承气汤。

产妇郁冒已愈而能食，七八日更发热者，毫不恶寒，此热也，亦主之。

**虚烦呕，竹皮丸**[①]**。白头翁，疗痢疾。攻凉施，毋固必。**

妇人乳中虚、烦乱、呕逆，安中益气，竹皮大丸主之。

按：乳中虚，言正在乳子之妇，去乳过多，则阴不足，胃中亦虚。证本虚而无寒，方能安中益气。

产后下利虚极，白头翁加甘草阿胶汤主之。

以上或攻或凉，务求病情施治，不须顾虑。

**蓐受风，肢烦热。兼头痛，小柴悉。头不痛，三物秘。**

产妇在草蓐中衣被失检，以致风冒，缘亡血之后，阳邪客入，则四肢苦烦热。须辨其头之痛不痛，若头痛者，是风邪尚未变热，主小柴胡治之即已。

若头不痛，但烦者，为邪已变热，热盛虫生矣，主《千金》三物黄芩汤如神。

**腹刺痛，气少吸。产虚羸，建中吉。**

产后虚羸不足，腹中刺痛不止，血少也。呼吸少气，阳弱也。主《千金》当归建中汤，以虚羸阴阳不宜偏补，唯建中一法。桂、姜、归、辛温以行营卫之气，芍草养脾阴之血，饴糖峻补中气，则元气自复，羸者丰，痛者止。

按：方中桂枝，于阴阳内外无所不通，得当归善入阴血之品，故又兼主带下之证。主小腹痛，欲得手按摸。痛引腰背，不能饮食，中气强则带自已也。产后一月内，服四五帖为上。注谓产后急宜调养，即名言所指保年不如保月之旨。此方最妙。

---

① 丸：原文作“粥”。

【小柴胡汤】

**产科三证主柴胡，冒痉便难津液枯。阳解阴和神损就，不唯功重转其枢。**

柴胡八钱　人参钱半　炙草钱半　半夏钱半　炒芩钱半　生姜钱半　枣二枚

水三杯，熬至二杯，去渣，再煮至杯半。

主产后三证如神。

【竹叶汤】

**喘热头疼面正红，竹防桔桂草参同。葛三姜五附子一，十五大枣痉能通。**

竹叶四十皮　葛根三钱　防风　桂枝　桔梗　人参　炙草一钱　附子八分

生姜五钱　枣十五枚

水一斗，煮至三升，温服取汗。如头项强痛者，附子碎如豆大，另煎，吹去沫，同冲奇妙。呕者，加半夏钱半，此产后中风第一方，并可借治一切真中风。

按：中风证，未至角弓反张，但发热、面赤、头痛，一瞬即变痉，故以竹叶主风痉，葛根主刚痉，桂枝主柔痉，生姜散风邪，桔梗除风痹，辛以散之。又佐以人参生液养筋，附子补火制水，合甘、枣调济经脉。合之为发中有补，为产后中风大剂。病剧者，分两可加至五六倍，无不如神。

兼主大人引风，小儿瘈疭如神。

【阳旦汤】

**桂枝倍桂又加附，汤名阳旦不须误。扶阳制水有专长，中风虽久阳和布。**

即桂枝汤原方倍桂枝加附子钱半。

主产后中风，续续数十日不解。头微痛，恶寒，时时有热，心下闷，干呕汗出者。

【枳芍散】

**火逆而烦腹满疼，枳实烧焦芍用匀。羊肉汤方须反看，散调大麦粥通神。**

枳实烧焦勿太过　白芍炒

等分末，每六分，调大麦粥下，日三服，如神。并主一切痈脓如神。

本方主实，下方主虚。

【当归羊肉汤】

**腹中频痛虚寒阻，归姜羊肉神方与。寒疝寒中及虚劳，温和行滞气血理。**

当归三两　生姜四两　羊肉一斤

炖服。寒多倍姜，痛多兼呕，加陈皮、白术。

主产后属虚，客寒阻滞气血，腹中频痛，并主寒中不足。

【下瘀血汤】

**脐中筑痛瘀为殃，廿粒桃仁三两黄。䗪虫十二须去足，酒煎大下亦无伤。**

大黄九钱　桃仁廿粒　䗪虫廿个去足

共末蜜丸，分四粒。以酒一升，煮一丸，顿服之，下瘀血如猪肝神效。

【竹皮大丸】

**呕而烦乱乳中虚，竹桂膏甘并白薇。有热白薇加倍入，喘加柏实效徐徐。**[①]

生竹茹二两　石膏二两　桂枝一两　白薇一两　炙草七两

共蜜丸弹大，每一丸米饮下。日三夜二服。

热甚倍白薇，此药退热如神。烦喘加柏子仁霜一两，尤有镇心调气之妙。

按：乳子之妇，乳多阴亏，胃亦虚，胆腑受邪，故呕喘而烦，当以呕喘为主。须知此证烦乱呕逆，并无腹痛下利之证。虽虚不寒，妙在清凉队中入桂枝，尤妙在炙草重用，散蕴蓄之邪，复清阳之气，大可安中也。

【大承气汤】

主产妇病郁冒已解而能食，七八日更发热者，毫不恶寒，此为胃实，宜此攻之。

按：此言大虚之后有实证，即以实治之。若畏其峻不用，则因循致误，变证百出矣。况此证尤忌耗胃。

主产后七八日无太阳证，少腹坚痛。此恶露不尽，不大便，烦燥发热，切脉微实，日晡时热，更深而烦躁不食，食则谵语，至夜则愈之证。此热在里，而结在膀胱也。

【白头翁加甘胶汤】

**白头翁法厥阴篇，胶草新加妙转旋。产后痢由虚挟热，治须滋缓莫求偏。**

白头翁二钱　阿胶二钱　甘草二钱　黄连一钱炒　黄柏[②]二钱炒　秦皮二钱

主产后下利虚极者。

按：产后去血多，又下痢津液亏，为阴虚无疑。虚极者，用归、芍、芎、地，则益其滑而下脱；用参、芪、桂、术，则动其阳而上逆，二者皆禁。此虚字指阴虚而言，与少阴证阴气欲绝同义。少阴证主大承气，急下以救阴，与此

① 原注：主安中益气。主，原文作“注”。

② 黄柏：原文作“黄芩”，据《伤寒论》改。

证主白头翁，大苦以救阴同义。妙在甘草之甘，合四味之苦为苦甘化阴法，且久痢膏脂尽脱，脉络空虚，得胶之滋，合四苦以坚之，则源流俱清，其利自止，甚妙。

【《千金》三物黄芩汤】

黄芩三钱　苦参六钱　干地黄一两二钱

主妇人在蓐中风，但烦热头不痛者。

又【内补当归建中汤】

**内补当归建中汤，产后虚羸第一方。亡血衄崩胶地入，见厥加芎易干姜。**

当归四钱　桂枝三钱　白芍六钱　生姜三钱　炙草二钱　枣十二枚

加饴糖六钱，烊化同服。

若亡血过多，崩伤内衄不止，加干生地六钱、阿胶二钱。若亡血多而见四肢厥逆，以干姜易生姜，减当归一半，加川芎二钱，大有妙旨。

此方主产后虚羸诸不足，腹中刺痛不休，呼吸少气，或苦少腹急挛，痛引腰背，不能饮食，产后一月，得四五帖令人强壮。

按：产后呼吸少气，不能食，病在太阴；腹中刺痛不休，或苦少腹拘急，病在厥阴。若虚羸不足，故用桂枝汤，倍芍以助脾气之转枢。痛挛引为瘀血滞着，故用当归以通凝滞，使脾气有权，乃有上轮下转之力也。加饴糖以稼穑作甘之本味，补中焦之气血。若亡血多，血海空虚，故加归、地养阴，名曰内补，以产后病在内也。伊圣之方，无微不到，所以神也。

《金匮》妊娠十方，丸散居七，汤居三。功在缓图，攻补宜不用峻，以妊娠法在安胎，安胎重养阴，尤贵调气也。

产后亡血多，以存阴救津为主。虚补之，实攻之，皆所以存阴也。即阳旦、羊肉、建中之温补，亦恐阳虚阴必走，防其渐也。知此求治，则头头是道。

**血晕**

大全曰：此产后败血流入肝经，黑花头旋，昏闷不知人，气闭欲绝也，童便第一。

崔氏以醋煮热入壶内，以壶嘴热气熏两鼻孔亦佳。《达生篇》用干漆烧烟，令产妇时时闻之，极妙。

**瘀血攻心**

陈良甫曰：此虚阳上炎也，主五灵脂，半生半熟饮之，名独行散，如神。

### 心痛

单养贤曰：产后寒上攻则心痛，下攻则腹痛，兼血块者，主生化汤加桂枝、吴萸、姜极良。

### 面黄四肢肿

此败血乘虚停积也，切不可认作水气，主小调经散。

薛氏曰：若寒水忤土，宜养脾肺。若气虚，宜益脾胃。若确系水气，宜补中气。

### 感冒

吴义斋曰：产后感冒，不可轻易发汗。盖发热之因不一，有伤力亡血，恶露不去，蒸乳饮食不慎，皆能发热。务须仔细审证，大抵产后气血空虚，汗之则变郁冒昏迷，筋惕肉瞤，搐搐诸证，宜四物汤为君，加柴胡、人参、炮姜之类。姜辛热，能引血药入血分、气药入气分，且能去恶生新，有阳生阴长之妙。以热治热，颇合《内经》从治妙旨。

### 发热

丹溪曰：产后发热，多阴虚内热之证，宜以补阴药大剂加干姜主之，此造化不言之妙旨。

王节斋曰：产后阴虚，阳无所依，浮散于外，故多发热，宜四物汤加蜜炙干姜主之极妙。

### 大热

赵养葵曰：产后失血多，阴血暴亡，必作大热，名阴虚发热。此“阴”字指气血之阴而言，误用凉药必死，所谓“证象白虎”是也。急用独参汤或当归补血汤，俾无形生出有形，阳生阴复，神妙之至。

武叔卿主四物汤加茯苓，热甚者，再加炮姜，以血虚气不虚也。加苓者，使天气降而阴自生。加姜者，取从阳引阴之妙旨也，其法甚效。

### 乍寒乍热

郭稽中曰：刺痛时见，败血不去也。但寒热无他证，为阴阳不和。

### 惊悸

薛氏曰：心主血，心血一虚，神气不守，惊悸所由来也，当补心血为主。

### 蓐劳

薛氏曰：产后虚羸，渐成蓐劳，扶养正气为主，法当理脾健胃。俾饮食进则精血充，生气畅矣。

### 小便不通

由未产时内积冷气，用食盐于脐中填平，葱白捣作饼，一指厚，安盐上，艾火灸之，热气入腹，即通如神。

### 损脬

收生不慎，损破产妇尿脬，致病小便淋沥。用羊、猪脬，均可加参、芪为君，归、地为佐，桃仁、陈皮、茯苓为使，于极饥时饮之，令气血骤长，其脬自完。

曾治传静甫如君[①]产时艰生，过服麝香，满月后小尿时遗，日夜无度，因思香燥伤气，其人柔弱，中虚不足也。用参、芪、术补中气，升、柴升清降浊，益智、胡巴温肾气，故纸缩小尿，一剂而效。

### 乳胀

凡内外吹乳，或无儿吃乳，均令乳房胀痛，症兼寒热。炒麦芽二两，水煎服，一帖立消，如神如神。

### 乳岩

舒氏曰：此证由脾胃素虚，痰饮停积，协抑郁之气而胶结，乳下成核。此病在气分，不可兼用血分之药。主理脾涤饮，开郁散结，宜六君子汤，加石菖蒲、远志、白蔻、南星，虚寒更加姜、附，神效第一方。

### 外敷法

紫草一两、麻油四两浸三日去渣，入白蜡一两碎，漫火熬烊，另用白芷二钱、松香二线、降香二钱、枯矾二钱、轻粉一钱，共研入油内搅匀，候冷退去火气。以小签挑一块置掌心内，挞开，括入乳岩陷孔内。上贴膏药，内服上方，取效如神。

此证向无良方，此二方效。

### 胞衣不下

舒氏验方。参、芪、桂、术、山羊血、无名子、没药、薏仁、山查、朱砂、降香、制硫黄，等分，粥糊丸，每用五钱，开水吞，如神。

又方取芡实叶大如盘者，收贮备用，每以一片撕作数片，煎汤加酒及姜汤

---

① 如君：妾的别称。

兑服，其胞衣亦裂作数块，如所撕之数而下，理不可解，而神效非凡。

红菱叶亦妙，与黄叶功效相埒，真奇法也。

**癃闭**

凡胎前产后患此证者，均属脾胃气虚，主舒氏温化汤如神。方见太阳腑证。

舒驰远曰：产后治法，总须辨其寒热阴阳，对症用药，前人有谓宜大补气血者，然须察其当补不当补。如血虚补血，必须兼补其气；气虚者，必不可兼补其血。如气血两虚，重在补气，盖阳生则阴长也，可为名言。

## 女科杂病

**女杂病，《金匮》录。二十方，效俱速。**

《金匮·妇人杂病》以因虚、积冷①、结气为提纲，至末段证千变万化，总不外阴阳虚实。而尤以脉之弦紧为言者，以经阻之始，大概属寒，气结则脉弦，寒盛则脉紧，以此为主，而参之兼脉，则病情悉得矣。

此节为女科病之要言。

**凡中风，形如疟。经适断，名热入。小柴胡，转枢确。**

妇人中风，七八日续得寒热，发作有时，经水适断者，此为热入血室，其血必结，故使如疟状，小柴胡汤主之。

按：此证血虽结，表证尚在，其证轻，主以小柴者。借少阳之枢以转之，俾气行血即散，所以治经脉之结也。

妇人中风发热恶寒，经水适来，得之七八日，热除身凉而脉迟胸胁满，如结胸状，见谵语者，此为热入血室也。当刺期门，随其实而泻之。

按：此证表邪已罢，其血复结，热邪尽归血室，外无向表之机，内无下行之势，是病之最重者。仅刺肝膜期门穴，尚不是治。仲景未出方。舒驰远有寒热二方，可补未及。

**若伤寒，谵夜作。经适来，宜勿药。**

热入血室，不独中风有之，伤寒亦然，妇人伤寒，郁而为热，外又发热，经水适来，过多不止，血室空虚，邪乘虚入，阳气无病，则白日明了。血分受

① 积冷：原文作“精冷”，据《金匮要略》改。

邪，故夜则谵语，如见鬼物状，此亦热入血室。勿误作阳明胃实之证，既非胃实，不可妄下，但无犯胃气及上二焦，必自愈。

按：此证，血既未结，表又未罢，轻而又轻，故但无犯胃及上二焦，必自愈。

再按：二句指不可吐伤胃，不可汗竭液，俟其经净，新血生必自愈，无方之治，正深于治也。郭白虚谓仍主小柴及刺期门，尤未见及也。

**阳明病，热血室。头汗出，又下血。刺期门，泻其实。**

妇人热入血室，不特经水适来适断者为然，阳明病亦有之，但其证头汗出，又下血为独异耳。阳明谵语，热由气分袭入胞中，故下血。彼证因血虚邪入，此证因邪入迫血下行，然热既入血室，不必以阳明为主，以厥阴为主。厥阴之气不通，故一身无汗，郁而求通，只好于少阳达之，故头上汗出。治法须刺肝膜之期门，以泻其实邪，刺已，通身汗濈然而出，则阴之瘸闭者，亦必通矣。

舒氏二方，一主寒入，一主热入。主热入者，若表未罢而血未结，能因势利导，表已罢而血结，亦大力挽回也。

**梅核气，咽中塞。半朴汤，加杞菊。**

痰气阻塞咽中，吐不出，咽不下，状如炙脔，名梅核气，主半朴汤。

徐中可治一妇，梅核气，夜中灯下每见晕，如五色花，背脊内痰痹，此结寒挟肾气上冲，咽而塞噎也，与半朴汤，加杞、菊、丹皮、肉桂，一帖而效。此证男子亦有之，又名四七汤。

**甘麦汤，脏燥服。温经汤，带下酌。**

妇人脏燥，悲伤欲哭[①]象，如有神灵所作，数欠伸，五志生火，穷必及肾也，主甘麦大枣汤。

妇人年五十下血数十日不止，暮即发热，少腹里结，腹满手心烦热，唇口干燥，或半产后瘀血在下也，温经汤主之。

**小青龙，主涎沫。兼见痞，泻心入。**

妇人吐涎沫，医反下之，心下即痞，当先治其吐涎沫，青龙汤主之。涎沫止，乃治其痞，亦如伤寒证表解乃可攻里之例，治痞以泻心汤主之。此次第相主之方治也。

---

① 哭：原文作“笑”，据《金匮要略》改。

**月再见，主瓜约。陷经黑，胶姜索。**

带下经水因寒而不匀，少腹满痛，一月再见，主土瓜根汤。黑陷经，其血漏下不止，色黑不解，此瘀血不去，新血不生，营气腐败也。然气喜温而恶寒，宜胶艾汤主之，原方缺，以《千金》胶姜汤代之。丹溪云黑是热极，此言其常，彼言其变也。

**少腹满，口不渴。水结血，黄遂逐。**

妇人少腹满，如敦状，此血蓄胞宫也。若小便微难，而口不渴，可知其水亦蓄也。若病作于生产之后者，此为水与血俱结在血室也。宜用水血并攻法，以大黄甘遂汤主之。勿畏其峻，以致留邪为患。

**各种风，刺痛腹。红蓝花，煮酒嚼。归芍散，诸痛却。**

妇人有挟七十二种风，腹中气血刺痛者，红蓝花煮酒主之。

按：红花主脉外之血，归、地、茜草，主脉内之血，川芎、白芍、丹皮、红曲之类，主内外兼理之血，确有分别，引用宜的。

腹中一切疾痛，均以归芍散为加减，理血气之总方也。

**小建中，虚寒钥。肾气丸，转胞速。**

虚寒里急腹痛，脉阳涩阴弦，主小建中汤。不愈，更以小柴胡去芩主之。

妇人饮食如故，烦热不得卧，而反倚息者，阳气不化，水不行也，此名转胞。不得溺，以胞系于肾，故致此病。但当利其小便，使胞气顺自愈，主肾气丸，如神。

**矾石丸，取白物。阴掣痛，蛇床撮。阴蚀疮，狼牙浴。阴吹证，膏发饫。阴挺病，坐丸续。**

经闭不利，子脏有凝滞而成坚癖，又因热湿腐变，中有干血，下白物不止，即白带，俗名白崩是也，宜用外治法。以矾石丸纳阴中，剧者再纳必愈。

妇人阴中寒，少腹掣痛，此寒由阴户入，当温其受邪之处，以蛇床子散作锭纳入阴中，自愈。蛇床子温以去寒，白粉燥以胜湿。

少阴脉滑而数，滑主湿，数主热，湿热合而结于阴分，主阴中生疮。至于湿烂，此虫蚀阴也，主狼牙汤洗之，无狼牙草，以狼毒代之。

妇人胃气下陷，矢气下泻，不从后阴，反从前阴吹出矢气，陆续不绝，喧然有声。此谷食实，不通大便故也，以猪膏发煎主之。取其滋润，以利大便，则矢气顺，后窍通，则前窍塞矣。

阴挺，俗名蚂蚁疮，又名鸡冠疮，俗名下番，古称阴挺，今呼吃血痨是也，主矾绿丸，坐入下部效。

《金匮》总论云：妇人之病异于男子，以有月经为主也。其因月经而致病，则有三大纲：一曰因虚，二曰积冷，三曰结气。三者或单见，或兼见，或互病，或相因而病，或偏胜而病。病则为诸经水断绝，无论病之初发与病已渐深，大抵气不足则生寒，气寒血亦寒，由是冷侵不去而为积，气着不行而为结。胞门为寒所伤，由外入内，又有内而达外，渐至经络凝坚。经之源头受伤，则病变无穷，其病又有上中下之分。

在上，肺胃受之，寒客所伤，逆于胃口，则为咳嗽涎唾。或寒久变热，热甚肺伤，则成肺痈，其形体之受损则一，而为寒为热，若判两人。

在中，肝脾受之，邪气从中盘结，或绕脐恶疝，或两胁疼痛，与胞宫之脏相连，此寒之为病也，或邪气郁结为热中。热郁与本寒相搏，痛在关元，脉见数热之象，而身无疮痒溃烂之疮证，但见肌肤干燥，状若鱼鳞，偶逢交合时著男子，非止女身，此热之为证也。寒热之分，若此。所以然者，中者，阴阳之交也。虽胞门为伤寒则一，而中气素寒者，以寒召寒，则邪从寒化，故见寒象。中气素热者，寒旋变热，则邪从热化，故见热象也。

在下，肾脏受之，穷而归肾也。每见经不匀，令阴中掣痛，少腹恶寒，或上引腰脊，下根气冲，气冲急痛，膝胫疼烦。盖以肾为阴部，而冲脉与少阴之大络，并起于肾，甚则奄忽眩冒，状如厥颠。所谓阴病于下，行极而上也。或有忧惨、悲伤、多嗔，所谓病在阴则多怒，及悲愁不乐也。

总而言之，此皆带下之证，言带脉已下之阴病也。久则肌肉削而羸瘦。气不足则脉虚多寒，统计十一瘕、九痛、七害、五伤、三痼、三十六证，千变万端，审脉之阴阳、虚实、弦紧，行其针药，治危得安。其病虽同，脉各异源，务寻其所异之处，即为探源之治也。

按：此言百病，皆不外“阴阳虚实”四字。又以脉之弦紧为言者，盖经阻之始，大概属寒，即有热证，亦由寒变。气结则弦，寒甚则紧，示人以二脉为主，触相参之法也。

【半夏厚朴汤[①]】

**状如炙脔贴咽中，却是凝痰气上攻。半朴苓姜苏共剂，消痰降逆仗温通。**

半夏三钱　厚朴三钱　茯苓四钱　生姜五钱　苏叶二钱

① 半夏厚朴汤：原文作“大半夏厚朴汤”，据《金匮要略》改。

主妇人咽中如炙脔，即梅核气，痰凝咽中，吞不下，吐不出，如神。

【甘麦大枣汤】

**妇人脏燥欲悲伤，如有神灵太息常。小麦一升甘三两，十枚大枣补脾强。**[1]

炙草三两今一两　小麦四两　枣十枚

按：妇人脏燥之证，脏属阴，阴虚而火乘之，则成燥。燥侵心，则悲伤欲哭，如有神灵；燥侵肾，则太息欠伸。所以然者，五志生火，动则关心，阴脏既伤，穷必及肾也。小麦肝之谷，色赤入心，气寒入肾，味甘入脾，合甘草之甘，妙能联上下水火之气，交会中上。近人动言滋阴养血，抑知阴盛津愈枯，阳衰阴愈燥乎？此主脏燥大法。凡阴虚火乘之证，可以悟其妙方矣。注云补脾尤良者，补阴则气自生、脾自旺也。

【小龙】【泻心】见寒

【温经汤】见上

【土瓜根散】

**带下端由瘀血停，月间再见不循经。䗪虫桂芍均相等，调协阴阳守典型。**

土瓜根即王瓜根　白芍　桂枝[2]　䗪虫

等分，杵末，酒服方寸匕。

主带下经水不利，少腹满痛，经一月再见者，此瘀血停滞也。

【胶姜汤】

**胶姜合用贵精详，漏陷经如黑色良。姜主升提胶主血，刚柔运化合阴阳。**

生姜一两　阿胶五钱　枣四枚

主妇人陷经，漏下黑色不解者，即俗名血山崩证。

一妇血崩不止，初下鲜血，次黑块，继则红水，牙关闭不省人事，脉细微，身冷面青，气微肢厥。用四逆加赤石脂不效，又进阿胶、艾叶、干姜、附子仍不效，始悟干姜之性守而不走，安能导血归经。改用此方，灌下片时许，腹中微响，四肢头面见小汗，身渐温，须臾遂醒而能言，但苦身中疼痛，令先与米粥一杯，又进前方，血崩立止，气复厥回而愈。盖胶平肝养血去瘀生新，姜散寒升气。经云：陷者举之，郁者散之，伤者补之。此其旨也。干姜、生姜之用，判若天渊，录此以为治血崩之例。

---

① 原注：补脾尤良。

② 桂枝：原文作“桂根”，据《金匮要略》改。

【旋覆花汤】

旋覆花三钱　葱四寸　新绛少许

主妇人得革脉，则半产漏下，如见革脉，以此预治之。

按：此汤《金匮》凡两见，一治积聚，以通肝着之气，一治妇人杂证。弦芤相搏，成革之脉，若见此脉，以此汤化革、保胎，非临时始用也。

【大黄甘遂汤】

**小腹膨敦小便难，水同瘀血两弥漫。大黄逐血遂行水，辅以阿胶妙斡旋。**[①]

大黄三钱　阿胶三钱　甘遂七分研

煮成顿服，血下便利自愈。

此畜血畜水[②]分消法，佐以阿胶，以补为通也。

【红蓝花酒】

**三十六风义未详，腹中刺痛势鸱张。治风先贵引其血，一味红蓝妙义长。**

红蓝花三钱，酒一升煎减半，分二次服。痛止勿再服。

主妇人六十二种风，腹中血气刺痛者。兼主痎疟。

【当归芍药散】见上

【抵当汤】见寒

【小建中汤】见上

【肾气丸】

主妇人病，饮食如故，烦热不得卧而反倚息，名转胞，不得尿，以胞系于肾故也。此丸如神。

干地黄八两　山药四两　山萸四两　茯苓三两　丹皮三两　泽泻三两　附子一两　桂枝尖一两

蜜丸，梧子大。每二三十丸。

此方地黄、山药固肾阴，山萸、附子补肾阳，桂枝化肾腑之气，茯通水道，妙在泽泻形圆善转，俾肾气旺，则能充胞，系自正矣。

按：转胞之病，亦不尽此。有中焦脾虚，不能散精归肾，及上焦肺虚，不能下输归胞者；或胎重压胞，而系不舒；或忍溺入房，滞其气者，要当求所因

① 原注：此证口不渴。

② 畜血畜水，即“蓄血蓄水”。

治之。此方又主虚劳腰痛，少腹拘急，小便不利者。以腰为肾之外腑，肾司开阖，主骨髓，为作强之官，与膀胱相表里。若少阴精气虚，不能主骨，则腰痛。少阴阳气虚，不能通腑，则少腹拘急，小便不利。本方补真阴，蒸肾气，使阴平阳秘，则开阖自如。

【膏发煎】

主妇人胃气下泄，阴吹而正喧，此谷气之实也。此证阴中气出有声，如大便之下矢气然。

猪膏八两　血余炭三两

煎令消尽血余炭为药成，分二服，病从小便出。兼主黄疸。

【矾石丸】

**经凝成癖闭而坚，白物时流岂偶然。矾石杏仁丸似枣，纳之阴内即时安。**

矾石三钱烧　杏仁一钱

同捣蜜丸，枣核大，纳户内。剧者再纳。

按：子宫干血，坚凝成癖而不去，则新血不荣，经闭不利。由是蓄泄不时，胞宫生湿，湿生热，所积之血，转为湿热所腐，而成白物，时时自下，久则成劳，俗名白崩，即是此病。治宜先去脏中湿热，矾却水除湿，杏破结润干血之枯。从下取，不犯胃气，不伤中气，二法兼备，诚巧方也。若经不闭，下白物，且有兼五色者，高士宗以治痢法加引导前阴之品，如神。

【蛇床子散】

蛇床子一味研末，以铅粉①少许和作锭，枣核大，纳户内。

主妇人阴中寒，以此温其户，不必服药。

【狼牙浸法】

狼牙草水煮透，以绵缠箸如茧，浸汤内，纳户中，数遍。无草以狼毒代之。

主妇人阴中生疮、蚀烂者。

【阴挺坐丸】

飞矾六钱　铜绿四钱　五味　雄黄五钱　桃仁一两去皮尖

共研末，炼蜜为丸，每丸重四钱，以方内雄黄为衣。

---

① 铅粉：或作米粉。

主妇人阴挺，以一丸坐入户内，令自化即愈，重者二丸，如神。

附【舒驰远热入血室方】

柴胡三钱　羚角三钱　青皮二钱　桃仁一钱　红花一钱　万年霜三钱

山甲珠二钱　人参一钱　当归二钱

如舌干口臭，大便闭结，加大黄。

按：柴胡提出少阳，归、红、桃破血结，羚清肝，青皮开结，万年霜引热出前阴，山甲直达瘀结之处以攻其坚，人参补元气以行诸药之用。立法妥善，勿轻视之。

此方表罢而血未结者，能因势利导。即表已罢，而血后结者，亦能大力挽回也。

又【寒入血室方】

人参　白术　附子　上桂　干姜　山查　没药　山甲珠

若遇中寒而经水适断者，是寒入血室也，此方主。须认明中寒，法属三阴。

凡中寒而经水适来者，或已过者，均不必顾虑其血，但须温经，以散其寒，即里重不兼表之意。

**女科续参**

女科方书最繁，支离者多，中肯者少，然一书之成，总有二三好方，兹择其要者备用。

【海藏六合四物汤】

四物等分，随所患之证加入二味，名六合汤。主妇人胎前诸证，去病而不损胎，法尚简便，修园正之颇妙。

子满者，孕妇忽见通身肿满，是胎前挟水，水与血相搏也，加陈皮、白术、茯苓、泽泻。

子气者，病在气而不在水，气滞则两足面肿，喘闷减食，甚则脚指出黄水。前方去地黄，加香附、紫苏、陈皮、天仙藤①、炙草。《金匮》葵子茯苓散，勿轻用。

子悬者，浊气举胎上凑也，胎热气逆，必胃胀满。前方去地黄，加紫苏、陈皮、大腹皮、人参、炙草、生姜。

① 天仙藤：原文作“天仙”。

子烦者，心中懊侬，口燥心烦。前方加麦冬、知母、竹叶、人参、甘草。

子淋者，孕妇小便涩少，乃肺燥而天气不降，前方加天冬以清之；肾燥而地气不升，再加细辛以润之。佐木通、茯苓通其水，人参、甘草补其虚，即本草安荣散①之义。

胎重压胞，小便不通，少腹急痛之转胞证，前方加参、术、陈、半、升麻、生姜，空心服。

子嗽者，怀孕咳嗽，由于火盛克金，加天冬、桑白皮、紫菀、竹茹、炙草。

子痫者，怀孕猝倒无知，目吊口噤，角弓反张。系肝风内动，火势乘风而迅发，加羚角、钩藤、竹沥、贝母、僵蚕。甚者间服风引汤，继以竹叶石膏汤、鸡子黄连汤，以急救之。

子鸣者，妊妇腹内儿啼，乃脐上疙瘩，儿含口中。孕妇登高举臂脱出儿口，致儿作啼，加茯苓、白术主之。仍散钱于地，令其曲腰拾之。一二刻间，儿含疙瘩，遂止如神。

子喑者，妊妇八九月间，忽然不语，盖胞系于肾，肾脉系舌本。今胎气壅闭，肾脉阻塞。前方加茯苓、远志主之。不效，应静候分娩自愈。

**血分**

凡经先断后病水，名血分。少阴脉沉而滑，沉为在里，滑则属实，滑沉相搏，血结胞门，病为难治。言因血病水，血病深，故曰难治。

按：此证，气壅于上，胃病于中，血结于下，分之则三，合之则一。胞为血海，故男女皆有之，主泽兰汤如神。

**水分**

凡先病水后断经，名水分。此由脾胃虚冷，不能调通水道，下输膀胱，渗泄之令不行，生化之气不转，其病浅而易行，用归脾汤及六君子加木香、炮姜、肉桂主之均效。

四乌鲗骨一芦茹丸，可通主。

素问鸡矢醴、大黄䗪虫丸，均可主血分。

---

① 安荣散：《重订严氏济生方》载其方为麦冬、通草、滑石、当归、灯芯、炙甘草、人参、细辛。

【泽兰汤】

**泽兰破血兼消肿，行中带补猛不猛。胎产百病势淹缠，直达血海通其壅。**[1]

泽兰五钱　大黄一钱　阿胶三钱　红花七分　小蓟五分

如口不干、便不结，去大黄，加当归、桃仁。

如肿甚，加麻黄、附子，或合五苓亦妙。

如肿甚少腹满，小便自利，蓄血为剧，主红蓟五苓散。大剂作丸，早晚以泽兰汤下之为上法。以血积胞门，必由前阴导之。

陈修园曰：归脾汤为调经妙品，迟加姜、附，早加丹、栀，如神。

【华佗愈风散】

主产后中风，牙关紧闭，角弓反张。

荆芥穗二两炒

研末，每五钱，童便和酒调服。

如口噤，用炒荆芥穗一两二钱研，童便水同煎去渣，从鼻中灌下即活，第一神方。

【猪蹄汤】

主产妇乳少，是气血不足。

黄芪一两　当归五钱　白芷三钱　木通一钱

炖猪前蹄二只，服如神。

【催生方歌】

乌梅一枚、巴豆三粒与胡椒七粒，研细，共捣作成膏，酒醋调和贴脐下(关元穴)，片刻母子两分胞，此法如神。

## 小　儿

**小儿病，多伤寒。稚阳体，邪易干。**

喻嘉言曰：方书谓小儿八岁以前无伤寒，此胡说也。小儿不耐伤寒，初传太阳一经，早已身热多汗，筋脉牵动，人事昏沉。势已极于本经，误治即死，无由见其传经，所以反说无伤寒也，俗称惊风，皆是此证。盖小儿稚阳，世谓纯阳，所以动手先错。

---

① 原注：单用亦效。

**凡发热，太阳观。热不已，变多端。桂枝汤，即神丹。**

太阳主身之表，小儿腠理未密，最易受邪。其证头痛、项强、发热、恶寒，小儿不能自言，唯发热，则一扪可知。

喻云：治小儿者，见头摇手动，而立抽掣之名；见口噤脚挛急，而立搐搦之名；见脊强背反，而立角弓反张之名。造出种种不通名目，谓为惊风。用攻痰镇惊清热之品，投之辄死。不知太阳之脉，起于目内眥，上额交颠入脑，还出别下项夹脊抵腰中，是以见已上诸证也。当时若以桂枝汤照古法服之，无余事矣。过此失治，则变为痓病。

变痓亦易治，无汗名刚痓，以桂枝汤加葛根主之；有汗名柔痓，以桂枝汤加栝楼根主之，均如神。此太阳而兼阳明之治法也。

痓之剧者，胸满高胀，口噤卧不着席，脚挛急，龂齿即咬牙，四肢抽掣，二便不通。以大承气汤急下，以救其阴，口不进药，从鼻灌之亦活。

如或寒热往来，兼呕，以桂枝汤合小柴胡汤主之，或单用柴胡亦可。此太阳而兼少阳之治法也。

总之，一经见证，即用一经之药。如经证、腑证兼见，即当表里两解。如太阳、阳明两经表证同见，即合桂枝、葛根，以解两经之邪。兼少阳，再加柴胡。兼见口渴而小便不利，即合三阳表药于五苓散中。兼口苦、咽干、目眩，更加黄芩。若兼口燥心烦、渴欲饮冷，即合用白虎于其间，并三阳表里而俱解之。若三阳表证与三阴里寒同见，里重于表，但当温里，不可兼表，此六经定法，详于舒驰远集注，其辨阴阳二诀尤妥。

**太阳外，仔细看。遵六经，危可安。治婴孩，法一般。**

亦有小儿体旺，三日不解，耐得去而传他经者，亦有初病即兼他经者，均须按六经法治之，必无差误，均详上注。

初生小儿审治尤为不易，凡婴儿收起，必先观其面色神气，以验胎热胎寒。胎热者，面[①]赤，目常闭，五心热，大小便不通，乳食不进，啼叫不已，或生下遍体皆黄，甚或尿血。悉由产母胎中遗热所生，或不忌辛辣，或好饮醇嗜厚，或好浴受风变热，或不节房欲，皆令儿受热之根也，法宜清解。

胎寒者，面色青[②]白，四肢常冷，大便青[③]黑，小便不禁，腹痛频啼，盘

---

① 面：原文作“而”，形近而误。
② 青：原文作“清”。
③ 青：原文作“清”。

腹内吊，皆属胎寒，或生下即受外风，不时寒战，皆系寒证。或其母受胎之后，外受寒邪，久而不解，或平素禀气虚寒，儿在母腹，呼吸母气，久受积寒所致，法须温补。又有撮口脐风，尤为恶证。凡脐风无不撮口，脐为命根，风入于脐，命根殆矣。病在心脾，而有内因、外因之判。

内因者，脐带系于胞门，必其所生之时，其母先感风邪，遗邪于儿，谓之胎风。下地之后，必见风象是也。

外因者，或由其母胞衣来迟，收儿较迟，致令受风，或断脐之后，包裹不密，或揙被冒风，或未及六日脐带已脱，多成此症，病由外受是也。

由内因者，宜用夏氏灯火法甚效。

由外因者，脐风将作，宜桂枝加芍汤主之。脐风已作，宜桂枝加大黄汤主之。

如外因脐风已成，二便不通者，宜陈氏通结法。

若虚寒证多，二便不通，以温汤漱口。咂儿之前后心、脐下、两手心，共五[①]处，咂至红赤色，气通自利。

**若吐泻，求太阴。吐泻甚，变风淫。慢脾说，即此寻。**

太阴，以吐食自利为提纲。不渴，手足自温，腹时痛，为病象。以理中汤主之。

吐泻不止，则土虚而木乘之。《左传》云：风淫末疾。末，四肢之末也。四肢主脾，木邪忤土，即抽掣之状。

世谓慢脾风多死，殊不知即太阴伤寒也。有初起即伤于太阴者，有渐次传入太阴者，有误用神曲、麦芽、山查、莱菔[②]子、枳壳、葶苈、大黄、瓜蒌之类，陷入太阴者。既入太阴，治法均主理中。

如吐泻后，冷汗不止，手足厥逆，理中汤加附子，或通脉四逆汤、白通汤佐之，此太阴而兼少阴之治法也。

如吐泻，手足厥冷，烦燥欲绝者，不吐食而吐涎沫，服理中不效，宜吴茱萸汤佐之，此太阴兼厥阴之治法也。

若三阴热化之证，如太阴腹时痛时止者，主桂枝加芍药汤。大便实而燥者，主桂枝加大黄汤。

---

① 五：原文作“七”。

② 菔：原文作“葍”，形近而误。

少阴之烦而呕，口渴，心烦不得眠，主猪苓汤[①]。心中烦，不呕，主黄连阿胶鸡子黄汤。

厥阴之消渴气上冲，吐蛔下利，主乌梅丸。

下利后重，喜饮水，主白头翁等汤[②]。间亦有之，此皆三阴热[③]化之证也，唯扼定《伤寒论》六经提纲诀，按证用方，以治小儿，百发百中，头头是道。

**阴阳证，一太擒。千古秘，理蕴深。宗喻氏，是金针。**

三阳独取太阳，三阴独取太阴，此擒贼擒王、治病治主手段[④]也。喻嘉言先生自通禅后，得异人所授，独揭千古之秘。胡卣臣曰：习幼科者，诚能虚心领略，便可免于殃咎。若骇为异说，视圣法太高，信从别书，则造孽无穷矣。

【桂枝汤】

**桂甘化气得姜良，甘芍和营得枣强。解肌助胃安气血，调和营卫保婴方。**

桂枝二钱　白芍二钱　炙草二钱　生姜二钱　枣三枚

加葛根二钱，神主无汗之刚痉。

加花粉二钱，神治有汗之柔痉。

加人参二钱，神治汗后脉迟，虚寒神索不安之证。

倍用白芍，主腹痛多啼之证。

加大黄八分，主腹痛便闭之证。剧者加枳壳。

【理中汤】

**理中参术草干姜，调变阴阳保稚阳。独保中焦交上下，小儿此是十全方。**

人参三钱　白术三钱　干姜二钱　炙草二钱

渴者加术；吐多去术加生姜；下多仍用术；腹痛倍人参；寒多加干姜；腹满加附子；悸加茯苓；吐泻后冷汗不止加附子，再加黄芪、半夏、砂仁、故纸、上桂尤妙；吐涎沫加吴萸。

【通脉四逆汤】

干姜三钱　炙草壹钱半　生附子一钱

主小儿下利清谷，手足厥冷，脉微欲绝，身热不恶寒，面赤，如神。

加猪胆汁少许兑冲，主阴盛于内，拒阳于外。四肢汗出欲脱者，加人参汁

---

① 猪苓汤：原文作“栀豉汤”，据《伤寒论》改。

② 汤：原文作“证”。

③ 热：原文作“熟”，形近而误。

④ 段：原文作“叚”，形近而误。

兑冲，助之尤良。面赤加葱白一寸，腹痛去葱加白芍二钱。

【白通汤】

干姜二钱　生附子二钱　葱白寸

主少阴下利脉微者。

加胆汁、人尿，主与白通不止，厥逆无脉，干呕者，此格[①]阳于上也。

【大建中汤】

干姜二钱　川椒一钱炒　人参二钱

煮成去渣，入饴糖化服。

主小儿痛而大寒，呕不能食，腹满上冲，如神。

已上五方，皆仲景经方。小儿体本稚阳，若一伤寒，支受不起，故以温热之剂为主方。外感内伤，均不离此。

李士材云：治小儿总以四君子为主。有外邪，略加表药一二味，分两宜轻。有内伤，则按证加温剂。为第一稳法，亦[②]是适中之论。若热证及三阴化热之证，喻氏所引之方，皆丝丝入扣，已详《伤寒论》中，兹不再赘。善学者，尤当求深于本论也。

**脐风**

小儿初生，脐风最为恶候。或因剪脐太短，或结束不紧，致外风侵入脐中，或为水湿寒冷所乘，皆足致之。昔人有预防脐风之诀，三朝一夕[③]，看儿两眼角黄，必生脐风。又摸儿两乳内，有一小核，是须挤去。二法皆可行，而未确。唯小儿不时喷嚏，更多啼哭，吮乳口松，是真作脐风之候，主夏氏灯火法。

其法云：脐风初发，吮乳必松，两眼角挨眉心处，忽有黄色，宜急治之。黄色到鼻可治，到人中、承浆，治之稍难。口不撮，微有吹嘘可治。至唇口收束、牙噤、舌强、头直难治。凡一见婴儿鼻准有黄色，吮乳口松，神情与常有异，即用灯草醮香油，干湿得宜，点燃。于囟门淬一燋，人中淬一燋，承浆淬一燋，两手大指拇端少商穴各淬[④]一燋，脐轮绕脐淬六燋。脐带未落，于带口淬一燋；已落，于落处淬一燋，共十三燋。风便止，黄退而神安矣，其法如

① 格：原文作隔。
② 亦：原文作“未”。
③ 夕：原文作“七”。
④ 淬：原文作“碎”，形近而误。

神。生南星末，掺脐上，可追余风。

### 已脱脐脐风治法

即以脱下脐带洗净，先以水煎至五六沸，去带，入牙皂、僵蚕、山甲珠、麻黄、防风、荆芥、半夏、南星再[①]煎五六沸，加生大黄煎三沸，均去渣。澄清，入麝香少许、姜汁、竹沥，调匀。徐徐灌之，若便通则愈。

### 预防脐风

枯矾二钱　硼砂二钱　朱砂二分　麝香少许[②]　冰片五厘

共末。凡小儿下地收洗时，以此末掺脐上。每早晚换洗时，掺极妙。

【二生散】

生香附　生半夏各二钱

研末。生鸡蛋清调作饼，贴儿两足心，极能引热下行。治初生小儿口疳、马牙、重舌、木舌、吐舌后脾热不啼，心热不食乳等证如神。此林屋山人经验方也。

或用吴茱萸四钱，研末，醋调，敷两足心亦妙。

### 儿不食乳

用活鲫鱼尾，入儿口中，频频摇摆，能去儿口中热毒。初用儿必啼，须臾口内生凉不啼，便可吮乳，奇妙如神（同上）。

儿不食乳，心经之热，以黄连泡水与服，即已。或磨浓汁，搽乳头[③]，令儿吮之亦佳。

如见阴证，仍宜按三阴治法，不必顾其风不风，以稚阳之体，不堪多事攻击，故白通等法，救命神丹也。

### 即痘疹，此传心。舒氏法，稳而精。

痘为先天之毒伏于命门，因外感而发。初起时，用桂枝汤，从太阳以化其气，气化则毒不留，自无一切郁热之证，何致服连翘、紫草、牛蒡、生地、犀角、石膏、芩、连之类以致寒中变证乎？及报点已齐，后冀其浆水饱满，易于结痂。亦当求之太阴法，用理中等补中宫土气，以为成浆脱痂之本。亦不赖保元及鹿茸、人乳之力也。若用毒药助浆，先损中宫土气，浆何由成？误人不

---

① 再：原文作“直”。

② 少许：原文作“少”，据文意补。

③ 乳头：原文作“头顶”，据医理改。

少。此古今痘书所未及。唯张隐庵《侣山堂集》微露其机于言外，盖重其道而不敢轻泄欤！疹视痘为轻，亦须知此法。

【桂枝汤】

加紫草、银花，主痘疹初发如神。此高士宗《医学真传》方也，识力极超妙，学者可以类推。

## 舒驰远痘疹真诠

### 发热

经云：痘禀于阴而成于阳。所谓禀于阴，以痘为先天胎毒也；成于阳，以痘必需阳气为运化而成也。初出苗时，必头身发热，三日而苗现，苗齐热退。运水时又发热三日，水足热退。养浆时又发热，以化毒成脓，脓成则热退。浆既足，又必借热以干之，否则不能结痂。痂落后又发热三日，蒸化斑点，谓之烧斑，否则斑不能化。始终以扶阳为第一义，至清解之法，必因实邪，不得已而行之，切不可误用。

若误于齐苗时，则水不足而顶陷。顶陷，阳气虚也。法当大补阳气，否则顶不能起，且必厥逆腹痛，阴寒起而变证作。若误于养浆时，则脓不成而痒塌。痒塌，火衰也，主参、芪、苓、术、桂、附、鹿茸、鹿胎、鹿鞭等，否则寒战咬牙，吐泻交作，不可为矣。至于身凉脓不干，痂落斑不化，皆清热之过也。所言不可清者，正热也。其有邪热，又足害痘，又不可不清也。

正热者，阳气重蒸，自内达外。手足温和，喜露头面，不恶寒。其热和缓[①]，时热时退，时有微汗，人事清爽，饮食有味，二便如常。此真阳卫外，所以成痘之功，所谓饮食有味，内外无邪。勿药亦可。或相其本气，以轻剂扶阳助胃亦佳。

邪热者，风寒之邪自外而入，拂郁阳分，憎寒壮热，四肢冷而[②]无汗。治法须细按所见之证属于何经，依六经定法，分经用药，以解外邪。小心体贴，不可伤正，邪退，仍宜轻剂扶阳。若本气虚寒，惯泄腹痛者，必须温经之中，加用表药。

### 发搐

热甚发搐，表邪固闭，苗气不得外达所致，得汗则解。解而复作，表尚未

---

① 缓：原文作“暖”，形近而误。

② 而：原文作“面”，形近而误。

去，宜从所见外证，依法表散。

食壅亦作发搐，主消导。食与邪有辨，脉浮主表，沉为食积，更于舌苔及胸腹满不满、便之利不利审之，自可中肯。

又有火壅经络，津枯血燥，营卫塞滞，以致苗不得透而发搐。其证必大热，舌干口臭，恶热喜冷，主柴胡、葛根、花粉、连翘、生地、竹茹等润之。凡搐发于初见点时不妨，若齐苗后大忌，以阴津枯燥故也。

**惊**

搐与惊不同，搐为实证、闭证，惊为虚证、脱证。何则？搐证当其搐时，即于其旁鸣金放炮，彼皆瞢然不知。惊证，虽直视头仰，身手俱张，人在其旁作一咳声，彼即着惊，且必面青，唇青便泄青白，主参、芪、苓、术、炮姜、附子、半夏、琥珀以救之。

**痒**

见点时，遍身作痒，此卫阳虚，不足充腠理，苗欲出不得出，游移于皮肤而作痒也。主桂枝、干葛、炙草、黄芪、白术、桂、附助阳解表。外用胡荽兑姜汁，麻巾醮，乘温热擦之。或以麻油作燃照之，痘出则痒止。

若灌浆时作痒，势必无大热，有大热则不痒，一定之理。其痘顶必平陷，色淡白或灰，主参、芪、术、桂、附、鹿茸之类，顶起浆足痒自止。

凡痒，总属阳虚。经云：火衰作痒，火实作痛。其火衰者，切不可用消风活血等药，致令阳愈亏，则痒愈坏。

若阴虚血燥而作痒，其色枯焦紫赤，其形缩小而不开胖，口干舌燥，小水涩。主胶地养血润燥，丹皮、紫草解血热，牛子、蝉退清外热，则痒转红活，胖开痒止。

**身疼痛**

初发热，身疼痛，呻吟者，乃外邪壅滞，苗不得出。法宜分经用药，邪去苗见自已。

若痘齐而身疼痛，则视其形色，察其本气，用药以助灌运，脓成毒化自已。

若灌浆而痛，非身痛也，乃毒气实盛，尽攻痘窝而作脓痛也。主重用参、芪、桂、术、鹿茸等药大补元气，以尽化其毒而助足其浆，胀收痛自已。

**形色**

初出颗粒稀疏，磊落光明，为有形。红活光润，为有色，吉兆也。若三五成串，粘聚模糊，或密如蚕种，小如针尖，为无形。枯焦紫赤，暗滞不明，为无色，否象也。至开盘后则验气于形，验色于血，辨其虚实，爽若列眉。书云：气，体天亲上，其高起之泡，气之位也。血，体地亲下，其四围根脚红活处，血之位也。气充则泡顶尖圆而形光壮，血附则根脚红活而色活[①]润。此最吉之痘，勿药为上。若顶陷，是气虚不充，宜补气。根不红活，是血虚不附，宜补血。真阳虚者，亦无红晕，甚至通身㿠[②]白，身凉不温，主大补气分，不宜专以血气为治。若通顶红色，而成血泡者，此气亏血上溢也。急宜大补其气，气充则血附，而泡转光明。至于调养气血之法，气虚专补气，不宜兼补血。盖阳不能从阴，阴愈长则阳愈消也。其血虚者，则多由胃气亏损，元气不足所致，补血必兼补其[③]气。盖阴必从阳，阳生则阴长也。此看书得真即治痘妙诀，然不仅治痘为妙，实百病之奥旨也。

**本气**

本气虚寒，则见头重项软，手足厥逆，便泻青白。主参、芪、术、附、鹿茸之类，大剂陡进。若泻不止，另制肉蔻末、龙骨末，加入化服。呕逆，更加砂仁、白蔻、丁香、半夏、吴萸，令泻止阳回，精神慧，饮食进而得生。

若真阴[④]不足，胃火上冲，外见壮热烦躁，渴欲饮冷，小便短赤。主归、地、栀、麦、石膏、紫草、牛子、蝉退，外解热毒、内救津液。俾津回，渴止，人事安静。痘泡红活，改用调理之剂，以助灌运，而告成功。若更兼舌胎干燥，喷热如火，腹满恶热，大便闭结，甚至谵[⑤]妄。急用驱阳救阴之法，除结存液，少缓即无及矣。主硝、黄、枳实、归、地、紫草、牛子、蝉退，使结去津回，舌润身安，痘起盘红，危而复活。

**色贵红活[⑥]**

窝下一线红圈，第一佳痘。根下血色隐隐，出于部外势欲走散，此气虚不摄血也，主补气调血。

一片平铺，遍身无痘处皆红，地界不分也。若证兼口臭舌干，不大便者，主大黄除内结。初起壮热无汗，口不渴，不恶寒，主葛根、牛子、生地、紫

---

① 活：原文作“沽”，形近而误。
② 㿠：原文作“晃”。
③ 其：原文作“血”。
④ 阴：原文作“阳”。
⑤ 谵：原文作“燥”，据舒驰远《伤寒集注》改。
⑥ 活：原缺，据文意补。

草、地骨皮、甘草以清之，自已。

其有通身皖白，无红晕者，俗名锡光痘。身冷不温，阳虚也，主参、芪、术、附、鹿茸，大补其阳，阳足则身热根红，脓满而成功。

其有根无红晕，顶含黑水者，乃阳气大虚，阴凝不化也。主桂、附、姜、砂、参、苓、芪、术、鹿茸，大剂连进，自然黑水渐化，根红脓结。

又有等痘破焦干之证，又非阴凝，乃火毒结而不化。兼舌干口臭，渴欲饮冷，壮热不大便，主牛子、蝉退解外毒，生地、紫草清血热，加大黄行结，以少少硝佐之以救内焚。二帖，结去津回，苗自红活。

**辨泡色**

痘有五泡。

水泡内含清水，皮薄而明，气虚也，主参、芪、术、附、桂，水可转脓，失治则为白陷。

灰泡顶含黑水，主参、芪、桂、附、鹿茸。失治则成灰陷，均主大补元气，助阳御阴。

血泡，详上失治为血陷，亦主大补元气。

紫泡其证有二。一为气亏血妄泛，色见青紫。阴凝不化，必身倦恶寒，舌胎白滑，主芪、术、参、茸、桂、附。失治为紫陷，大剂连进，不可歇手。

一为枯紫，外见口干恶热，小便短，大便硬。主凉血解毒，失治则成黑陷。若根脚略有红活，重用凉血解毒，兼行内托。但得线浆，即可成功。若得子救母，另发小痘，更为佳兆。

按：紫草、荷叶，能升发生生之气，且芳香足以却秽。若无汗，羌活可加；气怯，参、芪可主；血虚，当归可用；火旺血热气滞，陈皮、猪尾血加入如神。

**起胀**

痘至开盘，头面渐肿，谓之起胀。脓成浆足，痘回头胀自消，此内气充实佳兆也。

若当起胀时而不起胀，乃元气内虚，不能运送。法当相其本气，大补之。

若痘未起胀，头面预肿，此元虚浮肿，亦相本气以补之。其有表邪壅盛，而头面预肿者，法主分经辨证，以散其邪。

若痘既回，头面[1]胀仍不收者，元气虚，不能摄毒，余留于肌表，不能尽化入痘痂之内也。宜陡进参、芪、桂、术，以充阳气。

凡起胀，毒外浮者顺；不起胀，毒内伏为逆。

**养浆**

痘之要在养浆，浆成则毒化，不成痘斯坏矣。养浆时，贵身热，借阳气以化阴也，但不可不及，亦不可太过。不及则不能蒸化其毒，太过则气血受其煎熬。不及宜助阳补气，太过宜养阴济阳。

**痘忌作泻**

泻则中气虚，毒不运送，宜早为堤防，调理脾胃。若泄利不止，急用参、芪、苓、术、桂、附、鹿茸、砂、蔻、龙骨之类，以止其泻而回其阳。有他证分经辨治。

【翻盘落翳方】

主痘落眼中生翳如神。

有火，去桂加干生地一两、生芪二两、紫草五钱、荷叶五钱、神曲八钱、白术八钱、茯苓八钱、参一两、桂一两、兔丝、枸杞一两、炙草五钱，共末，每四钱开水调服，屡验如神。

【痘后眼痟及痘风眼神方】

上下眼胞俱滞红湿不干，十余年者皆可效。

石燕口津磨艾薰三钱　干乌梅肉　五倍子　芦荟　枯凡各一钱　黄连
铜绿五分　麝香一分

共末，乳汁和作锭，磨油搽，验如神。

【惊风三证回仙丹】

凡惊风三证，非金石之品不能速效。此方统治，故名回仙丹。

礞石一两硝煅[2]　蛇含石半两[3]醋煅　朱砂半两　全蝎半两　姜夏一两
胆星一两　茯神一两　猪心血晒干五钱　麝香三钱　金箔百片　银箔三百片

各为末，又共研至无声。以僵蚕、牙皂、石菖蒲、麦冬各等分煎膏，拌前药为丸。量儿大小加减，樱桃大。

---

① 面：原文作“而”，形近而误。
② 煅：原文作“煆”，形近而误。径改，下同。
③ 半两：原文作“半”，据文意补，下同。

急惊，以黄连、薄荷、生甘草汤下。姜汁、竹沥入磨服。慢惊，以附子、炙草汤下，用姜入竹沥磨冲。

此统治惊风之仙丹也。

# 外科口诀

## 外　科

**外科证，推全生。阴阳辨，简而精。**

外科书汗漫无当，唯林屋山人《外科全生集》一书，剖析阴阳虚实之理，至精至当，又极简极赅，不施升降，不动刀针，经历多年，从无一误，开卷了如指掌，可以不学而能。原本只二卷，法无不备，兹择其尤要者，并《金匮》各方登之。

**红肿痈，阳热成。醒消丸，肿痛平。诸险要，五通行。**

王氏曰：红肿为痈，痈发于六腑，为阳热之毒，薰蒸而成，大者为痈，小者为火疖。按之陷而不甚高，顶虽温而不热者，脓未成；按之陷指而起，顶已软而热甚者，脓已满足，将溃矣。

大法：脓未成，宜消散；脓已成，宜溃毒。

醒消丸极能消肿止痛，为治痈圣药。服后疮皮即起皱，二三服可消尽如神。如过四五日，将要作脓，仍可主之以止痛。

已作脓，肿甚未溃者，用代刀散，酒服即穿，外贴洞天膏，数日即可收功。如根盘数寸，在背心、脑后、腰腹、腋肋、阴囊险要等处，用五通丸、醒消丸，早晚轮服一次，以败毒汤下之，即皮皱痛止。

如已破，用醒消丸、托毒散，早晚轮服，自有奇效。

如火疖不满一寸者，蟾[①]酥丸、点舌丹即可主之。

未出脓前，痈有腠理火毒之滞，醒消一品自擅神功。既出脓后，痈有热[②]

① 蟾：原文作“蝉”。

② 热：原文作“熟”，形近而误。

毒未尽之势，宜托毒仙方活命饮、降痈活命饮等方，皆可择服。

按：王洪绪先生以红肿为痈、白陷为疽。痈为阳毒，劈分两途，截然各判，治法各殊。其方又用之如神，辟去方书部位立名套语，足破千古之迷。修园谓识一人字，便为良医，信然。

**防攻心，护心清。虾蟆取，尤护营。十七方，具权衡。**

凡患痈毒大盛，心中难受，或作呕逆恶心，或神昏不语，此毒气攻心也。急以护心散时时服之，服至呕止神清，再服醒消丸，以平其热，如制药不及，急服白沙糖三四两亦妙。

癞虾蟆破开，盖心上，取一时久，尤妙。无虾蟆以子鸡[①]代之。

【醒消丸】

主疔疮及一切大热、痈毒肿痛，立能止痛消肿，乃疗阳毒痈疮第一方也。孕妇勿服。

制乳香　制没药各两，制法照古　麝香三分勿多　雄精五钱

共研细，黄米饭两和捣为丸，如粟米大，晒干，勿见火，每三钱，酒下。

【五通丸】

主大痈生于紧要穴道，将欲大发之时，服此甚效。如与三黄丸间服，更妙。

广木香　五灵脂　麻黄　制乳香　制没药

等分共末，饭捣丸，梧子大，每五钱，开水另煎。

川芎　当归　赤芍　连翘　甘草各钱半

煮成吞丸，如神。

【三黄丸】

主悬痈红肿，并热毒大痈、杨梅结毒、火毒疼痛等证。孕妇忌服。

熟大黄三两磨汁　制乳香两　制没药两　雄精五钱　麝香三分　犀牛黄钱

共末。大黄汁捣丸，梧子大，上引每服五钱。

【代刀散】

皂刺　生芪炒各两　甘草　制乳香五钱

共末，每三钱，酒下。主疮毒肿胀，服此即溃。

---

① 子鸡：田鸡。

【生肌五实散】

人指甲五钱，用红枣（去核）包指甲，以长发五钱密密札枣，象皮切片五钱，同瓦上熔[①]成团存性，取起出火气研极细，加麝香三分、冰片三分，共研至无声为度，收贮勿泄气，每以少许上疮口，生肌如神。

【珍珠散】

主口疮牙根红肿、实火喉痛各症，每以一二分吹入如神。

真硼砂　雄精　川连　儿茶　人中白　冰片　薄荷叶　黄柏各钱

破珍珠五分

共研至无声为度，收贮勿泄气。研不细作痛。

【神仙枣】

凡生疮日久，体虚疮极重者，内敷外敷，大有神效。

大枣二斤　银花两　归身两　甘草三钱　僵蚕　白芷　乳香末　五倍子

黄芪各五钱

水六碗煎取头煎，再以水六碗煎取二煎，去渣留枣，再合煎至一半，分作四五日，连枣和汤吃完，全愈如神。

下方与此方功用略同。

【金疮枣】

红枣三斤　猪板油斤　陈酒三斤

共入砂窝内煮干，加水三斤再煮至半干，时时取食，食完疮愈，夏日分煮。

【大枣丸】

专治诸疮溃烂，久不收口，大有神效。

山羊粪晒干炒炭存性磨成细粉，大枣去皮核捣如泥，入前粉搥成丸，每四钱用[②]黑枣煎汤送下，如神。

【山莲散】

治疮毒溃烂不堪，与内腑仅隔一膜者撒上，立见神功。

大活鲫鱼一条，破腹去肠，以山羊粪填满鱼腹，放瓦上慢火烘干存性，加麝香一钱，研极细（如不细要痛）。收贮勿泄气。

---

① 熔：原文作“溶”，形近而误。

② 用：原文作“罗”。

【咬头膏】

专治疮毒肿胀不破，以一粒放疮头，不论何项膏药盖贴一夜即破，破后用茶洗净。

铜绿　松香　制乳香　制没药　杏仁　生木鳖　萆[①]麻子各二分

芭豆四分生　白砒分

共捣膏为丸，如小绿豆大。孕妇忌用。

【札药】

专治热毒红肿作痛，极有奇效。

凡皮色不变之阴疽，及孕妇胎前产后，此法切不可用。

萆麻子去壳，捣如泥，铺旧绢上，照疮毒大小铺之，又取一绢盖上，然后札疮毒上，拔毒止痛。唯红肿焮热非常者方用之，痛止即去。

【洞天膏】

治一切红肿热[②]毒，痈疖如神。

先用壮年头发斤、菜油三斤，入锅熬至发枯去渣听用。活牛蒡草、生菊花连根、活苍耳草连根、生金银藤、生马鞭草、生仙人对坐草[③]各斤，入菜子油十两，煎至草枯去渣，再用白芷、甘草、五灵脂、当归各八两，入锅熬至药枯同，去渣候油冷，将前收之头发油合共称准，每油一斤，用炒透黄丹七两入油内搅匀，再熬至滴水成珠为度，离火候冷收贮，以布摊贴。

【洞天嫩膏】

照前法，每斤油内入炒透黄丹四两，熬黑收起，不必熬久，久则不嫩。

主红肿痈疖初起，未作脓者效。并治小儿游风丹毒。

【洞天救苦丹】

治乳痈、乳岩，及瘰疬破烂，如神。

露天有子蜂窝　雄鼠粪　青皮　苦楝子

等分，各放新瓦上焙，存性研末，和匀，每三钱陈酒下，须隔两日一服，不可连服。

麻药　川乌尖　草乌尖　生半夏　生南星　荜茇[④]各二钱半　蟾酥二钱

---

① 萆：旧同“蓖”。

② 热：原文作“极”。

③ 生仙人对坐草：原文作“生仙人掌”，据《外科证治全生集》改。

④ 茇：原文作“蕟”。

胡椒　细辛各五钱

共末，酒调搽。取箭镞枪子敷。

【仙方活命饮】

主一切痈疽初起，一服即消，已成即溃，外科历验方。

山甲珠一钱　皂刺五分　防风七分　贝母　生甘草　制乳香　制没药

花粉　白芷各一钱　陈皮去白　归尾一钱半　银花三钱

加陈酒煎服。

【降痈活命饮】

主一切无名肿毒，不分阴阳，初起能解毒托里，破后能去腐拔脓长肉，疮科圣功，在仙方活命之上。

大当归八钱　生芪五钱　银花五钱　甘草三钱

酒浓煎服，汗出愈。

毒在上加川芎二钱，在中加桔梗二钱，在下加牛膝二钱，泄泻加苍术二钱，呕吐加陈皮、半夏一钱，不思食加白术二钱、陈皮一钱，气虚加参、芪各五钱，阴疽白色无论冬夏加麻黄六分、陈皮六分、肉桂一钱半、炮姜钱半，断不可妄行加减。排脓加白芷，欲破加皂刺。

【《千金》内托散】

党参　生芪各四钱　防风　厚朴　川芎各钱半　白芷　桔梗　当归各二钱

上桂一钱　生甘草一钱

主一切红肿痈疮。

【托里解毒汤】

银花三钱　当归五钱　生芪二钱　花粉　连翘　黄芩　赤芍一钱半　大黄

牡蛎　生草一钱　枳壳八分　皂刺五分，已破不用同上

【护心散】

凡患疔疮及一切大痈大毒，神昏呕吐，此毒气攻心，急服如神。

重者再服醒消丸。

绿豆粉两　乳香五钱，灯芯一钱二分同炒枯，去灯芯

灯心炭以竹筒煅者良，三钱

共研末，生甘草两，煎水送下，分数次如神。

真麻油一大杯服下亦妙。

白沙糖三四两，开水调服亦妙。

虾蟆拔毒法尤佳。

【水仙膏】

水仙花头同红沙糖捣如泥，敷。

主对口发背、乳痈、鱼口、便毒，一切恶毒，不论已破未破诸疮，久不收口，立能止痛如神。此外敷第一方也。

芙蓉叶同蜜捣敷一切阳毒诸疮如神，加赤小豆末尤妙，干者亦佳，根皮均效。

【远志膏】

远志肉二两去心

酒煮捣如泥，敷一切痈毒初起如神。

**白陷疽，阴毒凝。阳和汤，是上乘。犀黄丸，力可凭。小金丹，消毒神。子龙丸，控涎能。**

王氏曰：白陷为疽，初起疮顶平塌，根盘散漫，不肿不痛，色不明亮，乃阴疽极险之证。倘误服寒凉，其色变如隔夜猪肝，毒攻于内腑不治。此为气血两虚、毒气凝聚之阴证，非麻黄大力，不能开腠理，非桂姜不能解凝。此三味通太阳之表邪，使腠理开、凝结解，气血行则毒化，此一定之理。后列阳和汤、阳和膏、犀黄丸、小金丹，皆阴疽要药。照方治之，万无一失。若信从别书，反多头绪不清矣，各方百发百中。

小儿患各种[①]阴疽，只以小金丹化服，至消乃止。如已成脓，亦须日日服之，可已痛，至溃后毒尽，以保元汤加桂，即可收功。

又凡患一切色白大小阴疽，忌用洞天膏。又膏药嫩者贴之，反作寒凝。又膏药有巴豆、蓖麻子者，万不可贴，贴则毒愈提聚，不可不知。

又云阴毒之证，皆皮色不变，然有肿者不肿者、痛与不痛者，有坚硬难移，有柔软如绵者，宜分辨。如肿而不坚，痛而难忍者，流注也。肿而坚硬，微痛者，贴骨疽[②]、鹤膝、横痃[③]、骨槽风[④]之类也；不肿而痛，骨骱麻木，手足不仁者，风湿也；坚硬如核，初起不痛，乳岩瘰疬也；不痛而坚，形大如

---

① 种：原文作“肿”。

② 贴骨疽：病名，生于环跳穴处。见《外科理例》卷五。原文作“贴首疽”。

③ 横痃：病名，梅毒发于腹股沟。见《外科正宗》卷三。

④ 骨槽风：病名，生于耳前，连及腮项。见《外科正宗》卷四。

拳者，恶核失荣也；不痛不坚，软而渐大者，瘿瘤也；不痛而坚，坚如金石者，石疽也。凡此皆为阴疽，不论大小，毒发五脏，皆宜以上法主之。如痛甚者易治，按而不痛者不易治，而更须急治也。

又曰：既患寒疽，酷暑仍宜温暖，如生热毒，严冬尤喜寒凉。格言也。

**开腠理，贵补温。脾胃关，生死门。**

阴疽，乃气血虚寒，凝滞所致。初起毒陷阴分，非阳和开腠，何以解其寒凝？已溃阴血干枯，非滋液温中，安能厚其脓汁？故阳和开腠，温补排脓，务须兼到。

又云：开腠不温补，气血虚寒，脓何由厚？毒何由化？温补不开腠，毒无出路，其盛者，反受其助，是反益盗粮也。滋补不温行，犹造酒不暖，何以成浆？造饭不火，何以得熟？三者实治疽要诀，故清凉毫不可施。又云：阴险之疽，温补尚虑不暇，安可妄清以伤胃气？盖脾胃有关生死，故首贵止痛，次健脾，俾毒化肌生为首要。

【阳和汤】

**胶地滋阴桂化阳，苦甘引导用炮姜。麻黄发越能开腠，温补辛开化毒良。**

熟地两　鹿胶三钱　上桂一钱　生甘草[①]一钱　干姜炮黑五分　麻黄五分[②]

水煎服，服后再饮酒一二杯。谨戒房事，服至病愈为止。不论冬夏，不可妄行增减。体虚极者，姜桂可加一二倍，或加附子一二钱更妙。降痈活命饮亦主阴疽，方内姜、桂各至一钱半之多。诚以阴寒凝结，非此不为功也，宜参看。此汤主乳岩、失荣、石疽、恶核、瘰疬、流注、横痃，一切白陷阴疽，古今第一圣方。

【犀黄丸】

主上各证及肺痈、小肠痈，一切腐烂阴疽，百发百中之仙丹。

患上部，临卧时服；下部，空心服。如神。

制乳香两　制没药两　麝香三分　犀牛黄二分

共细末，以黄米饭两捣丸，如粟米大，晒干，忌火烘，收贮。每三钱，酒下。

阳和之神佐也。

---

① 生甘草：原文作“炙草”，据《外科全生集》改。

② 《外科全生集》有白芥子二钱。

【小金丹】

主上各症及一切无名阴疽，百发百中，万无一失。唯内有五灵脂，不可人参、高丽参[①]、党参，一切参，同日服，切记切记。

白胶香　草乌　五灵脂　地龙　制木鳖各净末五钱　制乳香　制没药　归身各净末七钱半　麝香三钱　陈墨钱七分

共研细，用糯米粉两二钱，煮稠，和入药末。捣千杵为丸，如芡实大，一料约作二百五十丸，晒干忌火烘，磁瓶收贮，蜡封勿泄气。临用，每以一丸，布包石上捶碎入杯内，以好酒浸约三时之久，热酒送服，尽醉取汗即愈。患生上部，临卧服；下部，空心服。一切阴疽初起，服至消散为止。

如流注等证，将次成功溃烂及溃烂已久者，以十丸分作五日，早晚服，以免流走。

若小儿不能服煎剂及丸药者，服此最妙。

【子龙丸】

即《三因方》之控涎丹。治项、颈、胸、胁、腰、背、筋骨牵引钩痛，流走不定，手足麻木，气脉不通。此痰涎，不可误认为风，又遍身或起筋块，如榴如粟，皮色不变不疼痛但麻，或自溃自烂流水如涎，经年不愈，若有漏管，此痰滞经络所致。并主一切阴疽如神。

制甘遂　大戟煮透晒干　白芥子炒

等分末，炼蜜丸[②]，梧子大，每三分滚姜汤下，忌与甘草之药同日服。

此方治痰之本。痰之本，水也。湿邪得气与火，则结为痰，大戟泻脏腑水湿，甘遂行经隧水湿，直达其结以攻之，白芥散皮膜内外水湿，故收效如神。

【拔毒法】

活癞虾蟆[③]一个，破腹刺数孔，连肠贴盖疮口，轻者日换一次，重者换二次，数日即愈如神。

【阳和解凝膏】

贴一切已破阴疽如神，并主疟疾、冻疮。

鲜大力子根叶梗三斤、白凤仙花根四两，麻油十斤，入二味熬枯去渣，次日入桂枝、大黄、当归、肉桂、官桂、川乌、地龙、僵蚕、赤芍、白芷、白

① 高丽参：原文作“高参”。

② 蜜：原文作“密”。径改，下同。

③ 活癞虾蟆：原文作“癞活虾蟆”。

蔹、白芨各二两，川芎四两，续断、防风、荆芥、五灵脂、木香、香橼[①]、陈皮各一两[②]，又熬枯去渣，过夜晾冷，每油一斤，入炒黄丹七两，搅[③]匀熬至滴水成珠，愈老愈妙，候冷，再入制乳没各二两、苏合油四两、麝香两研细末，入膏和匀以钵盛之，入井口内三夜，以取火气，半月后摊贴。疟疾贴背心。

此皆林屋山人秘方，诚千古独得之秘，应手奏效，有起死回生之功，愿共信行之。

**若肠痈，《金匮》盟。败酱汤，结可行。黄牡汤，血可清。**

大小肠痈，《金匮》四方如神。大肠痈，身必错甲，腹皮急，按之濡，如肿状，腹无积聚，身无热，脉必数，主薏附败酱汤。小肠痈，小腹肿痞，按之痛如淋，小水自调，时时发热，自汗恶寒，脉迟紧者。脓未成，大黄牡丹汤；若脓已成，必主排脓散及汤。

**排脓散，法如神。排脓汤，善调营。**

排脓散，主大小肠痈成，用以排脓如神。《内经》所谓此先师歃血而盟之禁方，谓不敢轻泄也。排脓汤，令毒从阳化，并可主一切痈疽，合辛开温散，为善和营血之正方。

六一散，多服令脓血从小便出，至神至稳之妙方，二症属阳毒。

【薏苡附子败酱汤】

**气血凝痈甲错肤，腹皮虽急按之濡。薏仁四两佐附酱，开结化气水道驱。**

薏仁四两　附子一钱　败酱三钱，即苦菜

取头二汁合煮，顿服，毒自小便出。

薏开心气，佐败酱化脓为水，使以附子，一开手太阳小肠之结，一化足太阳膀胱之气。务令所化之毒仍从小水出，此制方精微之妙，非浅近可测。

【大黄牡丹汤】

**肿居少腹小肠痈，硝黄桃丹败血攻。清润佐以冬瓜子，服之下血且驱脓。**[④]

大黄四钱　丹皮二钱　芒硝钱半　桃仁泥钱半　冬瓜子八钱

先煮各味，后入硝，服之当下脓。未成脓则下血。

---

① 香橼：原文作“香圆”。
② 《外科证治全生集》有川附。
③ 搅：原文作“揽”，形近而误。
④ 原注：若脉洪数，宜排脓。

按：肺与大肠相表里，肺气下结于大肠之头，位近于下，宜因而夺之，硝、黄开大肠之结，下将败之血，又佐桃仁、冬瓜子，清肺润肠，俾易速下。

【排脓散】

**排脓散法本灵台，枳实为君芍桔陪。鸡黄赞化探原本，有情气血简而赅。**

枳实二两　白芍两二钱　桔梗六钱

共杵散，每五钱以鸡子黄一枚，揉和令相得，饮和服之，日一服。

【排脓汤】

**排脓汤与散悬殊，甘桔生姜大枣俱。合化辛甘舒郁气，毒从阳散是良图。**

甘草六钱　桔梗六钱　生姜三钱　枣十枚

辛苦甘，合化排之如神。

按：已上四方，均可借主阳毒各疮，不特主肠痈如神也。

**疮速恶，莫如疔。菊花饮，可回生。葱矾散，发散轻。蜣螂丸，善拔根。护心散，防毒侵。蜘蛛拔，便而灵。**

疔疮，发最速，毒最恶，有朝发夕死，随发随死，有三五日不死，延至半月仍死者，其毒最烈。或发麻木，或呕吐，或烦躁，或头晕眼花，或舌硬口干，或手足青黑，或心腹胀闷而精神沉困，此皆生疔之象。其疔发之形，大小圆长不等，黄白红紫不一，或有丝一线而红，围根而走者尤恶，各色极多，治法则一。倘辨之不清，以生黄豆七粒，令患者嚼之，即无豆腥之味者，便是疔也，即可依法治之。

疔疮又多生暗处，或痛或不痛，或痒或不痒，发时人多不觉，若不早治最易误事。有发寒至数日而后生者，有当时即生者，初起如粟米，或大小不一。如发热及麻痒、呕吐等证，即于遍身留心寻认。凡须、发、眼、耳、口、鼻、肩下、腋下、手足甲缝、粪门、阴户，均宜留心。一日须看数次，有则照方主治。若前面心坎、后身背心有红点者，即照羊毛疔法主之。如寻觅不见，取甑中气垢少许纳口中，如有一处痛甚者，即知疔之所在，须急刺出恶血，以见好血为度。唯刀镰疔，形扁而长，不可刺，余疔不忌。如毒重者，急服护心散。

菊[1]花饮，救垂危疔毒，亦可活。

葱矾[2]散取汗尤捷，并主一切恶毒初起。

---

① 菊：原文作“葱”。

② 矾：原文作“丸”。

【菊花饮】

白菊花叶根捶取自然汁一茶钟，滚陈酒兑服，用酒煮亦佳，不如生汁效速。渣敷患处，留顶勿敷，取汗自愈。不论生在何处，垂危亦可救活。至稳至灵，此疗疮第一方，如无生者。

白菊四两不可少　甘草四钱

酒煮。野菊亦妙。

【葱矾散】

明矾三钱研细　葱白七枚每一寸

二味共研烂，分作七块，每块以热酒送下。服完即睡，被盖取汗，毒自散如神。

【地丁饮】

紫花地丁两　白矾三钱　甘草三钱　银花三两

煎服，有人患红丝疔，红丝已走至乳房，服之立愈，真神方也。

【大戟膏】

真红芽大戟，洗净嚼敷即愈。再发再敷，嚼时其汁勿吞下，此药力猛也。

【护心散】见上

【蜣螂丸】

蜣螂一个去头足　硇砂五分　白砒三分

共捣丸，如小菜豆大，先以三棱针刺破，此丸插入，须臾大痛，毒化黄水而去。

【蜘蛛拔毒神法】

先将疔头刺破，寻活蜘蛛一枚，越大越好，放疔上，蜘蛛一见，即能奔往，吸拔其毒。少时蜘蛛不动，即取放冷水中自活。如疔未愈，再用再吸，另换蜘蛛尤妙，以毒尽为度。不论疔生何处，虽毒重痛极，不省人事命在垂危，立可回生。此救疔第一良方法。凡手足生蛇头疮及毒蛇毒虫咬伤者，皆可照此拔毒如神。

【爪灰散】

指甲烧灰，小便尿垢调涂极妙。欲拔根，加磁石末少许自落。

**杨梅疮，号浸淫。黄连粉，见伊经。修园方，妥可凭。**

《金匮》：浸淫疮，留连不已，主黄连粉，即俗名棉花疮、杨梅疮，恶疠之类。从口起走四肢易治，从内而外也；从四肢流来入口难治，从外而内也。黄连粉，原方阙，疑即黄连一味研粉，内可服，外亦可敷。

修园拟一方更妥，而屡效，名化毒汤。

【化毒汤】

连翘　蒺藜　黄芪　银花各三钱　当归　荆芥　苦参　防风　甘草各二钱

另用土茯苓二两煮汤去渣，入诸药再煎，空心分早晚服，半月可愈。若系房劳欲火传染者，其毒乘肾气之虚，从精窍深入，毒气中于肾腑，散浸冲、任、督三脉，难愈。宜再加龟板入任脉，生鹿角入督脉，黄柏入冲脉以治之。先用黑牵牛子研末，作小丸，和烧裈散，以土茯苓汤送下。令毒从大便出，以黑粪大下为度，再服前方，无不收效如神。

烧裈散，男女互易，裈中近隐处一片，烧灰，水和服。

**诸瘰疬，少阳程。消疬丸，淡而神。**

瘰疬，头上项侧，结聚成核，累累相连，或生于胸胁之间，重者形如马刀，更重者聚成一片。坚硬如铁石，俗名铁板疬，多死。每起于耳之前后，少阳部位，女子善怀，每由忧郁，主逍遥散，加贝母、夏枯草、牡蛎、瓜蒌仁、青皮之类常服。虚人服加味归脾汤极妙。

又以大虾蟆一只破开去肠洗净，覆于疬上，以艾火如豆大灸虾蟆皮，灸至热气透疬为度。一皮可灸数处，三五日灸一次，重者三次即愈。随服消瘰汤以下恶物。

消疬丸，系普明子方，平淡神奇，服之屡效。

此证切忌刀针及烂药，如误针烂者，以旧明角琉璃，刮下细末，每斤入贝母四两、全蝎二两。蜜丸，空心服，每三分。

外用皂角肉入鲫鱼腹中，煅炭存性，蜜和醋调敷，无不效。

子龙丸每三分，淡姜汤下，日三次，至消乃止，如神。方见上。

【消瘰汤】

瓜蒌一枚同　甘草三钱捣汁，二味共捣　皂角片去弦子　酒大黄三钱

五味子一岁一粒

水煎，下秽恶即愈。

【消疬丸】

元参蒸　牡蛎醋煮　川贝母各八两　夏枯草二斤

长流水熬膏八两，入炼蜜为丸，梧子大，每三钱，甚妙。

【明角丸】

旧明角琉璃灯片刮下细末每斤入　川贝四两　全蝎二两

共蜜丸，每三钱，如神。

【元煎丸】

猫头蹄骨一具酥　昆布　海藻洗，各两半　连翘　黄芩　银花　甲珠　皂角

枳壳　香附各一两

共醋煮干，研细末，元参煎膏丸，甚效。

**诸乳疮，麦芽消。若溃脓，太乙膏。**

乳头属肝经，乳房属胃经。乳房忽然肿痛，为胆胃热壅，气血留滞，速以炒麦芽二两煮汁，服立消。外以香附饼敷之亦妙。

败毒散、瓜蒌散加味初起均效。若数日不散，焮①肿溃脓者，以神仙太乙膏贴之。

**若乳岩，主逍遥。归脾汤，间服调。**

乳岩初起，内结小核，如棋子，不赤痛，积久渐大，崩溃后，深洞淋沥，有如岩穴，故名。多由脾肺郁结，气血亏损，极为难治。初起主加味逍遥散、加味归脾汤，间服亦可内消。若已成岩，唯补养气血以冀复元。若不知此，妄行攻削，是速其危也。

初起，周季芝以活鲫鱼同野生山药捣烂，入麝香少许，涂块上，痒极勿搔动，隔衣轻轻揉之，七日一涂，旋涂旋消，正妙。

又有乳头收缩一证，系肝经受寒，气血不舒，主当归补血汤，加上桂、白芷、防风、木通如神。

又有乳卸一证，头拖下长一二尺，此肝之风热发泄，主小柴胡加羌防散之。外用羌、防、白蔹烧烟熏之，又以萆麻子十二粒、麝香少许，捣涂顶心，俟乳收，急洗去②。

【瓜蒌散】

瓜蒌一枚　明乳香二钱

酒煎服，甚验。

---

① 焮：原文作“掀”，形近而误。
② 去：原文作“云”，形近而误。

【香附饼】

香附细末两　麝二分

研匀，以蒲公英二两煎酒去渣，同调炖热敷患处，敷乳痈，即时消散，一切痈肿均妙。

【神仙太乙膏】

主一切痈疽，不问脓之成否，并宜贴之。

元参　白芷　当归　桂　生地　赤芍　大黄各二两　黄丹十三两

麻油二斤内煎诸药令至黑，滤去渣，复熬至滴水成珠，入丹再熬，滴水中，硬软适中，即成膏矣。

【加味逍遥散】

柴苓归术薄芍草，加入丹栀肝郁巧。木郁达之佐生姜，瘰疬诸疮服之好。

【加味人参败毒散】

即败毒散全方加忍冬藤、白芷、青橘叶、生蓍、当归、红花。

【加味瓜蒌散】

即上方，再加入忍冬藤、白芷、青橘叶①、生芪、当归、红花。

**附妇人阴梃**

此证，即《金匮》胞门寒伤之证，多由受湿，或误被蚓吹而成。凡小儿坐卧湿地，多患阴头肿胀，或作痛痒。俗呼蚯蚓吹，即此例也。小儿蚓吹，以活鸭揭其嘴，微含之即消。以鸭喜食蚓，制以所畏也。又以花椒、白矾汤洗之亦效，以椒胜寒、矾除湿也。此证初起，以五苓散加川贝、黄柏、小茴、附子、沙参、川芎、红花，蜜丸，每四钱，日二服。外以川椒、苦参、苍术、槐花熬汤，入芷、硝薰洗。

又以飞矾六两、铜绿四钱、五味、雄黄五钱、桃仁两，和熬成锭，每重四钱，纳入阴中奇效。

如病久成痨，经水不利，以温经汤、肾气丸加龟板、鳖甲、白蒺藜之类屡验。

**又乳痈验方**

远志两，甘草汤泡去心

① 青橘叶：原文作“青蒿叶”。

煮顿服。主一切乳疮肿甚如神。

**诸肿毒，若无名。桑叶煎，解散灵。**

诸毒疮无名，以干桑叶、粉草[①]、瓜蒌、当归、榆树根皮各五钱，生姜七片，葱七茎，酒煮一碗，热服至醉，一睡即消。

凡疮疡之在外者，初发时以艾灸法为上，艾烟一透，其毒立散。若延至七日外，又不可灸矣。宜分阴阳，以林屋山人法分主之如神。

如已成脓，必主托里，脓已大溃，唯加培补。若痈之在内者，艾烟不能入，刀针不能加，唯化毒一法，令毒从大便出为上。

《活人》托里，以芪、术、翘、芷、归、芎、银花为佐，加官桂为使。以气血得寒则敛，得热则行，故以官桂为向导。俾之自内达外，在上、在中、在下，分经加味。如对心发，则加大剂麦门冬以护心；当肺俞，加桔梗、元参以葆肺，如神。

溃后补气血，以归、芪二味为君，参、草、苓、芍、芎、地为佐，加粳米、红枣煎送下长肉丸，如神。禁用白术，以术虽补，却能作脓故也。

托里药，送下蜡矾丸更妙。

【蜡矾丸】

黄蜡十两化，入飞净明矾末五钱，搅匀投水中，丸如豆大，极能护心，使毒气不入，如神。

【长肉丸】

黄蜡斤化入　制乳香　没药　血竭末各二两　象牙末四两

搅匀，投水丸，每百丸，一日一服，神妙。

头部诸痈须防毒气入喉难救，均宜羌活为君，升、芷、元、桔、花粉、瓜蒌、芩、翘、银花为佐，溃后方可用补[②]。

【痈疽围药法】

凡外敷已痛去肿诸药，必露其头，使毒气有出路为上。

人中黄两　大黄　五倍子　小粉灰　白芨　白蔹　寒水石　麝香

共末，醋调敷，芙蓉叶捣敷，极妙。

---

① 粉草：甘草。

② 整理者按：补勿太早。

【止痛法】

凡疮痛甚者，人中黄、人中白、益母草，等分末。加萆麻子数粒捣烂，加白蜜或鸡清敷，立止。

【鸡蛋灸法】

不拘何疮初起，以热鸡蛋，去黄切一截合盖疮上，用艾火灸至蛋①白至黑即瘥。

凡肿毒初生于下部者，下之立愈。

瓜蒌半粒连皮捣碎　槐花三钱　大黄三钱

煎服，得快利，其肿立消，此法治横痃及乳疮最妙。乳疮加橘叶，横痃加黄柏。乳疮宜饥时服，横痃宜饱时服。百发百中。

**内外臁疮大小湿疮**

黄丹飞　血竭　寒水石各两末　蜡六两　猪脂三两

慢火熔开，入药调匀，依疮宽窄作膏，先以川花椒葱白汤洗净贴上，以油纸蒙之轻轻札住，一日再洗，翻过又贴，二日一换，半月自愈神效。

天泡疮小儿常生之。

猪油一片烧取油　松香青布包，灯下烧下汁

共研匀，加冰片、银朱，香炉盖烟煤，和油搽，神效。

**脓疱疥疮**

烟膏硫黄　焰硝　飞矾　牙皂

共末，猪脂同研如泥，先以椒葱汤洗过，敷上三四次即愈。

① 蛋：原文作“胥”。

# 后　记

在本书即将出版之际，要特别感谢每一位给予我们极大帮助的前辈与朋友。

感谢可爱的成都中医药大学的蔡梦圆、吴澎泞、傅勤为、杨东、付煜同学为本书数字化所付出的努力，以及四川旅游学院的何欢同学帮忙整理手稿。

感谢敬业的四川大学出版社舒星老师、刘慧敏老师为本书提出宝贵的修改意见与建议。

感谢年逾九旬的文字学泰斗赵振铎教授欣然题写书名。

本书由四川大学古籍所特聘副教授马宇医生与我共同点校完成。

四川旅游学院　徐洵

2021 年 12 月 8 日